精准医疗示范体系
全流程质量控制与评价手册

Whole Process Quality Control
and Evaluation Manual
for Precise Medicine Demonstration System

顾建英 ◎ 主编

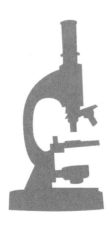

复旦大学出版社

编委名单

主编 顾建英(复旦大学附属中山医院整形外科)

编委(按姓氏笔画排序)

马　昱(复旦大学附属中山医院神经内科)

王翔飞(复旦大学附属中山医院心内科)

朱　玮(复旦大学附属中山医院普外科)

朱延军(复旦大学附属中山医院泌尿外科)

任　黎(复旦大学附属中山医院普外科)

杨　冬(复旦大学附属中山医院呼吸科)

张春燕(复旦大学附属中山医院检验科
　　　　复旦大学附属中山医院厦门医院检验科)

范　薇(复旦大学附属中山医院神经内科)

季丽莉(复旦大学附属中山医院血液科)

金美玲(复旦大学附属中山医院呼吸科)

侯英勇(复旦大学附属中山医院病理科)

洪群英(复旦大学附属中山医院呼吸科)

顾建英(复旦大学附属中山医院整形外科)

钱梦佳(复旦大学附属中山医院实验研究中心)

郭　玮(复旦大学附属中山医院检验科)

蒋进军(复旦大学附属中山医院呼吸科)

程韵枫(复旦大学附属中山医院血液科、实验研究中心)

潘柏申(复旦大学附属中山医院检验科)

评审专家(按姓氏笔画排序)

丁克峰(浙江大学医学院附属第二医院普外科)

丁素菊(海军军医大学附属长海医院神经内科)

王向东(复旦大学附属中山医院实验研究中心)
王晓晨(浙江省人民医院乳腺甲状腺外科)
化范例(复旦大学附属中山医院青浦分院血液科)
尹　达(大连医科大学附属第一医院心内科)
安　国(上海华大医学检验所)
许建忠(上海交通大学医学院附属瑞金医院高血压研究所)
李为民(四川大学华西医院呼吸科)
李恒宇(海军军医大学附属长海医院乳腺甲状腺外科)
肖艳群(上海市临床检验中心)
吴　俣(四川大学华西医院血液科)
沈华浩(浙江大学医学院附属第二医院呼吸科)
张　英(大连医科大学附属第一医院心内科)
陈　朴(复旦大学附属中山医院检验科)
陈良安(中国人民解放军总医院呼吸科)
陈荣昌(深圳市人民医院　深圳市呼吸疾病研究所)
苗　玲(上海交通大学医学院附属仁济医院神经内科)
周　宁(华中科技大学附属同济医院心内科)
周　新(上海交通大学医学院附属第一人民医院呼吸科)
郑泽琪(南昌大学第一附属医院心内科)
贺　勇(四川大学华西医院心内科)
黄忠诚(湖南省人民医院普外科)
彭小平(南昌大学第一附属医院心内科)
彭明婷(国家卫生健康委临床检验中心)
程克斌(上海市肺科医院呼吸科)
熊维宁(上海交通大学医学院附属第九人民医院呼吸科)
潘　浩(杭州市第一人民医院心内科)
潘柏申(复旦大学附属中山医院检验科)

前　言

2017年度国家重点研发计划精准医学研究专项"精准医疗集成应用示范体系建设"项目于2017年10月18日正式立项。本项目由中日友好医院牵头，联合哈尔滨医科大学附属第二医院、复旦大学附属中山医院、四川大学华西医院等20家国内大型综合性医疗机构共同承担。项目分别聚焦精准医疗防诊治集成及决策支持系统的建立、示范联合体及技术体系与能力建设、全流程质量控制和管理体系建设、精准医疗方案优化及效益分析等方面，以期形成中国特色的精准医疗集成示范体系。

复旦大学附属中山医院在本项目中主要负责全流程质量控制和管理体系的建设，建立涵盖精准医疗各个环节的适用性质量控制和质量管理体系，全流程参与联合体及其业务的质量保证，并建立质量持续改进机制，使示范体系单位相关实验室和临床防诊治的能力得到"精准保证"。本课题组的专家组成员经过2年多认真研究和探索，针对实验室精准检测和入选本项目的十大疾病，参考国内外最新指南，结合目前国内的实际情况，编写了《精准医疗示范体系全流程质量控制与评价手册》。2年多来，本手册对推进临床疾病精准诊疗发挥了重要作用。随着精准医学研究的深入，尤其是各种分子诊断手段逐渐在临床普及，我们对本书的内容进行了全面的修订和更新，更得到国内众多相关领域知名专家的大力支持和指导，使得本书能更好地指导临床实践。希望通过本项目的示范作用，提升国内各医疗机构对相关疾病的精准防诊治能力和水平，确保质量和安全，更好地服务广大患者。

顾建英

2020年12月

目 录

第一篇　实验室与基因检测质量控制与管理

第一章　实验室全流程质量控制 —— 3
　　第一节　实验室一般要求 / 3
　　第二节　实验室全面质量保证 / 18

第二章　基因检测技术的质量控制与管理 —— 40
　　第一节　基因检测技术的发展 / 40
　　第二节　基因检测技术的应用 / 41
　　第三节　基因检测技术的质量控制与管理 / 46

第二篇　疾病防诊治方案的质量控制与评价

第三章　肺癌防诊治方案质量控制与评价 —— 57
　　第一节　人员及机构 / 57
　　第二节　肺癌的筛查与预防 / 58
　　第三节　肺癌的诊断及评估 / 59
　　第四节　肺癌的治疗 / 65

第四章　淋巴瘤防诊治方案质量控制与评价 —— 77
　　第一节　流行病学 / 77
　　第二节　诊断 / 77

第三节 淋巴瘤的精准医学检测 / 83
第四节 治疗 / 85
第五节 淋巴瘤的随访 / 91

第五章 结直肠癌防诊治方案质量控制与评价 —— 93

第一节 结直肠癌的病因与预防 / 94
第二节 结直肠癌的诊断和相关特殊检查 / 103
第三节 结直肠癌病理诊断规范 / 113
第四节 结直肠癌的治疗 / 127
第五节 结直肠癌的随访 / 131
第六节 转移性结直肠癌诊疗概述 / 132

第六章 乳腺癌防诊治方案质量控制与评价 —— 137

第一节 乳腺癌的影像学诊断 / 137
第二节 乳腺癌术后病理学诊断报告规范 / 147
第三节 浸润性乳腺癌保乳治疗临床指南 / 149
第四节 乳腺癌前哨淋巴结活检临床指南 / 156
第五节 乳腺癌全乳切除术后放疗临床指南 / 161
第六节 乳腺癌全身治疗指南 / 165
第七节 HER－2 阳性乳腺癌临床诊疗专家共识 / 177
第八节 乳腺癌局部和区域淋巴结复发诊治指南 / 182
第九节 乳腺癌的精准诊疗 / 185

第七章 慢性阻塞性肺疾病防诊治方案质量控制与评价 —— 203

第一节 人员及机构 / 203
第二节 慢性阻塞性肺疾病的诊断 / 204
第三节 慢性阻塞性肺疾病的治疗 / 209

第八章　支气管哮喘防诊治方案质量控制与评价 —— 223

第一节　支气管哮喘的诊断 / 223

第二节　支气管哮喘的评估 / 226

第三节　支气管哮喘的治疗 / 230

第四节　支气管哮喘的管理与教育 / 234

第九章　肺血栓栓塞症防诊治方案质量控制与评价 —— 237

第一节　人员及机构、设备 / 237

第二节　肺栓塞的诊断 / 238

第三节　肺栓塞治疗 / 238

第四节　肺栓塞的预防 / 241

第十章　高血压病防诊治方案质量控制与评价 —— 244

第一节　高血压流行病学 / 244

第二节　诊断性评估 / 244

第三节　定义与分类分层 / 245

第四节　高血压治疗策略 / 246

第五节　特殊人群的治疗策略 / 247

第六节　高血压急症 / 249

第七节　高血压随访 / 250

第八节　高血压的精准医学 / 250

第十一章　急性心肌梗死防诊治方案质量控制与评价 —— 259

第一节　《2015 年急性 ST 段抬高型心肌梗死诊断和治疗指南》简要概述 / 259

第二节　《非 ST 段抬高型急性冠状动脉综合征诊断和治疗指南(2016)》简要概述 / 268

第三节　急性心肌梗死的精准医学 / 274

第四节　急性心肌梗死治疗质控参数选择 / 278

第十二章　缺血性脑卒中防诊治方案质量控制与评价──────284
　　第一节　基于配置的质控 / 284
　　第二节　基于病种的质控 / 284
　　第三节　基于流程的质控 / 289

第一篇

实验室与基因检测质量控制与管理

第一章

实验室全流程质量控制

随着分子诊断、质谱分析、流式技术等检验新技术、新项目的发展,临床实验室为疾病的诊断、治疗、预防等各环节提供了有效的检验信息,使临床诊疗更加精准化、个体化,在进一步提升患者疗效、减少不良反应、降低诊疗成本等方面起到了重要作用。

由于临床实验室在精准医疗方面的作用不断提升,其质量管理的要求也需要相应提高。因此,有必要对实验室的全流程进行质量控制和持续改进,进一步提高检验质量,包括检验报告的精准、及时及可靠。

保证检测质量需要控制和规范影响检验全过程的各项要素,对全流程进行质量控制,建立质量管理体系,充分协调与优化各种质量活动的有效开展,保证检验结果始终精准可靠。本章主要介绍了临床实验室质量体系建设中的一般要求,以及实验室分析前、分析中和分析后的质量保证内容。

第一节 实验室一般要求

一、实验室环境要求

(一) 实验室的一般环境要求

1. **面积与规模** 各实验室应评估所设置的检验亚专业学科、检测平台的数量、检测项目的数量、检测流程及工作量,确保实验室的规模和分区等能满足所开展项目的专业要求、实验室安全规定等工作需求。

2. **生物安全要求** 实验室应按二级生物安全实验室标准划分为清洁区、半污染区和污染区,并有明显的区域标识。

(1) 清洁区：即未被病原微生物污染的区域，如办公室、会议室、休息室、更衣室、值班室、卫生间等配套设施用房及相应的清洁通道。员工在该区域内不应穿着工作服或佩戴其他个人防护用品。此区域应集中设置，远离工作区、洗涤区、样本储存区等污染区，与实验室的其他功能用房分开设置。

(2) 半污染区：也称为缓冲区，是介于污染区与清洁区之间有可能被病原微生物污染的过渡区域，如上下班工作服放置处、记录保存室、示教室、库房、配电间、UPS房、弱电房、水处理及卫生间等配套设施用房一般设在此区域。工作人员应穿工作服进出该区域，但不应佩戴污染区内使用过的手套等防护用品。

(3) 污染区：指被病原微生物污染或被患者直接接触和间接接触的区域，包括所有的样本采集、接收、处理、检测、储存、灭菌处理区域及相应的通道，工作人员需在一定的个人防护措施（工作服、手套，必要时佩戴口罩、帽子、护目镜及鞋套等）下工作。

同时，实验室应注意人员流、样本流和污物流分开，设置独立的出入口，特别是污物应有专用通道，且经机构的污梯运送至集中的医疗废物存放点，或由专业机构来收集，不得走人员通道。

3. 温、湿度要求　2020年9月4日国家卫生健康委印发的《医疗卫生机构检验实验室建筑技术导则（试行）》中建议检验实验室温度宜控制在18～26℃，相对湿度宜控制在30%～70%。不同的实验室应从仪器、试剂、耗材及工作人员的舒适度、季节性等方面综合考虑，制订合适的温度和相对湿度控制范围。

4. 通风要求　实验室应根据房间功能、操作需求等合理确定新风量和换气次数。实验室内部通风建议至少每小时换气4次（能达到每小时6～8次更优），新风占进风量的20%～30%。通风方式为上进风、下排风，即进风口设置在实验室顶部（尽量避开仪器上方，特别是进、出样口，以减少标本挥发），出风口设置在进风口对角线的承重柱或墙角（以仪器后方为宜），面积>10 m^2 的区域或房间需要设置2处以上（包括2处）的进、排风。

(二) 特殊检测实验室的环境要求

对于微生物实验室、分子生物学实验室、质谱实验室等特殊检测实验室的环境有特殊要求。

1. 微生物实验室　通常设有样本接种、常规培养与鉴定、培养基制备、真菌鉴定、结核分枝杆菌培养与鉴定等独立区域,既要满足用水、用电和照明等安全要求,又要有防火设施、菌毒种保管的相关设备及符合医疗废物处理的有效措施等。其中培养基制备室需设置缓冲间,每间实验室均应加强排风,造成一定负压,以防形成外向气流,特别是结核分枝杆菌培养与鉴定室。

2. 分子生物学实验室　分区的一般原则是各区独立、注意风向、因地制宜、方便工作。还应注意各实验区域通风、清洁、温、湿度等要求。如果设有通风系统,建议各区域内的通风换气≥10次/小时,并保证各区的空气不产生交叉污染;如果没有通风系统,则各区域必须有外通的窗户,可在窗户上安装由室内向室外排出空气的排风扇。部分精准医学检测实验室根据检测仪器的需求应保持温度的恒定,上下浮动范围<2℃。

3. 质谱实验室　建议设置3个区域,包括样本前处理区、仪器分析区及结果报告区,其中标本前处理和仪器分析区需要有特殊的排废及温度要求。有机溶剂为标本前处理的常用试剂,需要在该区域配备通风柜;仪器分析区通常有更高的噪声和产热,并且液相色谱常规使用有机溶剂。因此,实验室墙体与门应有较高的隔音和密封效果,配备足够的制冷空调,并在液相色谱仪流动相试剂的上方安装万向抽吸罩排放挥发气体,或经由实验室专用排风系统排出室外。

(三) 实验室的日常环境监测与管理

1. 温、湿度　实验室应根据检测项目或仪器的要求,建立各实验室环境控制条件(温度、相对湿度),所有用于检测的场所和文件存放的场所均需配置室内温、湿度计。每天如实记录,温、湿度失控时,应分析失控原因、加以纠正并记录。记录温、湿度的用具应每年进行校准,并出具校准报告。

2. 通风设施　实验室内通风设施的排风管和送风管应定期进行清洁消毒,并查看是否正常运行,填写相关记录。

3. 水质　每天监测纯水仪的产水电导值,并进行记录;定期监测各实验室纯水出水口的微生物生长情况。在日常监测过程中,若出现水质失控时,应有应急措施,分析失控原因、加以纠正并记录。定期校准纯水机电阻表。

4. 冰箱温度　实验用冰箱应每天监控温度并保存记录,发现温度超过允许范围,需立即查明原因,必要时将冰箱内物品转移到符合要求的冰箱,及时进行处理并填写相关记录。所用温度计或记录设备应定期校准或进行比对,保存校准或比对记录。

5. 内务管理　工作区域要保持整洁,物品摆放整齐。每天消毒擦拭工作台面、地面和仪器表面,保证干净、无灰尘,并做好相关记录。使用清洁工具应严格按要求分类使用,特殊实验室按各自要求进行,如分子检测实验室各区域的清洁工具应单独使用,不能跨区混用。

二、实验室工作人员要求

1. 人员资质要求　工作人员的能力是保证实验结果质量的重要因素。只有具备相应资质证明的人员才可进行检测项目的操作。实验室应制订各工作岗位的岗位说明书,包括岗位人员资质要求、职责、权限和任务。该资质要求应反映适当的教育、培训、经历和所需技能证明,并且与所承担的工作相适应。

实验室的管理层应至少有1名具有副高及以上专业技术职称任职资格、从事医学检验工作至少5年的人员负责技术管理工作。各亚专业组室的负责人应至少具有中级专业技术职称、从事相关专业工作至少2年。

分子诊断实验室负责人应从事分子诊断工作至少3年,分子诊断实验室操作人员应经过有资质的培训机构培训合格、取得上岗证后方可上岗。分子诊断人员还应具备的能力包括:实施分子诊断操作标准化的能力、仪器维护与校准的能力、完成检测系统性能验证的能力、结果分析与临床沟通的能力等。

2. 人员培训　员工应参加包括质量管理体系或科室制度、安全、岗位工作内容、信息系统、伦理和患者信息保密等相关培训。

(1) 质量管理体系/科室制度:实验室应有组织、有计划地将质量手册、程序文件、作业指导书等文件内容在全科室进行宣传和贯彻,确保全部员工都接受过质量保证和质量管理等方面的专门培训。

(2) 实验室安全:实验室应有针对性地训练员工识别各类风险,熟悉各种控制和防范措施,预防职业暴露等事故的发生及掌握控制事故后果的恶化等技能,确保每位员工每年至少进行一次生物安全培训和消防安全培训及相应的应急预案的演练,以保护员工的健康与安全。

(3) 岗位工作内容:实验室应有制度来保证每位员工定期接受岗位相关培训,包括所负责岗位的工作过程和程序、相关仪器设备的操作、相关专业基础知识等;新进人员上岗前、科内轮岗、离岗 6 个月以上的员工、岗位工作内容有变化时均需再次接受培训。

(4) 伦理和患者信息保密培训:实验室所有员工应接受伦理培训,遵守对患者的临床及非临床资料保密的承诺。

(5) 信息管理系统:实验室信息管理系统已涉及检验工作的全过程,有利于规范检验操作流程,提高检验工作效率和质量。实验室应定期组织员工进行实验室信息管理系统培训,包括系统功能的更新、密码的定期更改提醒及使用注意事项等。

3. 人员评估　人员评估包括员工的能力评估和工作表现评估。

(1) 能力评估:实验室应建立标准,评估每位员工在经过适当的培训后,执行所指派的管理或技术工作的能力,并定期进行再评估。必要时,应进行再培训。

能力评估应在培训后及定期(每年)进行,新职工上岗的最初 6 个月要进行 2 次评估。能力评估不合格者再培训后评估,仍不合格者予以考虑转岗、延迟转正或不予续聘。

实验室制订各个岗位的能力评估表,可采用以下全部或任意方法组合,在与日常工作相同环境的条件下,对实验室员工的能力进行评估:①直接观察常规工作过程和程序,包括所有适用的安全操作;②直接观察设备维护和功能检查;③监控检验结果的记录和报告过程;④核查工作记录;⑤评估解决问题的技能;⑥检验特定样品,如先前已检验的样品、实验室间比对的物质或分割样品。

(2) 工作表现评估:对实验室人员的工作表现进行评估,包括工作的责任心、积极性、工作时间,以及工作人员有无超权限范围操作等。定期评估员工的工作表现,并将评估结果与实验室的奖惩激励相结合。

4. 人员档案　对每一位实验室员工建立人员技术档案,档案的内容应包括教育经历和专业资质、证书或执照的复件(适用时)、工作经历、岗位说明、新员工入岗前介绍、能力评估、继续教育和成果记录、员工表现评估、事故报告和职业危险暴露记录、免疫状态等。应确保实验室所有人员的记录及时更新，并方便相关人员获取和查阅。

三、设备管理

实验室应制订设备选择、购买和管理的规章制度。

1. 设备的装机　实验室应在设备安装和使用前验证其能够达到的必要性能，并符合相关检验的要求。对检测结果有重要影响的复杂或高档仪器设备由供货方的工程师进行安装、调试及校准，提供装机校准报告；实验室按要求进行性能验证，符合性能要求者可完成设备验收、投入临床使用。每件设备应有唯一标签或标识。

2. 设备的日常使用与维护保养　设备的操作人员必须培训合格后方可授权上机操作。包括硬件、分析系统在内的设备均应设防，一般使用人员不得随意改变设置或参数，必要时设置权限以避免因调整或篡改而使检验结果无效。

操作人员严格按照各仪器使用说明书编写各仪器操作规程，并按各仪器操作规程规范操作。在使用过程中必须检查仪器的状态和环境条件，做好质控、标本的检测、日常保养，确保仪器设备处于良好的状态。仪器的校准、定期维护保养及维修等均应记录。仪器设备应有使用状态标识。

3. 设备的校准与检定　所有直接或间接影响检验结果的设备应定期进行校准，由厂方提供校准计划书，包括校准验证频率、判断标准及所需校准物质。在进行校准前，对仪器进行全面系统的保养，使用校准物进行校准，并按要求进行性能验证。由厂商工程师出具仪器校准报告，以明确仪器运转良好。

需要检定的设备（如移液器、分析天平等），送有资质的计量局或相应厂商进行检定，并保存检定报告。水浴箱、干式恒温器等也可根据标准化操作规程进行自校。可以采用计量所检定合格的计量设备来校准其他相应的计量设备，用来校准其他计量设备的精确度不能低于被校准的计量设备。结果记录于相应的校准记录表。

4. 设备的故障维修　操作人员发现仪器故障后应停止使用，做好清楚标记后妥善存放直至被修复。维修后经性能验证表明其达到规定的可接受标准后才能重新使用,并做好记录。如果故障涉及仪器检测部位,需要对仪器故障前的检测结果进行准确度验证。

5. 设备的性能验证　设备的性能验证包括仪器装机、校准及维修后的性能验证。

（1）装机性能验证:该仪器规定的一份或若干份检测系统的基础性能验证报告(包括精密度、准确度、线性与可报告范围、检出限、参考范围、灵敏度和特异度验证)。

（2）校准后性能验证:每年定期校准后,需验证该仪器上检测系统的关键性能指标。

（3）维修后性能验证:每次仪器维修后,需验证该仪器上涉及检测系统的关键性能指标。可采用的方式为:可校准的项目实施校准验证;质控物检验;与其他仪器或方法比对,偏差符合要求;以前检验过的样品再检验,偏差应符合要求。

6. 仪器档案　应建立仪器设备档案。档案内容包括:设备名称;仪器型号/序号;重要设备制造商的联系人和电话;接收日期和启用日期;放置地点;接收状态;制造商的说明书或其存放处;证明设备纳入实验室时最初可接受使用的记录;证实设备可以使用的设备性能记录;已执行及计划进行的维护;设备的损坏、故障、改动或修理;记录校准的修正因子,及时更新备份修正因子。

四、试剂和耗材管理

实验室应制订试剂和耗材的接收、储存、验收试验和库存管理的规章制度。建议试剂和耗材的管理使用电子信息化管理,记录其入库、出库及使用等相关信息。

1. 试剂和耗材的接收与拒收　试剂、质控品、标准品及耗材等消耗品到货后,需进行验收,其验收标准包括:试剂、耗材的运输温度符合要求;外包装完整;核对送货单上的送货日期、试剂耗材批号、有效期、规格;核对发票的抬头、试剂耗材价格、发票额度满足要求;数量与发货单或发票符合,验收合格后签字确认。如发现不符合验收标准情况,应拒收并记录。试剂和耗材接收后,记录相关信息,包括:接收日期、批号及有效期等。

2. 试剂和耗材的验收与性能验证　每当新试剂使用前或试剂盒的试剂组分或试验过程改变，或使用新批号或新货运号的试剂盒之前应进行性能验证。影响检验质量的耗材应在使用前进行性能验证，对于部分实验室条件下无法进行性能验证的耗材，需进行回顾性评价。若回顾性评价合格，则该产品在下一年度继续使用。

3. 试剂和耗材的库存管理　试剂和耗材入库后应严格按照制造商的说明，按各自储存要求存放。定期检查库存和有效期，按批号和有效期进行使用，及时处理临近有效期的试剂。未检查、不合格的试剂、耗材与合格的试剂、耗材分区存放。

4. 自配试剂的管理　实验室如有自配试剂，其配制方法应在作业指导书中说明，并有配制记录及性能验证记录。在盛装自配试剂的容器上需要注明名称、制备人、制备日期和有效期。分装的自配试剂，也需在盛装的容器上注明名称、储存要求、原配试剂出处、制备日期和有效期。

五、实验室质量管理体系

质量管理体系是在质量方面指挥和控制组织的管理体系，由组织结构、程序、过程和资源诸要素组成，其目的是实施质量管理。能否向临床提供高质量的检验报告和信息，满足临床工作和患者的要求，得到临床医师和患者的信赖与认可，是临床实验室质量管理体系的核心问题。

1. 实验室质量管理体系的四要素

（1）组织结构：是实验室职工在职、责、权方面的结构体系，体现了实验室所有对质量有影响的人员的责任、权限的关系，明确了管理层次和管理幅度，从整体的角度正确处理实验室上下级和同级之间的职权关系，把职权合理分配到各个层次及部门，规定不同部门、不同人员的具体职权，建立起集中统一、步调一致、协调配合的管理结构。

（2）过程：在实验室工作中，每一项检验报告都要经历：申请检验项目、标本采集与运送、标本处理、检测、记录、发出报告、实验数据准确地运用于临床等多个过程，这些过程的集合形成全过程。上一过程质量控制完成后即作为下一过程的输入，下一过程得到上一过程的输出结果，经过质量控制再将结果输出给它的下一过程。如此传递，并涉及过程相关的横向过程，从而将这一过程分为 3 个阶段，即分析前质量管理、分析中质量管理和分析后质量管理。

（3）程序：是将过程及其相关资源和方法用书面文字规定下来，确保过程的规范性。程序包括管理性和技术性两种，管理性程序多为各种规章制度、各级人员职责、岗位责任制等。技术性程序一般为作业指导书或称操作规程。程序性文件对实验室人员有约束力，任何涉及某一工作领域的人员均不能违反相应的程序。

（4）资源：实验室资源包括人员、设备、设施、资金、技术和方法等。衡量一个实验室的资源保障，主要反映在是否具有满足检验工作所需的各种仪器、设备和试剂、设施及一批具有经验、资历的技术人员和管理人员，这是保证高质量检验报告的必要条件。

2. 质量管理体系文件　质量管理体系文件是质量管理体系存在的基础和依据，也是体系评价、改进、持续发展的依据。质量管理体系文件包括质量手册、程序文件、作业指导书和记录。

（1）质量手册：是纲领性文件。应阐明实验室的质量方针和质量目标，并描述质量管理体系范围、各过程之间相互关系及各过程所要求形成的文件及文件控制，对实验室的组织结构、各项活动过程和资源作出规定。

（2）程序文件：是质量手册的具体化，描述为实施质量管理体系要求所涉及的各项活动和具体工作程序的文件，对质量管理活动具体工作过程中的细节作出规定，属于支持性文件。程序文件的正文内容一般包括：目的、范围、职责、工作程序、支持性文件、编写者、审核者及批准者。

（3）作业指导书：又称标准化操作规程，用以指导操作人员完成各项质量控制和作业活动。其中最重要的是各种检验项目和检测仪器的标准化操作规程。

检验项目标准化操作规程的内容包括：检测项目名称，检测目的，检测原理，试剂和仪器，患者准备，样本类型、采集和处理，检验程序，环境及安全控制，参考区间，结果解释，干扰和交叉反应，性能特征，方法局限性和注意事项，参考文献，编写者，审核者，批准者。

仪器标准化操作规程的内容包括：仪器型号及生产厂商，检测项目，工作原理，试剂及耗材，操作步骤，保养和维护，仪器校准，预防性维护，维护工作记录表，参考文献，编写者，审核者及批准者。

（4）记录：属证实性监督文件。记录可以是数据、文字，也可以是图表。可以是书面材料，也可以是信息化存储的电子资料。实验室至少应有的记录材料包括：检测仪器申购、认证、审批、采购的合同，检测仪器生产厂商提供的仪器性能材料、说明书等文件及验收材料，检测仪器使用、保养、校准、维修记录，强制性年检的检定证书，检验试剂、耗材的申购、采购、验收、出入库等记录，标本接收、拒收记录，标本储存及处理记录，检验结果原始记录，报告发放记录，开展新项目的申请、审批记录，外送标本委托实验室资质认定、合同或协议，员工培训及考核记录，室内质控记录，室内质控失控时处理记录，室间质评记录，室间质评不满意项目的处理记录，定期质量分析会议记录，与临床科室沟通协调会议记录，患者投诉及处理记录，差错事故登记及处理记录等。

实验室应明确规定与质量管理体系相关的各种记录的保存时间，且应保存检验结果。保存期限应符合法规、满足客户和上级机构的标准要求，根据检验的性质或每个记录的特殊情况来决定，由负责人批准。常规项目的质量记录和技术记录及检验申请单按《全国临床检验操作规程》（第三版）的要求，一般保存 2 年。个体化医疗检测项目的记录、检验申请和报告单保存时间为至少 5 年。对于包含序列变异信息的 VCF 文件和包含医学解释的正式报告，应保存更长时间，建议长期保存。

3. 文件的编写与管理　实验室需制定文件来规范实验室内部制定的和来自外部的文件，确保文件的有效使用、及时更新，保证持续满足使用的要求，防止误用、错用作废文件和无效文件。对内部制定文件的编制、审批、发放、标识、修订、归档和废止等各个环节进行详细规定。对来自外部文件的收集、更新、发放、标识、归档和废止等各个环节进行详细规定。

（1）文件的编写：首先必须明确本实验室质量管理体系文件应达到的目标，构建总体设计；然后确定编写组织及人员，明确要求及分工。实验室负责人是第一责任人，负责质量管理体系方针的确定、构建总体设计与组织编写、审批、发布、执行情况的检查、文件的修改等。编写的文件一定要与本实验室情况符合，与其工作范围相适应。每份文件均有唯一性编号，且每页上均有唯一编号可供识别。

（2）文件的执行：所有的文件必须经审批后方能发布及执行。文件一且发布,实验室负责人应设法使所有相关人员知晓、理解及执行。所有书面形式的文件和资料由指定专人负责保管,放在固定的位置,防止损坏和丢失,且相关的人员应能很方便地获取。

在质量管理体系的实施过程中应做到3点:关于质量管理体系要求的活动必须有文件;文件必须得到切实执行;执行情况及效果必须有记录。

(3)文件的修订:文件在执行过程中经常会发现一些原来未考虑到、未认识到的问题,或者情况发生了改变,如检测方法的改变,就必须进行修改。也有必要定期对质量管理体系文件进行评审,发现问题进行修改补充。修改后的文件一定要审批后再发布,并注明修改人、批准人、批准日期、版本。原有文件注明作废等字样,一定要防止新旧版本的文件混用。

(4)文件的控制:所有被保管的文件和资料应建立检索系统,便于检索和应用,借用要有手续。保管期限视文件、记录的重要性而定,且满足本地区的法律法规。

六、实验室安全管理

实验室应有效地进行全面的安全管理,涉及生物安全、危化品安全、用电安全和消防安全等。设立安全管理组织体系,应从以下几个方面系统性地规范安全要求,确保有效管控实验室的安全风险,减少事故的发生。

(一)完善实验室安全风险评估机制

风险评估是实验室设计和配备实验室安全设施,以及做好实验室安全管理的前提。实验室的风险评估可以分为实验室风险等级评估和管理风险评估两部分。实验室风险等级评估是依据所涉及的致病因子的类别和不同感染性材料等进行,评估后一般需要向上级主管机构备案。管理风险评估可以分为常规评估和年度评估,常规评估有操作风险评估、设备安装评估、致病性病原微生物活动评估等,这类评估随时发现,随时进行。年度评估有生物危害管理评估、职业健康管理评估、水电消防安全管理评估等。这类评估年度内至少完成一次。

(二)设计符合安全管理规范的实验室

实验室的设计既要符合国家针对医学实验室建设管理要求,还要防止污染物对实验室外环境的影响。因此,依据风险评估结果做好建设前的设计非常重要,包括实验室内部空间的布局,样本在实验室内外的运输,样本、菌种和医疗废物的保管,医疗废物和污水的处理,有毒气体的净化,防护装置准备,污染区域控制等。实验室建议至少设计和建设成二级或二级以上生物安全水平。

(三) 建立满足实验室安全管理的体系

实验室除了在人员、设备、物料、环境等方面具有较好的配置,还需加强安全管理体系和机制的建设。应形成一套以员工健康、环境保护为导向,以追求零事故为目标,全员参与、全过程控制、全要素覆盖的全面安全管理体系。

1. 组建实验室安全管理机构　在医疗机构的生物安全委员会架构下设立实验室生物安全管理小组,小组成员由实验室负责人、实验室管理者、检验技术人员、医学顾问等相关人员组成,也可以加入感染控制人员;应有明确的安全管理人员,包括第一责任人、具体负责人、协助人员、监督人员等;生物安全小组、小组成员及安全管理员的职责应当有明确和清晰的规定。

2. 编写安全管理制度　根据有关安全管理法律法规及行业规定,结合实验室具体情况制定具有一定强制性和约束力的安全管理制度,明确工作人员的职责范围、安全要求等。重要制度一般包括:危险材料和设备管理制度、安全准入制度、安全防护制度、环境管理制度、安全培训制度、事故应急处置制度、废物管理制度、健康管理制度及安全检查制度等。所有的规章制度应提供给工作人员阅读和使用,有些制度需要上墙或明示,保证有章可循、有法可依。

(1) 建立危险材料管理制度。实验室涉及的危险材料一般包括:含化学性危险因素材料(腐蚀性化学品、毒性化学品、易制毒化学品等)、含生物性危险因子材料(血液样本、菌种等)、放射性危险材料(放射性试剂等),有效管理这些危险材料,需要制定有效的管控流程。例如,首先需要针对危险材料进行风险评估,然后经安全委员会审核和批准后进行采购,同时应做好危险材料的领取、使用、保管和处置。每个过程控制点都应有严格的监管和检查,避免造成风险。在申请易制毒化学品、放射性试剂时还需要向政府主管部门申请符合安全管控的许可证。

（2）建立危险设备设施管理制度。实验室设备带来的潜在危险性或安全隐患需要引起重视。例如，设备本身的设计缺陷、大功率设备安全隐患、含有射线设备的辐射、压力容器爆炸风险、噪声危害等。引入这些存在风险的设备需要实验室管理者建立严格的管理机制，包括申请、审批、采购、使用、监控、维修及设备报废等。一些特种设备比如高压蒸汽灭菌锅、生物安全柜、工业气瓶等，在执证操作、用件校准及安全预防等方面都应有严格的规范。

（3）建立医疗废物管理制度。实验室常见的医疗废物类型有：感染性废物、病理性废物、损伤性废物、药物性废物、化学性废物、放射性废物和废液及医疗污水等。这些废物或废液需要严格遵守国家法律法规的处理要求和原则。特别是对医疗废物的分类、储存、清理、交接及备案等过程，需要实验室管理者建立完善的管控机制，包括消毒、运输及处置等过程。在废物处理的每个流程中都需要做好记录，便于追溯。

（4）完善实验室职业健康管理。实验室管理者首先需要评估实验室存在的健康影响因素，比如化学因素、物理因素、环境因素；然后评估现有的职业预防措施是否符合职业健康要求，再根据影响因素和评估情况制订职业健康管理计划，严格执行，并建立职业健康档案，包括工作人员的入职、在职和离职体检，同时需要组织职业安全培训等。如果出现职业暴露，现场应积极正确处置，并评估暴露程度。

实验室的职业暴露种类很多，需要规范不同区域的个人防护要求，配备符合个体防护的装备，做好日常消毒，定期进行环境监测。致病生物因子可以通过不同途径感染机体，其中以锐器对皮肤刺伤或割伤为主，有感染人类免疫缺陷病毒（HIV）、乙肝病毒（HBV）、丙肝病毒（HCV）、梅毒及其他感染性疾病的风险，发生后需要及时处置和伤口消毒，采取预防措施，进行血清学检查确认，完善事故原因调查、伤害鉴定、职业伤害档案管理等工作。

（5）消防安全和用电安全的管理。实验室往往用电负荷较大，易燃易爆材料使用较多，管理者必须重视用电安全、消防安全、火灾事故等，应充分认识仪器老化、散热不畅、负荷过重及电线水浸等造成的安全隐患，发现问题须立即整改。实验室的所有电器设备和线路均必须符合国家电器安全标准和规范。在实验室电路中要配置断路器和漏电保护器。实验室的所有电器均应接地,最好采用三相插头。应建立消防安全档案,定期检查电器电源、插座、UPS 的安全使用现状,以及易燃易爆气体或化学品的储存和使用安全。定期组织消防安全和用电安全培训,工作人员应熟练掌握火灾事故的应急处置等。

(6) 制订各类应急处置预案。实验室应结合实际情况制订各种应急处置预案,包括综合应急预案和专项应急预案,并定期组织工作人员进行演练。例如,传染病疫情的紧急处置和信息报告。专项应急预案包括生物安全事故、化学品泄漏事故、触电事故、交通事故、停水、停电事件、台风/地震/洪水/海啸事件、医疗废物意外事件、压力容器意外事件及放射性事故等。

实验室因接收的样本数量大、类型多,遇高致病性病原微生物的概率较大。如果管理不规范,则存在被盗用、误用及违法使用的风险。因此,需要制订包括接收、运输、保留及处理等方面的应急管控要求,避免出现传染病疫情或生物恐怖事件。

3. 规范安全培训工作 实验室除实验室人员外,一般还涉及外勤服务人员、业务推广人员、行政办公人员等。这些人员的工作内容不同,接触的风险不同,需要接受的安全培训内容也不相同。可通过构建不同层级的安全培训体系来完成培训目标,提升员工安全意识。

4. 安全检查与持续改进 通过安全检查,发现安全隐患并加以改进可以减少甚至杜绝安全事故的发生。安全检查方法可以有日常巡查、内部审核及外部评审等。其中以日常巡查最重要,通过日常的巡查可以发现工作中存在不安全行为和不安全状态,以及管理上的缺陷;实验室还可以通过定期组织全面的内部审核,发现管理过程中的缺陷。其他检查有 ISO 15189、CAP 等认证认可评审,政府主管部门的监管审核等。以上这些检查能够促进实验室安全管理,通过持续有效改进以消除隐患,避免风险。

七、实验室持续改进

实验室需建立有效的投诉、咨询及沟通等服务途径,同时对运行的全部程序和系统进行全面评审,发现问题或识别潜在的风险,及时制定和实施全面有效的改进措施,为服务对象(临床医师、患者或其他方)提供更多、更好的服务，为员工提供适当的教育和培训机会，确保实验室的质量管理体系得到持续改进。

（一）建立投诉解决制度

为满足实验室服务对象需求，及时、正确地解决实验室服务对象对实验室服务不满意时所做的各种形式的表达，应制订投诉处理的管理制度，对投诉处理相关人员及部门的职责进行明确规定，并制订标准化的投诉处理流程。同时，还应建立完善的投诉处理团队，负责不同来源的投诉信息搜集、处理、反馈、记录与分析。通过妥善合理解决和处置各种投诉事件，提高综合服务水平，并根据实验室服务对象反馈的意见改进工作质量，进一步加强实验室管理，提高检验质量，更好地满足服务需求。

（二）建立咨询服务制度

建立实验室咨询服务管理制度，确保实验室以主动咨询服务为主，同时有章可循地提供被动咨询服务。应建立一支负责医疗咨询服务的团队，通过向临床医护人员和患者提供全方位的检验前和（或）检验后的咨询服务，并定期地主动与临床医护人员进行交流和沟通，调查用户的满意度反馈情况，并采取措施。获取提高实验室服务质量的建议和（或）意见，全面提高实验室服务水平，充分发挥检验医学在疾病诊治中的作用。

（三）建立沟通管理制度

为确保实验室质量体系的有效运行与持续改进，一方面实验室管理层应与员工之间建立有效的沟通方法，保证实验室管理层制订的规章制度、各项决议及重大发展策略能有效地落实到每位实验室工作人员；同时，应确保实验室已建立有效的沟通平台，使每位工作人员对实验室建设、发展及工作流程等各方面提出意见和建议，充分发挥每位人员的主观能动性，全面提高实验室的管理能力和执行能力。另一方面，实验室管理层也应确保在实验室及其利益方之间建立适宜的沟通程序，评估和采纳服务对象提出的改进意见。如此才能确保实验室检验前、检验中、检验后过程及质量管理体系的有效运行。

（四）建立定期评审制度

实验室应建立制度来定期评审实验室的所有活动（包括检验前、检验中和检验后过程），并按计划实施以确定质量管理体系的所有活动是否符合法规要求与实验室的各项规定。对于评审发现的问题和可以改进的环节进行纠正或预防,使实验室的检测质量和管理得到持续改进。

定期对影响患者安全的潜在风险进行评估。实验室工作过程中存在影响患者检测结果的风险,应每年对这些风险进行评估,包括人员、设备、耗材、环境及标本检测的整体环节等多方面。针对不同的风险,应制定相应的预防措施以降低风险或达到可控状态。

实验室管理层应确定需要监控的影响检验关键环节的质量指标,定期进行监控与评审,以确保其持续适宜。

第二节 实验室全面质量保证

完整的临床实验室检验过程一般包含多个纵向过程:医师正确选择项目→开出检验申请→患者准备→护士采集标本→标本运送人员送标本→实验室接收与处理标本→分析测定标本→核实与确认检验结果→发出检验报告→临床反馈信息→正确应用报告诊疗。依据标本流程,可以将检验过程划分为分析前、分析中和分析后 3 个阶段,相应过程的质量保证也可以分为分析前、分析中和分析后质量保证。

一、分析前质量保证

(一) 编写检验手册

检验前阶段涉及的人员除了检验人员之外,还包括医师、护理人员、患者及工勤等多个角色,在执行检验前必须给予相应的信息指导;实验室通过编写《临床检验服务手册》供患者、医师及护理人员参考查阅。手册中的内容应征求临床医师和护理人员的意见和建议,获得临床医护人员的同意,以更好地为实验室服务对象提供服务。手册中应包括以下内容。

1. 基本信息 包括实验室名称、地点、工作时间、联系方式、检验申请流程、专业组分类及工作内容。

2. 对医师指导的信息 为临床医师提供检验医学信息指导会帮助临床医师正确选择检验项目及组合,具体信息包括以下内容。

(1)实验室开展的所有检验项目基本信息:项目名称及英文缩写、检测方法、标本类型及其要求、参考区间、临床意义、结果回报时间及检测频率等。

（2）检验项目选择原则：临床医师在熟悉检验项目的诊断性能和临床价值之后，正确选择检验项目及其组合，合理利用实验室资源，避免不必要的检查和浪费。正确选择检验项目的基本原则是熟悉检验项目的有效性、时效性和经济性。

1）有效性：即检验项目的诊断价值。临床医师应熟悉常用诊断性试验的敏感度、特异性及似然比等诊断性能指标，并能较精准估算疾病验后概率。在进行疾病普查时，应选择敏感度较高的检验项目，筛查出的可疑者应进一步检查；当需确诊某疾病时，应选择特异度较高或阳性似然比较高的检验项目。

2）时效性：临床医师应熟悉检验项目随疾病发生发展而相应变化的生物学规律，依据病情发展变化恰当地选择标本采集时机，并结合诊断性试验的性能特点合理选择检验项目或项目组合。

3）经济性：临床医师还应关注检验项目的经济-效益关系，合理选择检验项目。在保证及早确诊或向临床提供有效诊断信息的前提下，尽量选择费用较低的检验项目，减轻患者的经济负担。

（3）检验项目的影响因素：对检验结果能够产生影响的因素很多，临床医师需要考虑在标本采集前无法进行修正的因素，包括吸烟、长期饮酒、药物、生物周期、年龄、性别、昼夜节律、女性生理周期及妊娠等，在分析相关指标的检测结果时，需要考虑这些因素对检测结果的影响。

1）吸烟：长期吸烟可导致机体发生一些生物化学及细胞学的变化。吸烟除引起肾上腺素、醛固酮、癌胚抗原和皮质醇等物质浓度的增高外，还可导致血红蛋白浓度、白细胞和红细胞数量、细胞平均容积增高。此外，吸烟可降低高密度脂蛋白胆固醇的浓度。

2）饮酒：饮酒可发生短期及长期效应。短期效应指在饮酒后 2～4 小时产生的效应，包括血糖水平降低、乳酸水平升高、血清丙氨酸氨基转移酶（ALT）及天门冬氨酸氨基转移酶（AST）活性升高等，可在检测前嘱咐患者禁酒。长期饮酒可使血清中的肝酶如 γ-谷氨酸转移酶（GGT）等活性增加，如果患者 GGT 略微偏高时需要考虑是否为患者长期饮酒所致。

3）药物：很多药物进入人体后可通过诱发体内特定的生理效应或对

体外分析方法的干扰,从而影响某些检验项目的结果。在分析药物对检验结果的影响中,应重点注意药物竞争性与蛋白结合的高亲和力及与蛋白质发生交叉反应,以及使用抗生素对微生物培养结果的影响。

4) 年龄和性别:某些血清生化指标浓度具有年龄相关性,这种相关性源于多种因素,如器官和系统的功能成熟程度、机体含水量和体重。在特定情况下,甚至在确定参考范围时也必须要考虑这些差异。

5) 生理周期及妊娠:女性由于其特殊的生理周期,性激素水平随月经周期不断发生变化;在妊娠的不同阶段,由于胎儿快速生长的需要,孕妇体内部分激素检测结果也与常人相异,甚至形成独特的"妊娠参考区间"。临床医师在分析检验结果时,应充分考虑女性生理周期及妊娠的影响。

6) 昼夜节律:部分检验项目随时间变化呈周期性的改变。如葡萄糖、钾、铁等存在日内变化。睾酮和甲状腺素等激素的分泌有明显的时间节律变化,皮质醇呈昼夜节律,在分析检验结果时需要考虑标本采集时间。

3. 对护理人员的指导信息　影响临床检验结果的检验前因素很多与护理人员相关,护理人员掌握的检验医学专业知识有限,应对护理人员进行合适的信息指导、理论和操作的培训,以减少或避免检验前误差,这些因素主要包括以下内容。

(1) 溶血:溶血是临床检验中最常见的一种干扰和影响因素。红细胞、血小板和白细胞等血细胞被破坏后释放出的某些成分会干扰或影响检测指标的测定,以红细胞被破坏最为常见,通常所说的溶血就是指红细胞破裂。

1) 溶血对检测指标的影响:①红细胞内外浓度差异:红细胞内外部分成分的含量差异较大,溶血后可以引起血浆/血清中部分成分的含量发生变化。②细胞内物质对检测方法的干扰:血红蛋白对 300~500 nm 波长范围内光有一定程度的吸收,能干扰检测结果,尤其是在 431 nm 和 555 nm 处有吸收峰,当选用此两种波长作测定时,吸光度会假性增高,且增高幅度与溶血程度相关。另外,红细胞的部分物质对某些测定反应有干扰。例如,血红蛋白具有氧化性,可干扰采用氧化还原原理测定的指标。

2) 避免溶血的操作:为避免溶血对检验结果的影响,护理人员抽血时务必注意静脉穿刺时需等待消毒乙醇干透、压脉带压迫时间不得超过 1 分钟、混匀时避免剧烈振摇、避免全血直接低温冻存及反复冻融、避免室温长时间放置,正确的操作可以减少人为造成的标本溶血。

(2) 采血体位对检验结果的影响:人体分别处于站立位、坐位及卧位时,伴随着体内电解质及水分在血管及组织间隙之间流动,一些不能通过血管的大分子物质浓度会发生变化,如蛋白质、酶类等,对于可以被滤过的小分子物质则不受体位的影响,如葡萄糖。为了减少体位对检验结果的影响,护理人员在采血时应嘱咐患者尽量固定体位,如有可能,应备注体位信息,尤其是长期卧床的患者。

(3) 运动对检验结果的影响:运动对检验结果的影响根据其影响机制可分为两方面。一方面,运动可通过出汗及呼吸改变人体内液体容量及分布;另一方面,剧烈运动可使人体处于应激状态,可使白细胞、血红蛋白、肾上腺素、糖皮质激素及胰岛素浓度发生改变。为了减少运动对检验结果的影响,一般主张在清晨抽血,住院患者可在起床前抽血,匆忙起床到门诊的患者应至少休息 15 分钟后再采血。此外,输液也可影响检测结果,如输注葡萄糖可引起体内血糖升高,输注电解质可引起电解质浓度升高,输注右旋糖酐由于可使凝血酶原时间缩短,输血时可使血液 pH 值偏高。输液患者需要开具检验单时应充分考虑输液的影响,尽量不要在输液时采集或输液后立即采集血液标本,不得在输液同侧血管采血。

4. 对患者指导的信息

(1) 饮食对检验结果的影响:饮食是为人体提供能量的途径,但是餐后时间的长短、饮食结构及食物种类对部分检验指标存在一定的影响,在进行相关检测前应遵循医嘱。饮食对部分检验指标的影响如下。

1) 餐后时间:正常饮食后,各种食物被消化吸收,血液中的葡萄糖、血脂会随之升高,胰岛素由于高葡萄糖的刺激也会升高,这些影响都与餐后时间直接相关,而常见检测指标参考范围的建立都是基于空腹健康人,所以应注意餐后时间对检测结果的影响。

2) 饮食结构及食物种类:不同的食物所含的成分不一样,对检验结果也有影响。如高蛋白可使血尿素氮和肌酐增高;高核酸食物动物内脏可致尿酸明显升高;高脂肪饮食可使外源性乳糜微粒及甘油三酯升高,还会影响肝功能和免疫球蛋白等的测定。

（2）饥饿对检测结果的影响：空腹是指餐后时间超过 8 小时，但有些患者由于种种原因空腹时间过长，达到饥饿状态，对检测结果会产生一定的影响。空腹超过 16 小时可使血液中多种检测指标发生改变，如葡萄糖、胆固醇、甘油三酯、载脂蛋白及尿素氮降低，而肌酐、尿酸、胆红素、脂肪酸及尿液中的酮体的含量会上升，应指导患者避免饥饿对检验结果的影响。

（二）检验申请的信息要求及知情同意书

检验常规项目申请表以电子形式为主，一些特殊项目或特殊要求的项目申请表多以纸质形式存在，无论是何种形式的申请，申请表除了包含临床医师需要检查的检验项目信息外，还必须包含患者信息、申请医师信息及原始样品信息。

1. 患者的信息　包括患者姓名、性别、年龄、临床诊断、患者唯一性标识（如住院号/门诊号/病案号）。

2. 申请医师信息　申请表上应注明的申请医师信息应至少包括医师姓名、科室、申请时间，如为院外委托标本还需注明委托单位，主要用于检验后阶段联系临床医师，尤其是出现检验结果与病情不相符或者出现危急值时能够快速、准确地联系到临床医师。

3. 原始样品信息　主要用于辅助检验人员初步判断标本是否符合要求，对于不合格标本能够尽快退回或及时与临床医师联系。

（1）原始样品的类型及添加剂：原始样品是直接来自患者的样品，包括血液、尿液、粪便、脑脊液、胸腔积液、腹水、关节腔滑液、分泌物及脓液等。根据其申请的检测项目，可以添加不同的添加剂。例如，血液标本有全血、血清及血浆。血浆标本可添加各种抗凝剂，尿液标本可添加防腐剂等，但是由于添加剂本身的影响，可能会对检测结果产生影响。例如，添加了乙二胺四乙酸（EDTA）$-K_2$ 的抗凝全血标本不可用于检测血钾，添加了防腐剂的尿液不可用于细菌培养检查。添加了肝素的抗凝全血不可用于分子生物学的检测。

（2）原始样品的采集部位：原始样品采集的部位对检测结果及结果分析有一定的影响，必须在申请表上予以注明，如血液标本应分别注明动脉血、静脉血、外周血及脐血等；尿液标本应注明中段尿或穿刺尿等；分泌物应注明如口腔分泌物、阴道分泌物等。

（3）原始样品采集时间和采集人：原始样品采集时间主要用于检测原始样品的状态。例如，尿液常规检验要求标本采集后 2 小时内运送至实验室。可通过原始样品采集时间和实验室样品接收时间的时间差判断是否对检验结果有影响。采集时间非常重要，对于某些特殊的试验，时间越精准越好。如进行静脉给药的药动学试验甚至需要精确到秒；采集人信息主要用于结果审核时怀疑结果受到标本采集的影响时与标本采集者联系，沟通确认。

4. 分子诊断的知情同意　知情同意，即患者有权利知晓自己的病情，并可以对医务人员所采取的治疗措施和临床检测项目决定取舍的权利。知情同意的主要内容包括遗传检测的有效性、潜在的益处和风险、检测的局限性、其他的可替代方式等。知情同意包括两个必要的、相互联系的部分：一个是知情同意文件，一个是知情同意过程，知情同意不仅仅是一份具有法律效力的文件，更是一个过程。

医师在开具分子诊断检测项目的医嘱前应向患者讲解基因检测的意义，得到患者的认同，即知情同意。对于涉及遗传基因信息的临床检测项目，所有受检者均需签署知情同意书，告知所检测项目的目的、意义、基本过程、剩余核酸的去向及保存时间、临检样品是否可匿名用于科研项目等，确保受检者的个人隐私得到保护。

在实施有创操作的分子诊断项目（如细针穿刺活检、经支气管活检）时，采集人员应首先对检查中可能遇到的风险清楚地告知患者及家属，并对紧急情况下的紧急预案如实告知，使患者及家属全面了解某些特殊检查可能带来的后果。在患者或其家属许可后，患者及其家属方能配合医务人员进行治疗和标本采集，从而方便获得合格的用于临床分子诊断的标本。即使在取材过程中发生意外，由于患者及其家属已经有一定的心理准备，也能积极配合医务人员对患者进行救治。对于婴幼儿患者，应在得到家属的许可后，在家属的帮助下进行标本采集。

知情同意书是知情同意过程中获得的结果，从这个意义上讲知情同意过程比知情同意书更加重要。知情同意权的实现是一个复杂的过程，需要患者及其家属、医务人员的共同努力来完成。

(三) 标本采集要求

1. **患者准备** 患者情况和状态对其生理指标有重要影响。一些非疾病的分析前因素,如生理性变异、生活习性及临床用药对检验结果均有不同程度的影响。临床医师和护士应了解患者状况对检验结果的可能影响,将相关要求和注意事项告知患者,要求患者配合并正确采集各类检验标本,避免非疾病因素干扰,保证所采标本能真实客观反映患者疾病状况。特别是在检验结果与临床疾病病情不符合的情况下,应注意排查患者生理性变异、生活习惯或临床用药等非疾病因素对检验结果的可能影响,正确分析和利用检验信息,为临床诊疗服务。

(1) 生理性变异:影响检验结果的生理性变异包括情绪、生物钟周期、年龄、性别、种族、月经周期、妊娠、季节及海拔高度等。

(2) 生活习惯:不同的生活习惯都可对检验结果产生影响,为消除影响,患者必须在采样前做相应的准备。影响检验结果的主要生活习惯包括饮食、饥饿、运动、吸烟、饮酒、喝茶或咖啡、吸毒等。

(3) 药物:当某些药物进入人体后,可以药物原型和(或)其代谢产物的形式存在,并可通过化学效应、物理效应及生物效应引起干扰。无论以哪种效应导致错误的检验结果,都会造成对临床诊断的干扰,影响医疗质量。

2. **标本采集** 检验标本的采集主要由护士进行,其中血标本是临床最常用的检验标本。护士在血标本采集过程中的操作不当是影响分析前检验质量的常见原因。护士在采集血液标本时应注意以下几方面的内容。

(1) 患者的正确识别:收集样品的容器上应标注好患者的唯一信息,通常应包括检测条码或编号、待检者姓名、送检科室和住院号等信息,避免出现张冠李戴或冒用患者信息进行检验的现象。在采集标本前必须核对确定患者的身份信息,如姓名、科室、床号、ID 号等内容,如不符合,严禁采集标本。

(2) 正确选择采血试管:不同类型的采血管,其抗凝剂或其他添加剂可能是患者血中生理物质的类似物或与生理物质发生反应干扰测定。不同的抗凝剂可能影响各种血细胞的形态,或干扰检验的化学反应,从而影响检验结果的准确性,必须严格按照试验要求选择抗凝剂,且不同试管间的血液不能混用。用于分子诊断检测项目的全血标本推荐使用乙二胺四乙酸(EDTA)和枸橼酸葡萄糖(ACD)作为抗凝剂。如果检测的项目是细胞内 RNA,推荐在采集管中添加 RNA 稳定剂,或者在血液标本采集后立即加入 RNA 稳定剂。

(3) 标本采集后混匀:抗凝标本采集后需立即轻轻颠倒混匀 6~8 次,保证血液与抗凝剂充分混匀,但要避免剧烈振荡。常见混匀方面的错误有:混匀次数不足、未立即混匀、未充分混匀、用力过大导致细胞破坏等。混匀不当容易导致抗凝标本中出现凝块或小的纤维蛋白丝,或引起血小板聚集;剧烈振荡易导致标本溶血或细胞破坏。

(4) 按规定采血量采血:血液与抗凝剂比例十分重要,过高过低均可影响检验结果。比如,血常规检测,采血量不足会导致抗凝剂过量,EDTA 浓度增高导致中性粒细胞肿胀,分叶消失,血小板也会肿胀、崩解,产生正常血小板大小的碎片,这些改变都会使血常规检验和血细胞计数得出不准确结果。抽血过多,抗凝剂比例不足,导致血液凝集。一些轻微的血液凝集可导致部分血小板聚集成群,造成检验结果的偏差。对于止血与血栓功能的实验检测,抗凝剂与血浆的比例就更为重要。血浆与抗凝剂应按严格的比例进行混匀(如 9∶1),采血量过多或过少均会直接导致凝血酶原时间(PT)、活化部分促凝血酶原激酶时间(APTT)结果的延长,严重干扰临床医师对疾病的诊断与治疗。

(5) 避免输液时采血,严禁在输液同侧采血:输注液体中的某些成分与血液中的某种待检成分相似,会导致某些结果偏高,而其他成分结果偏低(血液稀释),输液的药物也会干扰某些检验项目的检测,导致测定结果出现偏差。

(6) 注意采血部位:医疗过程中使用的各种留置通道很普遍,如中心静脉插管、肝素帽、血液透析装置及输液管道等。为了避免留置管道中血栓的形成,往往采用肝素进行抗凝。应注意,严禁从留置管道中采血,否则残留的肝素会严重干扰某些试验的检测结果。

(7) 熟练的采血技术:在采血中出现的常见问题有止血带捆绑时间过长、穿刺不顺利、反复拍打。止血带捆扎时间最好在 1 分钟内,止血带捆扎时间延长会导致血清中各种成分发生变化。穿刺不顺利、反复拍打会激活凝血系统、激活血小板,导致血小板检测结果偏低或 PT、APTT 时间延长,也会导致红细胞破坏,发生溶血。

(8) 避免标本溶血:采血过程的许多因素均会导致溶血的发生。溶血将导致某些检测指标结果差异或干扰检测方法导致结果误差。常见的引起溶血的不当操作主要有:真空负压采血管压力过大;采血量与规定采血量差异大;在聚维酮碘未干的情况下就进行穿刺;采血后不去针头、试管盖,将血液打入试管;穿刺不顺利造成血肿和溶血;针头与针管连接不紧,采血时空气进入而产生气泡;混匀含添加剂的试管时用力过猛,或运输时振动和摇晃等。这些因素均可导致溶血的发生,在采血操作中应尽可能避免。

3. 分子诊断检测的标本采集　总原则是标本不被外界因素污染、操作者不被标本中潜在的病原体感染。要求采集者在采集标本的过程中必须戴手套、帽子和口罩,无菌体液标本采集时应遵循无菌操作规则,既可防止采集过程中对标本的污染,也可避免采集者受感染。

特殊的检测项目,如标本 RNA 的相关检测,还应遵守额外预防措施、采集要求或特殊的标本采集耗材,实验室应充分考虑影响检测的潜在干扰因素和污染源,并确保相关临床医师和护士知晓标本采集的特殊要求,并得到充分的培训。

(四) 标本的运送、签收与保存要求

1. 标本运送　在正确采集标本后,应尽量减少运送和保存时间,及时处理,尽快检验,防止标本离体后各种因素对标本质量的影响,如细胞代谢、蒸发作用、化学反应、微生物降解、渗透作用、化学作用及气体扩散等。因此,标本运送人员应及时正确地运送和保存标本,其工作的质量和效率同样影响检验质量。临床实验室应向标本运送人员宣讲各类标本保存和运送的相关知识。标本运送人员也应树立标本运送是否合格将直接影响检验结果准确性的质量意识,学习并熟悉各类标本运送的具体要求。

(1) 标本运送的质量:一般要求标本在运送过程中应密闭、防震、防漏及防污染,部分检验项目的标本应注意避光。用于 DNA 分析的全血样本,如果 24 小时内能够运送至实验室,可室温运输;如果 72 小时内能够运输至实验室,置于 2~8℃条件下运输,72 小时及更长的运输时间需在 -20℃或以下条件下运输;用于 RNA 病毒分析的全血标本,应在 4 小时内分离血浆,5 天内能够运输至实验室需在 2~8℃条件下运送,5 天及

更长时间运输时需在 -20℃ 条件下运送。无论用于 DNA 还是 RNA 分析，血清样本均应在干冰上运输，血浆应该在 2~8℃ 条件下或 -20℃ 条件下进行转运。干血片可在室温条件下运输。

(2) 标本运送的效率：临床患者标本采集完毕后应尽快送检，避免室温下过长时间的放置，否则将对部分检验项目的检测结果造成影响。同时，对于一些临床危重患者的标本更应加快送检，缩短标本周转时间。

2. 标本的签收　由于患者准备、标本采集及运送等过程的影响，实验室接收标本时会遇到各种不符合检测要求的标本。为了保证检测质量，实验室应针对不同的检测方法和程序制定相应标本的接收标准和不合格标本的拒收标准，并建立不合格标本的处理流程。标本的签收和拒收都应有记录，可以是纸质形式或电子形式。

应建立标本采集、标本运送和标本签收的交接登记制度。记录标本送出临床科室时间、送入临床实验室时间和检验结果报出时间，分段负责，责任到人。近年来，随着医院实验室信息系统和检验条形码技术的普遍应用，标本采集、运送、接收等环节均可实现网络监控，使得标本运送环节的质量大大提高。

(五) 标本的预处理要求与质量评价

实验室应有相关程序保证患者样品在检测前的处理及保存过程中的安全，不变质、不丢失及不被损坏，同时还规定附加申请的时间限制，尤其是血液标本。血液标本是临床检验中最常见的标本，检测指标众多，不同指标稳定性有差异，应以不同的方式进行处理和保存。全血是取自患者的原始样品，但是很多检验项目检测的标本并不是全血，而是血清或血浆，应即时分离血清或血浆，置于 4℃。对于不能及时处理的血液样本，处理后应置于适当的温度下保存。循环肿瘤 DNA 的检测标本在抽血后 4~5 小时即需要完成核酸提取。基于组织或细胞等标本开展的分子检测项目需对标本进行质量评估。

二、分析中质量保证

分析中的质量保证即分析过程的质量保证，包括检验方法的性能、室内质量控制和室间质量评价。

(一) 检验方法的性能：主要包括检测方法、仪器和试剂的选择

应评估所选用的检验方法和程序，在用于医学检验之前应证实其可给出满意结果。应优先使用公认、权威的教科书或经同行评议评价较高的刊物或国际、国家、区域指南中发表的程序。如果使用内部程序，则应适当确认其符合预期用途并完全文件化。

实验室引入新的或修改的方法或程序，必须保证检验质量，并能满足临床需要。在使用新的或修改的方法或程序之前，必须对其性能等进行严格、公正、客观的评价。新的检验方法是否可接受，应当考虑以下内容：①是否满足顾客的要求；②新检验方法、程序分析性能是否符合既定的质量目标；③是否适用于法律和法规的要求；④使用该新方法所必需的其他要求，如实验室确保有足够的人力和物力资源，技术支持、供应品和服务的可获得性，适当的安全预防措施及职业安全和卫生管理指南；⑤实验成本等。

临床实验室在选择检验方法、程序之前，应在临床和顾客需要的基础上确定其（最低）性能，包括两个层面。

(1) 全面确认：一般只在下列两种情况进行全面确认：①临床实验室自行开发的检验方法或仪器；②对国家药品监督管理局（NMPA）批准的检验方法或仪器进行了重大修改。即在这两种情况下只进行验证是不够的，此时应使用比较全面和复杂的确认方法。在确认定量分析性能时，国际上特别是在美国广泛使用美国临床和实验室标准协会（Clinical and Laboratory Standards Institute，CLSI）提供的各种标准文件。这些标准文件提供的确认方法虽较复杂，需耗费大量的人力、物力和财力，但依据这些标准文件提供的确认方法所获得的数据是公认比较准确、可靠的。

(2) 验证：临床实验室使用 NMPA 批准的检测系统或试剂盒，这些检测系统或试剂盒已经经过严格的评估，临床实验室使用前，只需对主要性能进行证明，常称为验证（verification）或者证实（demonstration），以证实在本实验室能达到厂家声明的分析性能，从而保证检验结果的准确可靠。美国《临床实验室改进修正案》（*Clinical Laboratory Improvement Amendment*，*CLIA*）明确提出在这种情况下定量分析性能验证实验室可只对主要性能指标（精密度、正确度及测量区间）进行验证。实验室在下述情况下，也需要对测定系统或试剂进行性能验证：使用新的检测试剂或

系统;更换检测试剂或系统;检测试剂或系统出现重大改变时,如仪器设备故障维修后、试剂制备用原材料来源改变等。临床实验室应将验证的全部文件和记录,作为选用检验方法、程序的依据。

分子诊断项目的检测性能验证内容和其他体外诊断方法大体一致,主要指标包括:重复性/精密度、准确度(突变型的检测能力)、分析特异性(如野生型基因组与突变型之间的区分能力)、检出限(每个反应能检出的最小突变拷贝数)、选择性(突变型与野生型不同比例设定)。

(二) 室内质量控制

室内质量控制是在实验室内部对影响质量的每个工作环节进行系统控制,包括标准化分析程序的建立和实施、仪器的校准和维护、统计质量控制等。实验室以一定频率(如每隔一定数量的标本或一定时间)检测某种稳定物质(质控品),用设定的判断限或控制规则对测定值进行评估,以判断检测质量是否在预期控制范围内。室内质控的目的是控制本实验室的精密度,提高常规测定工作批间或批内样本检测结果的一致性。室内质控的基本内容包括质控品、质控图及质控品的检测频率、质控规则等。

对定性的检测程序,每一分析批应至少包括一个阴性和一个弱阳性质控品;对于产生分级或滴度结果的检测程序,分别包括阴性质控品和具有分级或滴度反应性的阳性质控品。

1. 室内质控品的选择　为质量控制目的而制备的标本称为质控品。为了做好过程控制,必须选择合适的质控品。说明质控品性能的指标有:基质效应、稳定性、分析物水平、安全性、单批可大量瓶间差、定值和非定值及预处理的要求等。质控品可以是液体、冷冻及冻干的形态,包装于小瓶中便于使用;有各种市售商品供挑选,实验室也可自己制备。

对于分子诊断相关的检测项目来说,阴性质控品可以为无相关突变的同类样本和不含任何核酸的水样本;阳性质控品可以为以前检测过的特定基因突变已知的样本或体外构建的含已知突变的质粒。

2. 质控品的正确使用与保存　在使用和保存质控品时应注意:①严格按质控品说明书规定的步骤进行操作;②冻干质控品的复溶要确保所用溶剂的质量;③冻干质控品复溶时所加溶剂的量要准确,尽量保证每次加入量的一致性;④冻干质控品复溶时应轻轻摇匀,使内容物完全溶解,切忌剧烈振摇;⑤质控品应严格按使用说明书规定的方法保存,不使用超过保质期的质控品；⑥质控品要在与患者标本同样测定条件下进行测定。

3. **质控方法的选择和应用**　各个临床实验室必须根据实验室情况和水平，选择合适的质量控制方法，包括质控规则和质控品在每个分析批的测定数。可以根据功效函数图、质控方法选择和设计表格和操作过程规范图进行设计质控方法；也可以使用 Westgard 多规则质控方法，判断每一分析批是否在控。临床实验室只有确立了每一分析批确实在控，才能发出检测报告。

4. **失控处理及原因分析**　操作者如发现质控品测定结果违背了质控规则，应记录失控情况或填写失控报告单，上交专业组（室）组长（主管），由专业组（室）组长（主管）作出是否发出与失控相关的那批患者标本检验报告的决定。对失控的最佳处理是确认问题的原因，发现问题并提出妥善解决办法，消除失控的原因并防止以后再次发生。多种因素可导致出现失控。这些因素包括：操作失误、试剂、校准品、质控品失效、仪器维护不良及采用不当的质控规则和太小的质控限范围等。

实验室应建立制度，在出现质控失误时，有相应措施验证患者检测结果。查明导致失控的原因，如是假失控，经授权人员批准后可发出原来的标本检测结果。如是真失误，在查出原因并得到纠正后，应重新检测患者标本后发出新的检测报告。

5. **室内质控数据的管理**

（1）每月室内质控数据的计算：每个月的月初，应对上月的所有质控数据进行汇总和统计处理，计算内容至少应包括：①上月每个测定项目所有原始质控数据的平均值、标准差和变异系数；②上月每个测定项目除外失控数据后的平均值、标准差和变异系数；③上月及以前每个测定项目所有在控数据的累积平均值、标准差和变异系数。

（2）每月室内质控数据的保存：每个月的月初，应将上月的所有质控数据汇总整理后存档保存，存档的质控数据包括：①上月所有项目原始质控数据；②上月所有项目质控数据的质控图；③上述所有计算的数据（包括平均值、标准差、变异系数及累积的平均值、标准差及变异系数等）；④上月的失控记录或失控报告单（包括违背哪一项失控规则、失控原因和采取的纠正措施）。

（3）每月上报质控数据的审核：实验室授权人员（实验室主任或质量

负责人)至少应审核：①上月所有测定项目质控数据汇总表；②所有测定项目该月的失控情况汇总表。对上月室内质控数据的平均值、标准差、变异系数及累积平均值、标准差、变异系数进行评价，查看与以往各月的平均值之间、标准差之间、变异系数之间是否有明显不同。如果发现有显著变异，要考虑是否对质控图的平均值、标准差或质控限进行修改。

（4）室内质控的周期性评审：室内质控是临床实验室内审和管理评审主要内容之一。此时不仅要考虑修改质控图的平均值和质控限。必要时应根据持续质量改进原则改换现用的质控方法或质控品。

（三）实验室内比对

实验室使用两套及以上检测系统检测同一项目时，应有比对数据表明其检测结果的一致性，比对频次每年至少 1 次，样品数量不少于 20，浓度水平应覆盖测量区间；应定期（至少每年 1 次，每次至少 5 份临床样品）进行检验人员的结果比对、考核并记录。比对记录应由实验室负责人审核并签字，并应保留至少 2 年。

（四）室间质量评价

室间质量评价指多家实验室分析同一标本，由外部独立机构收集、分析和反馈实验室检测结果，评价实验室常规工作的质量，观察试验的准确性，建立各实验室分析结果的可比性。室间质量评价主要目的包括评价实验室的检测能力、发现实验室自身问题并采取相应的改进措施、鉴定检测方法的可靠性、为实验室评定或认可提供客观依据、评价实验室工作人员的能力、评价实验室结果的可比性等。

积极、有计划地参加国家卫生健康委员会临床检验中心和省市级临床检验中心、其他有资质的机构组织的室间质量评价活动，并对质评结果进行监控，达不到质控标准时及时实施纠正措施；对于非评价项目，通过室间比对试验，或与其他实验室交换样品，确保检验结果的可信度。对所有质控结果和比对活动进行记录，质控结果失控，或比对结果临床不接受时，迅速采取措施予以纠正并记录。所有记录均应归档保存。

（五）实验室间比对或其他验证方案

当无实验室间质量评价可利用时，实验室应采取其他方案并提供客观证据确定检验结果的可接受性。这些方案应尽可能使用适宜的物质，包括：有证标准物质/标准样品；以前检验过的样品；细胞库或组织库中的物质;与其他实验室的交换样品;实验室间比对计划中日常测试的质控品。

三、分析后质量保证

分析后过程是指检验结果发出到临床应用的全过程,分析后质量管理是全面质量管理进一步完善和检验工作服务于临床的延伸。这一阶段的质量管理工作主要有5个方面:①检验结果的审核和危急值管理;②检验报告的格式与内容;③检验报告的发布方式与时间要求;④检验标本的保存和处理;⑤咨询服务,即检验结果准确的解释及其在临床诊治中的合理应用。

(一) 检验结果的审核与危急值管理

1. 检验结果的审核　检验结果是临床医师开展诊疗活动的重要信息,而检验报告就是这些信息的传递载体,必须重视这一环节的质量保证,发出的检验报告必须保证"完整、准确、及时"。

(1) 建立严格的审核签发制度:审核的基本内容包括审核检验结果的有效性(包括环境条件及仪器运行是否正常、室内质控是否在控等);临床医师所申请的检测项目是否已全部检测、是否漏项;检验结果填写清楚、正确;有无异常的、难以解释的结果;决定是否需要复查等。检验报告单发出前,除操作人员签字外,还应由另一位具有相应资格的检验人员核查并签名,最好由本专业组室负责人核查签名。

(2) 建立明晰异常结果、危重疑难患者的复核或复查制度:实验室应规定哪些情况下的检测结果应与以前的检测结果进行比较,观察当前检测的结果及其变化是否符合规律,可否解释,必要时可与临床医师取得联系。实验室信息管理系统应有自动对历史结果的回顾与提示功能。

(3) 建立闭环的危急值管理制度:实验室应规定危急值的报告制度,包含结果的复核、结果报告的方式(电话报告、实验室信息系统报告、手机短信报告等)及规定结果报告时间等。实验室必须迅速将结果报告临床,并记录报告时间、报告人及结果接收者等信息。

(二) 检验报告的格式与内容

一份完整的检验报告应包含以下内容:医院名称、实验室名称、患者姓名、出生日期(年龄)、性别、科室、病床号、申请医师姓名、标本种类、标本采集时间、实验室接收时间、报告时间、检测项目、检测结果、检测方法、参考区间及异常提示。

分子遗传学检测的检验报告中还应包括报告题目、实验/疾病监测的原因、检测的目的位点、个体的基因型、检测到的突变位点、结果的解释（临床意义）、需要进行的随访建议、检测的局限性、遗传咨询建议及参考文献等详细内容。

检验项目的名称及报告单位、检验结果的描述用语应符合《全国临床检验操作规程》、人类基因组变异协会（Human Genome Variation Society，HGVS）及各国际专业委员会建议的专业术语或规则。

（三）检验报告的发布方式与时间要求

检验结果以检测报告单的形式发布，需提供纸质版检测报告，也可以电子版的形式发布报告。检验报告尤其是遗传学检测报告都应注意保护患者和其他家庭成员的隐私，建立结果报告发放制度，避免患者自行翻阅检测报告单或者拿错、丢失及发错报告单等。

实验室管理层在咨询检验申请者后，针对每个项目实际的检测流程和临床需求，以书面形式确定每项检验的检验周期，并不断满足临床需要。应制订在检验延迟时通知申请者的政策。实验室管理层应对检验周期及临床医师对该周期的反馈意见监控、记录并评审。必要时，应对所识别出的问题采取纠正措施。当检验延迟可能影响患者医护的情况下应通知临床医师并记录，定期评审不断改进。对于平诊及急诊项目报告期限应有规定，并向临床科室公示，有些项目还应向患者公示，如门诊患者。如果特殊情况（仪器故障、结果异常需进一步检验/复检等情况时）不能按时发出报告时应及时与临床医师取得联系，说明原因。

（四）检验后标本的保存和处理

标本的保存是指对检测完毕的标本进行必要的一定时间的备查性保留。保存时间长短取决于标本种类和检测指标，其原则是保存后的标本检测结果与初次检测结果仍有可比性。对于个体化治疗基因检测报告发出后的样本应尽可能长期保存。各实验室应建立标本保存的规章制度。

1. **标本保存的目的** 临床上对每个标本的检测项目只做1次测定，所以标本保存的最主要目的就是备查。检测结果也只能代表该次标本的某项指标水平。换言之，每份检测报告仅对送检标本负责。所以，当临床对检测结果提出疑问时,只有对原始标本进行复检,才能说明初次检测是否有误。

2. 标本保存的原则　首先,应有标本保存的专门规章制度,最好专人专管,敏感或重要标本可加锁保管;其次,在标本保存前要进行必要的收集和处理,如分离血清、添加防腐剂等。另外,应做好标记并有规律地存放,最好将标本的原始标志一并保存。

3. 保存标本的种类及条件　临床检验标本虽多种多样,但最常见的仍以血液、尿液及粪便为主。尿液及粪便除特别必要外,很少保存。血液的保存又由于检验内容的不同,其保存条件、保存时间会各不相同。

4. 标本的处理　对储存标本要定期清理,以减少不必要的资源消耗。标本的处理要符合《医疗废物管理条例》和《医疗卫生机构医疗废物管理办法》等国家和地区法律法规的要求。临床实验室的标本处理时要储存于专用的、有明显生物危险标识的医疗废物垃圾袋中,离开实验室前要经过高压消毒,最后送到医疗机构指定的无公害化处理中心进行处理。

(五) 检验报告的解读及临床合理应用

实验室检测报告只是标本检测全过程中实验室阶段的终结,还要将有限的检验信息转化为高效的诊治信息,尽可能满足临床需要。因此,临床实验室还应提供结果解释和咨询服务。实验室与临床科室的沟通主要围绕如何利用好检验结果,临床医师能合理分析检验报告,正确有效地将检验结果运用于临床诊断和治疗。临床实验室向临床医师和患者提供的咨询服务主要包括:检测项目选择和结果解释;某些项目的临床意义;或者通过会诊、查房等过程对检测结果进行解释和提出临床处理建议等。

(编者:郭　玮　张春燕;评审专家:彭明婷　肖艳群)

参考文献

[1] 中华人民共和国卫生部. 医疗机构临床实验室管理办法[EB/OL]. (2006 - 02 - 27)[2020 - 10 - 29]. http://www.nhc.gov.cn/yzygj/s3577/200804/d3281df051d44badbd45cf12fe95a28e.shtml?from=timeline.

[2] 中华人民共和国国务院. 病原微生物实验室生物安全管理条例[EB/OL]. (2018 -

03-19)[2020-10-29]. http://www.gov.cn/zwgk/2005-05/23/content_256.htm.

[3] 中华人民共和国国家质量监督检验检疫总局,中国国家标准化管理委员会. GB19489-2008 实验室生物安全通用要求[S].北京:中国标准出版社,2008.

[4] 中华人民共和国国家卫生和计划生育委员会. WS 233-2017 病原微生物实验室生物安全通用准则[S].北京:中国标准出版社,2017.

[5] 中国工程建设标准化协会. T/CECS 662-2020 医学生物安全二级实验室建筑技术标准[S].北京:中国计划出版社,2020.

[6] 中华人民共和国卫生部. 医疗机构临床基因扩增检验实验室管理办法[EB/OL]. (2010-12-13)[2020-10-29]. http://www.nhc.gov.cn/cms-search/xxgk/getManuscriptXxgk.htm?id=49981.

[7]《中国医院建设指南》编撰委员会. 中国医院建设指南[M]. 4 版.北京:中国出版集团研究出版社,2019.

[8] 中国合格评定国家认可委员会. CNAS-CL02 医学实验室质量和能力认可准则[S].北京:中国标准出版社,2015.

附:实验室质量控制评价标准

序号	质量控制评价内容	评审结果	评审说明
1	组织与管理(3分)		
1.1	实验室为独立法人单位的,应有医疗机构执业许可;实验室为非独立法人单位的,其所属医疗机构执业证书的诊疗科目中应有相应专业的医学实验室(2分)		
1.2	开展限制性医疗技术的实验室应有相关卫生行政部门的技术审核资质或备案记录(1分)		
2	设施与环境(5分)		
2.1	实验室面积与规模满足开展推测项目的专业要求(1分)		
2.2	按二级生物安全实验室标准划分为清洁区、半污染区和污染区,并有明显的区域标识(1分)		
2.3	实验室温度宜控制在 18～26℃,相对湿度宜控制在 30%～70%,且满足检测仪器设备的运行要求(1分)		
2.4	特殊检测实验室的设施环境符合相应的标准与规范要求,如微生物实验室、分子诊断实验室、质谱检测实验室等(1分)		
2.5	实验室的日常环境监测,有制度、有落实、有记录(1分)		

(续表)

序号	质量控制评价内容	评审结果	评审说明
3	人员管理(8分)		
3.1	实验室的管理层应至少有1名具有副高及以上专业技术职称任职资格,从事医学检验工作至少5年的人员负责技术管理工作(1分)		
3.2	各亚专业组室的负责人应至少具有中级专业技术职称,从事相关专业工作至少2年。分子诊断实验室负责人应至少从事分子诊断工作至少3年(1分)		
3.3	分子诊断实验室、HIV检测实验室操作人员应经过有资质的培训机构培训合格取得上岗证后方可上岗(1分)		
3.4	实验室为员工提供质量管理体系、安全、岗位工作内容、信息系统、伦理和患者信息保密等相关培训以及继续教育(2分)		
3.5	应每年评估员工的工作能力。对新进员工在最初6个月内应至少进行2次能力评估,保存评估记录。当职责变更时,或离岗6个月以上再上岗时,或政策、程序、技术有变更时,应对员工进行再培训和再评估,合格后才可继续上岗,并记录(2分)		
3.6	应建立实验室人员的技术档案(1分)		
4	设备管理(10分)		
4.1	实验室应制订设备选择、购买和管理的规章制度;每件设备应建立仪器设备档案,并贴有实验室的唯一标签或标识(2分)		
4.2	实验室应在设备安装和使用前验证其能够达到的必要性能,并符合相关检验的要求(2分)		
4.3	操作人员严格按照各仪器使用说明书编写各仪器操作规程,并按各仪器操作规程规范操作(1分)		
4.4	设备的操作人员必须培训合格后方可授权上机操作(1分)		
4.5	应按国家法规要求对强检设备进行检定。所有直接或间接影响检验结果的设备应定期进行校准及性能验证。应进行外部校准的设备,如果符合检测目的和要求,可按制造商校准程序进行。应至少对分析设备的加样系统、检测系统和温控系统进行校准(适用时)(2分)		

(续表)

序号	质量控制评价内容	评审结果	评审说明
4.6	设备维修后经性能验证表明其达到规定的可接受标准后才能重新使用,并做好记录。如果故障涉及仪器检测部位,需要对仪器故障前的检测结果进行准确度验证(2分)		
5	试剂和耗材管理(10分)		
5.1	实验室应制订试剂和耗材的接收、储存、验收试验和库存管理的规章制度(2分)		
5.2	试剂及耗材到货后需进行验收,并记录入库信息(2分)		
5.3	试剂及耗材入库后应严格按照制造商的说明,按各自储存要求存放。定期检查,及时处理临近有效期的试剂和耗材(2分)		
5.4	每当新试剂使用前或试剂盒的试剂组分或试验过程改变,或使用新批号或新货运号的试剂盒之前应进行性能验证(2分)		
5.5	自配试剂应有配制方法、配制记录及性能验证记录(2分)		
6	实验室质量管理体系(5分)		
6.1	制订实验室质量管理体系文件(2分)		
6.2	文件的编写、执行、修订等有制度、有实施、有记录(2分)		
6.3	实验室记录的保存符合规定(1分)		
7	安全管理(5分)		
7.1	应对从事的实验室活动进行风险评估,环境与分区符合生物安全要求,已完成相应生物安全水平的实验室备案(1分)		
7.2	实验室安全管理体系完善:组建生物安全管理机构,具有完善的安全管理文件,有培训、有检查、有监督、有改进(1分)		
7.3	实验室有危险品、危险设备、医疗废弃物的管理制度,并符合规范、有效实施(1分)		
7.4	实验室有消防安全、用电安全的管理制度,并符合规范、有效实施(1分)		
7.5	建立实验室应急预案,并有培训及演练记录(1分)		
8	持续改进(4分)		
8.1	有投诉解决制度,对投诉的处理有分析、有反馈、有改进(1分)		

(续表)

序号	质量控制评价内容	评审结果	评审说明
8.2	有咨询服务、沟通管理制度,并有效实施(1分)		
8.3	有对实验室的运行体系进行定期评审(2分)		
9	分析前质量保证(15分)		
9.1	实验室应为患者和医护提供检验前相关的信息指导,包括实验室的基本信息及项目申请流程、实验室开展项目的基本信息、项目选择的原则、检验项目的影响因素等信息,协助医师、护士及患者做好检验前的各项准备(3分)		
9.2	检验项目的申请表能提供检测所需的各项信息(2分)		
9.3	特殊项目需有患者的知情同意(2分)		
9.4	标本采集时患者的准备、患者的识别、采集容器及添加剂、采集时的操作、标本量等符合要求(3分)		
9.5	标本的运送及时、运送条件符合要求,运送人员有培训及记录(3分)		
9.6	标本的交接与签收有记录,对不同项目的标本制订相应的拒收标准(2分)		
10	分析中质量保证(20分)		
10.1	建立新的检测方法前应评估其性能符合要求,有记录(4分)		
10.2	建立室内质量控制的相关制度,全面监控实验室各个项目的精密度或稳定性,发现失控及时处理并分析原因进行纠正(4分)		
10.3	定期回顾室内质控,持续改进(2分)		
10.4	实验室使用两套及以上检测系统检测同一项目时,应定期进行实验室内比对(2分)		
10.5	参加室间质量评价,及时审核室间质评结果并采取相应措施(4分)		
10.6	当无实验室间质量评价可利用时,实验室应采取其他方案并提供客观证据确定检验结果的可接受性(4分)		
11	分析后质量保证(15分)		
11.1	建立严格的结果审核、复核或复查、报告签发制度(2分)		
11.2	建立闭环的危急值管理制度,记录完整(2分)		

(续表)

序号	质量控制评价内容	评审结果	评审说明
11.3	检验报告的内容至少应包括医院名称、实验室名称、患者姓名、出生日期(年龄)、性别、科室、病床号、申请医师姓名、标本种类、标本采集时间、实验室接收时间、报告时间、检测项目、检测结果、检测方法、参考区间及异常提示(3分)		
11.4	除了通用要求外,适用时,分子诊断报告内容还应包括方法的局限性、进一步检测的建议、相关咨询人员姓名及联系方式(2分)		
11.5	以书面形式确定每项检验的检验周期,应制订在检验延迟时通知申请者的政策(2分)		
11.6	实验室提供检验结果的解释与临床咨询(2分)		
11.7	根据不同的标本要求制订相应的标本保存期限与保存条件(2分)		

第二章

基因检测技术的质量控制与管理

第一节 基因检测技术的发展

基因是指具有遗传效应的脱氧核糖核酸（deoxyribonucleic acid，DNA）片段，它的结构、功能等与生命的各项体征密切相关。随着现代医学的发展，基因的序列信息也成为临床疾病分子诊断最精准的判定依据。基因检测技术正是运用各种分子生物学方法，并结合生物化学、遗传学、临床医学及信息学等多学科综合研究，解密基因这一生命密码的基本手段。而其中，基因测序技术是基因组学的核心技术。基因组学发展的历史，可以说就是基因测序技术发展的历史。

在基因测序技术发展的道路上，有4个重要的技术突破。第1个突破是直读法。20世纪70年代发明的双脱氧末端终止法（dideoxynucleotide termination method，又称 sequencing by synthesis，SBS 法或 Sanger 法）与化学降解末端终止法（sequencing by chemodegradation，又称 SBC 法或化学终止法），使核苷酸序列可以被人类直接阅读。第2个突破是自动化。平板凝胶电泳测序仪的出现是基因测序技术自动化的开端，彻底改变了传统手工操作的状况。第3个突破是规模化。四色荧光毛细管凝胶电泳自动测序仪的出现又使基因测序技术有了质和量的飞跃。第4个突破是二代测序技术的发明。在 Sanger 法基础上诞生的新一代测序技术，也称为二代测序（next generation sequencing，NGS），使大规模平行高通量测序成为可能，是基因检测技术的一个革命性飞跃。

随着基因检测技术的快速发展，以及生物信息与大数据科学的交叉应用，人们提出以个体化医疗为基础的精准医疗这一新型医学概念与医疗模式。精准医疗通过基因组学、蛋白质组学和医学前沿技术,对大样本人群与特定疾病类型进行生物标志物分析与鉴定、验证与应用,从而精确寻找病因和治疗的靶点,并对一种疾病不同状态和过程进行精确分类,最终实现疾病个体化精准治疗,从而推进疾病诊治与预防。

第二节 基因检测技术的应用

临床实验室常见的基因检测技术平台主要包括聚合酶链反应、一代测序、高通量测序和荧光原位杂交等。

一、聚合酶链反应

聚合酶链反应(polymerase chain reaction,PCR)是一种酶促化学反应,可将待测的目的基因在很短的时间内扩增50万倍乃至上百万倍,大大提高了基因诊断的灵敏度,降低了分析的难度。PCR技术的基本原理类似于DNA的天然复制过程,其特异性依赖与靶序列两端互补的寡核苷酸引物。DNA的半保留复制是生物进化和传代的重要途径。双链DNA在多种酶的作用下可以变性解旋成单链,在DNA聚合酶的参与下,根据碱基互补配对原则复制成同样的两分子拷贝。在实验中发现,DNA在高温时也可以发生变性解链,当温度降低后又可以复性成为双链。因此,通过温度变化控制DNA的变性和复性,加入设计引物,DNA聚合酶、脱氧核糖核苷三磷酸(deoxy-ribonucleoside triphosphate,dNTP)就可以完成特定基因的体外复制。

PCR基本步骤由变性—退火—延伸3个基本反应步骤构成:①模板DNA的变性:模板DNA经加热至93℃左右一定时间后,使模板DNA双链或经PCR扩增形成的双链DNA解离,使之成为单链,以便它与引物结合,为下轮反应做准备。②模板DNA与引物的退火(复性):模板DNA经加热变性成单链后,温度降至55℃左右,引物与模板DNA单链的互补序列配对结合。③引物的延伸:DNA模板—引物结合物在72℃、DNA聚合酶(如TaqDNA聚合酶)的作用下,以dNTP为反应原料,靶序列为模板,按碱基互补配对与半保留复制原理,合成一条新的与模板DNA链互补的半保留复制链。重复循环变性—退火—延伸三过程就可获得更多的"半保留复制链",而且这种新链又可成为下次循环的模板。每完成一个循环需 2～4 min，2～3 h 就能将待扩目的基因扩增放大几百万倍。

　　PCR 技术是目前应用最广泛的 DNA 分子检测技术，其优势主要在于高敏感度、易于推广。常规 PCR 平台主要应用于检测单核苷酸多态性、基因点突变或缺失、杂合型缺失及甲基化等；实时荧光定量 PCR 检测平台主要应用于各型肝炎、艾滋病、禽流感、结核、性病等传染病诊断和疗效评价，也可用于单核苷酸多态性、基因点突变或缺失、杂合型缺失及甲基化等检测。基于扩增阻滞突变系统的聚合酶链反应(ARMS－PCR)，可实现对基因突变样本的高特异性和高灵敏度检测，通过荧光净升曲线和 C_t 值判读结果的方式快速简便。国家药品监督管理局已批准多款使用 ARMS－PCR 检测方法的产品上市，满足临床上对于单基因甚至多基因联合检测的需求。

二、一代测序

　　Sanger 法利用了双脱氧核苷酸能参与 DNA 复制却因缺乏 3′羟基而终止 DNA 合成的特性，往 DNA 合成反应体系中少量加入一种双脱氧核苷酸。该双脱氧核苷酸就会随机掺入新合成的 DNA 链中，使反应体系中产生长短不一的 DNA 链，但这些 DNA 的 3′端的碱基即为该双脱氧核苷酸所含的碱基，最后进行 4 种含对应双脱氧核苷酸的 DNA 复制合成体系，将反应后 DNA 利用聚丙烯酰胺凝胶电泳分离，从下往上进行读序。

　　Sanger 测序基本步骤可概括为：①核酸提取。②测序 PCR 模板的制备：将模板及 PCR 反应液按比例制成反应体系进行 PCR 扩增，将 PCR 产物进行琼脂糖凝胶电泳，检测合格的 PCR 产物用酶解法进行纯化。③纯化后的 PCR 产物的测序反应：进行测序 PCR。④测序反应产物纯化。⑤上机测序：先在毛细管中注入丙烯酰胺溶液，丙烯酰胺在紫外线的电离作用下发生聚合反应变成聚丙烯酰胺凝胶，将测序反应产物加入到有聚丙烯酰胺凝胶的一端，在毛细管的两端加上电压进行电泳，在毛细管的正极的末端用激光照射，经过光学传感器记录荧光信号。

　　一代测序是采用双脱氧链终止法的经典测序技术，广泛应用于基础生物学研究、生物技术、诊断及法医生物学等领域。它可直接读取 DNA 序列，虽然问世较早，但依然是目前基因分型的"金标准"。一代测序最多可读取 1 000 bp 的基因序列,碱基准确率高,重复性能好,且测序成本较低,但同时检测灵敏度也较低,通量较小。Sanger 测序平台主要应用于常见肿瘤用药相关靶基因突变检测、遗传性疾病相关基因检测、药物基因多态性方面的检测,也可用于 HBV、HCV 基因分型和耐药位点的检测等。

三、高通量测序

高通量测序,又称二代测序(NGS),是指采用"边合成边测序""连接酶测序""半导体测序"等原理的新一代测序技术。它能够对几十万到几百万 DNA 分子同时进行平行的测序反应,然后通过生物信息学分析所得到的原始图像数据或电化学信号,最终得到待测样品的核酸序列或拷贝数等信息的测序技术。目前,二代测序技术以 Roche 公司的 454 技术、Illumina 公司的 Solexa 技术和 ABI 公司的 Solid 技术为代表。

Roche 454 测序技术主要原理是基于焦磷酸测序法,依靠生物发光对 DNA 序列进行检测。在 DNA 聚合酶、腺苷三磷酸(adenosine triphosphate, ATP)硫酸化酶、荧光素酶和双磷酸酶的协同作用下,将引物上每一个 dNTP 的聚合与一次荧光信号释放偶联起来。通过检测荧光信号释放的有无和强度,就可以达到实时测定 DNA 序列的目的。基本步骤概括为:①DNA 文库制备:利用喷雾法将待测 DNA 打断成 300~800 bp 长的小片段,并在片段两端加上不同的接头,或将待测 DNA 变性后用杂交引物进行 PCR 扩增,连接载体,构建单链 DNA 文库。②乳液 PCR:将单链 DNA 结合在水油包被的直径约 28 μm 的磁珠上,并在其上面孵育、退火。当反应完成后,可以破坏孵育体系并将带有 DNA 的磁珠富集下来。经过扩增,每个小片段都将被扩增约 100 万倍,从而达到下一步测序所要求的 DNA 量。③焦磷酸测序:将磁珠放在一种 PTP 平板上。这种平板上特制有许多直径约为 44 μm 的小孔,每个小孔仅能容纳一个磁珠,通过这种方法来固定每个磁珠的位置,以便检测接下来的测序反应过程。测序方法采用焦磷酸测序法,将一种比 PTP 板上小孔直径更小的磁珠放入小孔中,启动测序反应。测序反应以磁珠上大量扩增出的单链 DNA 为模板,每次反应加入一种 dNTP 进行合成反应。如果 dNTP 能与待测序列配对,则会在合成后释放焦磷酸基团。释放的焦磷酸基团会与反应体系中的 ATP 硫酸化学酶反应生成 ATP。生成的 ATP 和荧光素酶共同氧化使测序反应中的荧光素分子发出荧光，同时由 PTP 板另一侧的 CCD 照相机记录，最后通过计算机进行光信号处理而获得最终的测序结果。

Illumina 公司的 Solexa 技术的基本原理是通过单分子阵列实现在小型芯片上进行桥式 PCR，通过可逆阻断技术实现每次只合成一个碱基，再利用相应的激光激发荧光集团，捕获激发光，从而读取碱基信息。基本步骤可概括为：①DNA 文库构建：利用超声波把待测的 DNA 样本打断成 200~500 bp 长的序列片段，并在这些小片段的两端添加上不同的接头，构建出单链 DNA 文库。②Flowcell：Flowcell 是用于吸附流动 DNA 片段的槽道，当文库建好后，这些文库中的 DNA 在通过 Flowcell 的时候会随机附着在 Flowcell 表面的通道上。每个通道的表面都附有很多接头，这些接头能和建库过程中加在 DNA 片段两端的接头相互配对，并能支持 DNA 在其表面进行桥式 PCR 的扩增。③桥式 PCR 扩增与变性：桥式 PCR 以 Flowcell 表面所固定的接头为模板，进行桥形扩增。经过不断的扩增和变性循环，最终每个 DNA 片段都将在各自的位置上集中成束，每个束都含有单个 DNA 模板的很多分拷贝，进行这一过程的目的在于实现将碱基的信号强度放大，以达到测序所需的信号要求。④测序：测序方法采用边合成边测序的方法。向反应体系中同时添加 DNA 聚合酶、接头引物和带有碱基特异荧光标记的 4 种 dNTP。这些 dNTP 的 $3'-OH$ 被化学方法所保护，因而每次只能添加一个 dNTP。在 dNTP 被添加到合成链上后，所有未使用的游离 dNTP 和 DNA 聚合酶会被洗脱掉。接着，再加入激发荧光所需的缓冲液，用激光激发荧光信号，并有光学设备完成荧光信号的记录，最后利用计算机分析将光学信号转化为测序碱基。

ABI 公司的 Solid 技术基本原理是用连接法测序获得基于"双碱基编码原理"的 Solid 颜色编码序列，随后的数据分析比较原始颜色序列与转换成颜色编码的参考序列，把 Solid 颜色序列定位到参考序列上，同时校正测序错误，并可结合原始颜色序列的质量信息发现潜在单核苷酸多态性（single nucleotide polymorphism，SNP）位点。基本步骤可概括为：①DNA 文库构建：片段打断并在片段两端加上测序接头，连接载体，构建单链 DNA 文库。②乳液 PCR：Solid 的 PCR 过程也和 454 的方法类似，同样采用小水滴乳液 PCR,但这些微珠比起 454 系统来说则要小得多,只有 1μm。在扩增的同时对扩增产物的 3′端进行修饰,为下一步的测序过程做准备。3′修饰的微珠会被沉积在一块玻片上。在微珠上样的过程中,沉积小室将每张玻片分成 1 个、4 个或 8 个测序区域。③连接酶测序:Solid 连接反应的底物是 8 碱基单链荧光探针混合物,连接反应中,这些探针按照碱基互补规则与单链 DNA 模板链配对。探针的 5′末端分别标记了 CY5、Texas Red、CY3 及 6-FAM 这 4 种颜色的荧光染料。这个 8 碱基单链荧光探针中,第 1 位和第 2 位上的碱基是确定的,并根据种类的不同在 6~8 位碱基上加上了不同的荧光标记。当荧光探针能够与 DNA 模板链配对而连接上时,就会发出代表第 1、2 位碱基的荧光信号,在记录下荧光信号后,通过化学方法在第 5 位和第 6 位碱基之间进行切割,这样就能移除荧光信号,以便进行下一个位置的测序。

二代测序是检测规模和通量大幅度提高的测序技术,应用领域广泛,如基因组 DNA 序列测定(微生物基因组测序、线粒体测序及靶向测序)和 DNA 扩增子测序等,得到的基因组信息丰富,并可进行变异分型和未知变异检测。NGS 由于高度结合生物信息分析方法,对人员的专业知识和技能的要求也较高。

四、荧光原位杂交

荧光原位杂交(fluorescence *in situ* hybridization,FISH)是借助荧光探针标记基因序列以方便观察的检测技术。原理是利用报告分子(如生物素、地高辛等)标记核酸探针,然后将探针与染色体或切片上的靶 DNA 杂交,若两者同源互补,即可形成靶 DNA 与核酸探针的杂交体。此时,可利用该报告分子与荧光素标记的特异亲和素之间的免疫化学反应,经荧光检测体系在镜下对待测 DNA 进行定性、定量或相对定位分析。

FISH 的基本步骤可概括为:①探针及标本的变性;②杂交:将已变性或预退火的 DNA 探针滴于已变性并脱水的玻片标本上,封片,置于湿盒中杂交过夜;③洗脱:去除非特异性结合的探针,降低本底;④杂交信号的放大;⑤封片;⑥荧光显微镜观察结果。

FISH 可以实现 DNA 片段与基因之间相对位置、方向的准确定位,可检测隐匿或微小染色体畸变及复杂核型,且费用较低,但判读主观性强,依赖于人员的实践经验,且通量较小。目前,广泛应用于基因组结果研究、染色体精细结构变异分析、病毒感染分析、人类产前诊断、肿瘤遗传学和基因组研究等领域。

第三节 基因检测技术的质量控制与管理

由于临床实验室在精准诊疗方面的重要作用,对其质量管理的要求也进一步提高,保证检验质量是临床实验室建设的核心。基因检测的流程基本上可以概括为获取样本、抽提核酸、分子检测、结果分析及报告解读这几个步骤。根据检测对象和检测方法的差异,每个步骤的要求不尽相同。为进一步规范临床基因检测实验室的管理,保证检测质量需要控制和规范影响检验全过程的各项要素,建立质量管理体系,充分协调与优化各种质量活动的有效开展,卫生部办公厅于2010年印发了《医疗机构临床基因扩增检验实验室管理办法》,以保证检验结果始终准确可靠。除需遵循第一章中所述实验室一般管理流程外,针对基因检测实验室,还有如下相关要求。

一、实验室环境及生物安全要求

临床基因检测实验室原则上应当设置如下区域:试剂准备区、标本制备区、扩增区及扩增产物分析区。这4个区域的划分在物理空间上必须是完全相互独立的。各区域无论是在空间上还是在使用中,应当始终处于完全的分隔状态,4个区域的空气不能直接相通。空气流向可按照试剂准备区→标本制备区→扩增区→扩增产物分析区进行,防止扩增产物顺空气气流进入扩增前的区域。空气压力可按照从试剂准备区→标本制备区→扩增区→扩增产物分析区方向压力逐渐递减的方式进行。以上要求可通过安装排风扇、负压排风装置或其他可行的方式实现。

各区域的具体使用功能如下:①试剂准备区:用于试剂的储存、制备、分装,以及扩增反应混合液的准备,并用于离心管、吸头等耗材的储存和准备。②标本制备区:用于核酸提取、储存及其加入至扩增反应管。对于涉及临床样本的操作,应符合生物安全二级实验室防护设备、个人防护和操作规范的要求。③扩增区:用于cDNA合成、DNA扩增及检测。④扩增产物分析区:用于扩增片段的进一步分析测定,如杂交、酶切电泳、变性高效液相分析、测序等。但根据使用仪器的功能,区域可做适当合并。例如,使用实时荧光 PCR 仪,则扩增区、扩增产物分析区可合并;采用样本处理、核酸提取及扩增检测为一体的自动化分析仪,则标本制备区、扩增区及扩增产物分析区可合并。

　　检测工作结束后,必须立即对工作区进行清洁。工作区的实验台表面应当可耐受诸如次氯酸钠的化学物质的消毒清洁作用。实验台表面的紫外照射应当方便有效。由于紫外照射的距离和能量对去污染的效果非常关键,因此可使用可移动紫外灯(254nm 波长),在工作完成后调至实验台上 60~90cm 内照射。由于扩增产物仅几百或几十碱基对(bp),对紫外线损伤不敏感,因此紫外照射扩增片段必须延长照射时间,最好是照射过夜,紫外线消毒记录见表 2-1。实验室的清洁应当按试剂准备区→标本制备区→扩增区→扩增产物分析区的方向进行。不同的实验区域应当有各自的清洁用具以防止交叉污染。

表 2-1　实验室紫外消毒记录

负责人:			
试剂准备区	标本制备区	扩增区	扩增产物分析区
1			
2			
3			
4			
5			
6			
7			
8			
9			
10			
11			
12			

二、实验室人员要求

从事基因检测的实验室人员应当经过省级以上卫生行政部门组织的临床基因扩增检验技术培训,获得培训合格证书,并登记在案,见表2-2。

实验室人员进入各工作区域应当严格按照单一方向进行,即试剂准备区→标本制备区→扩增区→扩增产物分析区。各工作区域必须有明确的标记,不同工作区域内的设备、物品不得混用。不同工作区域使用不同的工作服(例如,不同的颜色)。工作人员离开各工作区域时,不得将工作服带出。

表2-2 实验室人员资质一览表

序号	姓名	性别	年龄	学历/学位	职务/职称/执业资格	技术资格证书编号	获取资格证书年月	从事本岗位年限	工号

三、实验室设备要求

临床基因检测实验室各区域基本设备配备要求如下,实验室可根据自己使用的扩增检测技术或试剂的特点,对仪器设备进行必要的增减,并按实际需求进行设备维护,设备维护记录表见表2-3。

1. 试剂准备区

(1) 2～8℃和-20℃以下冰箱。

(2) 混匀器。

(3) 微量加样器(覆盖 0.2～1000 μl)。

(4) 可移动紫外灯(近工作台面)。

(5) 消耗品：一次性手套、耐高压处理的离心管和加样器吸头。

(6) 专用工作服和工作鞋(套)。

(7) 专用办公用品。

2. 标本制备区

(1) 2～8℃冰箱、-20℃或-80℃冰箱。

(2) 高速离心机。

(3) 混匀器。

(4) 水浴箱或加热模块。

(5) 微量加样器(覆盖 0.2～1000 μl)。

(6) 可移动紫外灯(近工作台面)。

(7) 生物安全柜。

(8) 消耗品：一次性手套、耐高压处理的离心管和加样器吸头(带滤芯)。

(9) 专用工作服和工作鞋(套)。

(10) 专用办公用品。

(11) 如需处理大分子 DNA，应当具有超声波水浴仪。

3. 扩增区

(1) 核酸扩增仪。

(2) 微量加样器(覆盖 0.2～1000 μl)，视情况定。

(3) 可移动紫外灯(近工作台面)。

(4) 消耗品：一次性手套、耐高压处理的离心管和加样器吸头(带滤芯)。

(5) 专用工作服和工作鞋。

(6) 专用办公用品。

4. 扩增产物分析区　视检验方法不同而定，基本配置如下。

(1) 微量加样器(覆盖 0.2～1000 μl)。

(2) 可移动紫外灯(近工作台面)。

(3) 消耗品：一次性手套、加样器吸头(带滤芯)。

（4）专用工作服和工作鞋。

（5）专用办公用品。

表 2-3　仪器设备维护记录表

仪器设备类型	日常维护	每周维护	每月维护	负责人	确认签字
离心机	清洁离心室和转子	清洁和去DNA处理	*润滑油润滑		
数码凝胶成像仪	/	除尘和清洁玻璃台面	*定期更换紫外灯		
PCR仪	/	除尘、外表清洁	清洁热盖,样品槽		
冰箱、冰柜、冷藏柜	/	*外表清洁	*除霜和内部清洁		
电子天平	残留物清除	*外表清洁	/		
纯水系统	/	/	*外表清洁		
电泳仪	/	/	*外表清洁		
金属浴	/	清洁样品槽			
垂直混匀仪	/	清洁外壳	/		
通风橱	工作区的清洁保养	/	*风速仪测量		
生物安全柜	工作区的清洁保养	*清洁集液槽	*移门玻璃清洁、外箱体的保养		

注：*表示需要时。

四、分析前质量保证

1. 检测前知情同意及信息采集　对自愿进行检测的患者或其家属详细告知该检测的目标疾病、目的、意义、准确率、局限性及相关风险等,与患者或其家属签署知情同意书并采集相关个人信息包括个人基本情况、家族史等,个人信息应确保如实、准确、详细,以保证后续检测分析的准确性。

2. 标本的采集及运转　采用常规采血管或其他样本保存容器的样本,应当自离体后立即分离核酸,不能及时分离的样本,应在干冰冷链状态下暂时保存或运转。采用游离DNA保护管或其他专用DNA保护管的样本,可在室温下完成保存与运转。若采集样本为肿瘤组织石蜡切片,应在显微镜下评估肿瘤细胞含量,肿瘤细胞含量应达到20%以上,若占比较低,需进行肿瘤细胞富集。标本应与知情同意书及个人信息等资料同时运转,运转过程应当符合生物安全和环境要求,同时做好交接记录。此操作环节必须双人复核,并记录在案,见表2-4。

表2-4 临床样本接收登记表

序号	姓名	住院号	标本类型	接收时间	接收人签名	病理号	病理组织标本需填写如下信息				
							诊断	HE评估(tumor%)	是否肿瘤富集*	防污染处理	切片者	切片日期

五、分析中质量保证

实验室设备、试剂、耗材和数据分析软件应当符合《医疗器械监督管理条例》和《医疗器械注册管理办法》等相关规定、经过药品监督管理局批准注册。实验所用试剂及耗材等应当直接运送至试剂准备区,不能经过扩增区。检验试剂盒中的阳性对照及质控品应保存在标本处理区,不能保存在扩增区。

核酸提取应当严格在标本制备区进行，各项操作应当符合标准操作流程和说明书要求。核酸提取后，应进行质量评价，吸光度（A260/280 nm）范围应为1.6～1.8。同时还应进行片段长度分析，以评估核酸的完整性。若需进行高通量测序实验，文库构建流程和上机文库质量评估应当严格按照标准操作流程和说明书要求进行，文库检测浓度及文库片段分布范围应当符合说明书要求。标本制备区需设立正压条件，避免在样本混合、核酸纯化过程中可能会发生的气溶胶所致的污染，以及避免从邻近区进入本区的气溶胶污染。另外，为避免样本间的交叉污染，加入待测核酸后，必须盖好含反应混合液的反应管。对具有潜在传染危险性的材料，必须在生物安全柜内开盖，并有明确的样本处理和灭活程序。同样，为避免气溶胶所致的污染，应当尽量减少在扩增区内的走动，所有经过检测的反应管不得在此区域打开。

扩增产物分析区是最主要的扩增产物污染来源，因此必须注意避免通过本区的物品及工作服将扩增产物带出。若需进行测序实验，DNA序列分析应当在此区域进行，每个标本有效数据量、测序深度、覆盖度、碱基质量值及唯一比对序列数目等参数均应符合说明书要求。检测质量合格的标本方能进行结果判读，检测质量需详细记录在案，见表2-5（以文库构建为例）。检测质量不合格的标本应重新提取核酸再次检测。

六、分析后质量保证

针对不同的检测项目，实验室应设立通过的阈值及其他质量评估标准，如高通量测序实验常用的质量标准包括：测序深度、覆盖度、Q30等，见表2-6。检测结束后，实验室应当严格保护患者隐私，严禁泄露受检者信息，采取严密措施确保信息安全。检测数据应当进行安全备份，并与互联网物理隔离。可追溯原始序列的核心数据及原始标本保存应当不少于3年。

表 2-5 文库构建质控表

日期															
	操作人					文库编号					环化编号				
序号	姓名	样本编号	DNA浓度/(ng/μl)	取样体积	补DNA溶解水体积	打断参数	标签接头	Pre-PCR数	Pre-PCR浓度/(ng/μl)	杂交投入量	Pooling体积/μl	Post-PCR浓度/(ng/μl)	环化取样体积/μL	补水体积	DNB浓度/(ng/μl)

注:＊DNB为DNA纳米球。

表 2-6 高通量测序数据质控表

样本编号：

	质控项目	质控结果	质控标准
样本评估	肿瘤细胞含量		>20%
DNA 质量评估	DNA 抽提量		>200 ng
测序质量评估	插入片段长度		<200 bp
	目标区域平均测序深度		>900X
	目标区域覆盖度		>95%
	碱基测序质量 Q30 比例		>80%
	样本配对质控		合格

(编者：程韵枫　侯英勇　钱梦佳；评审专家：安　国　陈　朴)

第二篇

疾病防诊治方案的质量控制与评价

第三章

肺癌防诊治方案质量控制与评价

原发性支气管肺癌(以下简称肺癌)是全球发病率最高、死亡总人数最多的恶性肿瘤。近年来,我国肺癌的发病率与病死率呈明显上升趋势,已成为严重威胁我国人民健康的重大疾病之一。规范肺癌的诊治,降低肺癌病死率至关重要。

依据《原发性肺癌诊疗规范 2018 年版》《CSCO 非小细胞肺癌诊疗指南 2020 版》《CSCO 小细胞肺癌诊疗指南 2020 版》及《中华医学会肺癌临床诊疗指南(2019 版)》制定肺癌防诊治质量控制标准,旨在着力提高医疗质量及保障医疗安全,从而进一步提升肺癌规范化诊疗水平。

第一节 人员及机构

开展呼吸内科诊疗业务的单位必须具备卫生行政部门颁发的《医疗机构执业许可证》,且核准的诊疗科目中包括呼吸内科专业。开展肺癌相关诊疗工作的单位,原则上必须同时开设有胸外科、放疗科、病理科、放射科及核医学科,并应在医院内建立完善的多学科综合诊疗模式(MDT)。执业时应遵守国家和各省市制定的有关法律、法规。

开展肺癌诊疗相关工作的临床医师需有《医师资格证书》和《医师执业证书》,并认真履行各自的岗位职责。

科室主任负责学科的医、教、研全面发展。临床诊疗建议采取主治医师/主诊医师/医疗组长负责制,病房严格执行三级查房制度。科室应有医疗质量管理和持续改进方案并组织实施;有医疗技术操作规范、诊疗指南及常规等规范性文件并用于诊疗工作中;科室具有完善的疑难病例讨论、危重病例讨论、病危告知、化疗/放疗/靶向/免疫治疗/介入性诊疗告知制度,肺癌患者治疗前签署知情同意;医疗技术管理符合《医疗技术临床应用管理办法》规定。

第二节 肺癌的筛查与预防

在高危人群中开展肺癌筛查有益于发现早期肺癌,提高治愈率。

一、肺癌筛查技术选择

低剂量 CT(low-dose computed tomography,LDCT)发现早期肺癌的敏感度是常规胸片的 4～10 倍,可以检出早期周围型肺癌。国际早期肺癌行动计划数据显示,LDCT 年度筛查能发现 85% 的 Ⅰ 期周围型肺癌,术后 10 年预期生存率达 92%。美国全国肺癌筛查试验证明,LDCT 筛查可降低高危人群 20% 的肺癌病死率,是目前最有效的肺癌筛查工具。我国目前在少数地区开展的癌症筛查与早诊早治试点技术指南中推荐采用 LDCT 对高危人群进行肺癌筛查。建议筛查的间隔时间为 1 年;年度筛查正常的,建议每 1～2 年继续筛查。

二、肺癌高危人群界定

年龄 55～74 岁,吸烟量 30 包/年(如已戒烟,戒烟时间＜15 年)的个体推荐参加 LDCT 肺癌筛查;或年龄 45～70 岁且有一项肺癌高危因素也可作为筛查的条件,包括吸烟史、职业致癌物质暴露(如石棉、电离辐射、二氧化硅等)、个人肿瘤史、直系亲属肺癌家族史、慢性肺部疾病史(如慢性阻塞性肺病、肺结核或肺纤维化)、有长期二手烟或环境油烟吸入史等。不能耐受可能的肺癌切除手术或有严重影响生命的疾病个体不建议进行 LDCT 筛查。

三、筛查的管理

建议直径≥5 mm 结节需接受进一步检查。阳性结节的定义如下:①基线筛查:直径≥5 mm 非钙化肺结节或肿块,或发现气管和(或)支气管可疑病变定义为阳性。②年度筛查:发现新的非钙化肺结节、肿块或气管和支气管病变,或原有肺结节增大或实性成分增加,则定义为阳性。基线筛查及年度筛查中发现的肺结节按指南推荐管理流程进行管理。

四、健康宣教

戒烟、避免被动吸烟、减少室内外空气污染、减少职业有害物质接触等。

第三节 肺癌的诊断及评估

肺癌的诊断,需整合多维度的数据,包括医学影像的宏观图像表型及相关联的微观分子表型。通过寻找数据与临床表型的关系,来实现肺癌的早期诊断、精准诊断及预后预测等。整合数据包括:①患者详细病史、既往史、家族史、查体及辅助检查等;②临床诊断报告及相关的诊断证据资料(如 MRI 或 CT、生化指标、基因检查等)。

一、肺癌的临床诊断

1. 肺癌的临床表现 肺癌的临床表现具有多样性但缺乏特异性。主要症状包括咳嗽、咯血、胸痛、呼吸困难、上腔静脉阻塞综合征、远处转移引起的症状及肺癌的肺外表现(副癌综合征)等。多数早期肺癌患者无明显症状及相关阳性体征。

2. 影像学检查 包括 X 线胸片、CT、磁共振成像(MRI)、超声、核素显像、正电子发射计算机断层扫描(PET-CT)等方法。主要用于肺癌诊断、分期、再分期、疗效监测及预后评估等。胸部 CT 检查能够显示许多在 X 线胸片检查上难以发现的影像信息,可以有效地检出早期周围型肺癌,进一步明确病变所在的部位和累及范围,是目前肺癌诊断、分期、疗效评价及治疗后随诊中最重要和最常用的影像手段。骨扫描检查,是用于判断肺癌骨转移的常规筛查项目。骨显像阳性者需要做阳性区域骨的 X 线、CT、MRI 扫描以验证。在肺癌的诊治过程中,应根据不同的检查目的,合理、有效地选择一种或多种影像学检查方法。

3. 内镜检查 支气管镜检查技术是诊断肺癌最常用的方法,可通过活检、刷检及灌洗等方式进行组织学或细胞学取材。对于常规支气管镜无法到达的病灶,可根据病灶的实际情况开展透视下、小探头、磁导航等引导技术,经支气管肺活检以获得病理学检查结果。经支气管针吸活检术(TBNA)及超声支气管镜引导下经支气管针吸活检术(EBUS-TBNA)可对胸内病灶及纵隔、肺门淋巴结转移灶穿刺,从而取样诊断。上述几种方法联合应用可以提高检出率。必要时纵隔镜检查及胸腔镜检查或开胸肺活检。由于EBUS-TBNA实时操作,可以穿刺气管或支气管旁的淋巴结和肿块,有助于肺癌诊断和淋巴结分期,且更具有安全性和可靠性,临床逐渐取代纵隔镜应用于肺癌淋巴结分期。对于经支气管镜和经胸壁肺穿刺术等检查方法无法取得病理学标本的肺癌,尤其是肺部微小结节病变,可行胸腔镜下病灶切除,即可明确诊断。对考虑为中晚期肺癌的患者,胸腔镜下可以行肺内病灶、胸膜的活组织检查,为制订全面治疗方案提供可靠依据。但胸腔镜检查创伤较大,费用较高,在有其他检查方法可选的条件下,不作为常规推荐手段。

4. 其他检查技术　包括痰细胞学检查、经胸壁肺穿刺术、胸腔穿刺术、胸膜活检术、浅表淋巴结及皮下转移结节活检术。

5. 实验室检查　包括血常规、肝肾功能等一般检测及血清学肿瘤标志物检测。目前,推荐常用的原发性肺癌标志物有癌胚抗原(CEA),神经元特异性烯醇化酶(NSE),细胞角蛋白片段19(CYFRA21-1)和胃泌素释放肽前体(ProGRP)及鳞状上皮细胞癌抗原(SCC)等。以上肿瘤标志物联合使用,可提高其在临床应用中的敏感度和特异度。

二、肺癌的病理学诊断

根据患者症状、体征及典型的影像学表现,多数患者可获得临床诊断。尽管如此,病理学检查仍是肺癌诊断"金标准"。对于晚期NSCLC患者,除明确组织病理学诊断外,须有选择地完善分子病理学精准诊断,如表皮生长因子受体(epidermal growth factor receptor,*EGFR*)基因突变、间变性淋巴瘤激酶(anaplastic lymphoma kinase,*ALK*)和*ROS*1融合基因等检测。有条件的肺癌患者,行PD-L1等肺癌免疫治疗标志物检测。

1. 肺癌的标本类型　包括活检标本、细胞学标本及手术切除标本。

对于经支气管镜活检标本,若无快速现场评估(ROSE),建议至少行3~4次活检,以保证所得肺组织标本能够进行病理学及分型诊断。在无ROSE明确标本质量的情况下,对疑为肺癌的患者,每个目标淋巴结或肺部结节病灶 EBUS-TBNA 至少 3 次,常规 TBNA 需进行至少 3～4 次。建议每个靶病灶进行平均 4 次活检,以获得足够样本进行分子病理学检测。经皮肺穿刺活检采用组织切割活检者根据切割组织针的切割槽的长度,一般一次穿刺所切割的组织即可提供病理学诊断,条件许可则考虑多次切割取材以保证足够的样本。经皮肺针吸活检(FNA)则根据病灶大小、病灶周围的血管等来判断穿刺抽吸次数,若病灶较小或周围血管明显,则建议穿刺 1～2 次以减少穿刺不良反应的发生。

推荐使用 10% 中性甲醛固定液,固定液量应为所固定标本体积≥10 倍,常温固定。标本从离体到固定时间不宜超过 30 分钟。固定时间:支气管镜活检标本宜为 6～24 小时;手术切除标本宜为 12～48 小时。细胞学标本(痰液、胸腔积液)固定应采用 95% 乙醇固定液,时间不宜少于 15 分钟,或采用非妇科液基细胞学固定液。当需制成脱落细胞蜡块时,离心后细胞团块与组织固定程序相同,时间≥2 小时。

2. 常规组织病理学诊断 病理学评估的目的在于明确病变性质,活检标本或细胞学标本依据肺癌病理学诊断主要解决有无肿瘤及肿瘤类型。肺癌组织学分型采用《2015 年版 WHO 肺肿瘤组织学分型标准》,包括鳞状细胞癌、腺癌、腺鳞癌、大细胞癌及神经内分泌癌等。对于细胞学标本尽可能少使用非小细胞肺癌-非特指型(non-small cell carcinoma-not otherwise specified,NSCLC-NOS)的诊断;当有配对的细胞学和活组织检查标本时,应综合诊断以达到一致性;对找到肿瘤细胞或可疑肿瘤细胞的标本,均应尽可能制作与活组织检查组织固定程序、规范要求一致的甲醛固定石蜡包埋的细胞学蜡块,以备诊断及分子检测;细胞学标本准确分型需结合免疫细胞化学染色,建议细胞学标本病理学分型不宜过于细化,仅做腺癌、鳞状细胞癌、神经内分泌癌或 NSCLC-NOS 等诊断。

手术切除标本肺癌组织学类型应根据国际最新病理分类标准(2011 年《国际多学科肺腺癌分类》及 2015 年版《WHO 肺肿瘤组织学分型标准》)。对于手术切除标本,需明确肿瘤的性质和组织类型、肿瘤分期与预后相关信息(包括肿瘤大小、周围组织侵犯情况、手术切缘及淋巴结转移等)。①淋巴结转移情况与预后相关,因此,淋巴结转移数量及部位需要在报告内详细标明,原发肿瘤浸润至邻近淋巴结应作为淋巴结转移。

②可疑胸膜侵犯时应使用弹力纤维特殊染色进一步证实。③气腔内播散（spread through air spaces，STAS）建议在报告中注明，并注意与穿刺或操作引起的肿瘤脱落细胞及组织细胞相鉴别，必要时可以进行免疫组织化学染色加以区分。④对肿瘤大小及肿瘤距离手术切缘、周围组织等应当进行准确测量，测量精度为"mm"。⑤对于肺内多发病灶，建议按照国际分类标准推荐的方法评估各病灶的关系，大致判断多原发或肺内转移。

3. **免疫组织化学检测** 对于形态学不典型的病例或晚期不能手术的患者病理学诊断需结合免疫组化染色进行亚型分类。但对于活检标本或细胞学标本，需审慎使用免疫组织化学染色，以便保留组织用于分子检测，尤其是对于无法手术切除的中晚期患者。对于分化差的 NSCLC 尽量少使用免疫组化指标区分腺癌、鳞状细胞癌等，当无明显分化或表型特征时才可诊断 NSCLC-NOS。

腺癌与鳞状细胞癌鉴别的免疫组织化学标记物宜选用 TTF-1、Napsin-A、p63、P40 和 CK5/6；神经内分泌肿瘤标记物宜选用 CD56、Syn、CgA、Ki-67 和 TTF-1，在具有神经内分泌形态学特征基础上，至少有一种神经内分泌标记物明确阳性，阳性细胞数应>10%肿瘤细胞量才可诊断神经内分泌肿瘤；对于低分化癌，当缺少腺样分化时或有特定病因（非吸烟患者或年轻患者）时，要检测睾丸核蛋白（nuclear protein of the testis，NUT）表达情况，以确定是否为肺 NUT 癌。对于具有明显淋巴细胞浸润且有鳞状分化的低分化癌或女性非角化型鳞癌进行 EBER 原位杂交，以辅助诊断 EBV 相关性肺癌或淋巴上皮瘤样癌。细胞内黏液物质的鉴别宜进行黏卡、AB-PAS 特殊染色；可疑累及胸膜时应进行弹力纤维特殊染色确认。

4. **分子病理学检测** 晚期 NSCLC 组织学诊断后需保留足够组织进行分子生物学检测，根据分子分型指导治疗。NSCLC 检测推荐必检基因 *EGFR*、*ALK*、*ROS1* 和扩展基因 *BRAF*、*MET*、*HER-2*、*KRAS* 及 *RET* 等。

所有含腺癌成分的 NSCLC，无论其临床特征（如吸烟史、性别、种族或其他等），常规进行表皮生长因子受体（EGFR）、间变性淋巴瘤激酶（ALK）及 ROS1 分子生物学检测。不吸烟、经小标本活检诊断鳞癌的患者建议做 *EGFR* 突变、*ALK* 融合及 *ROS1* 融合检测。应选择经国家批准的试剂及平台设备,具体包括:*EGFR* 突变应用实时聚合酶链反应/扩增阻滞突变系统(real time PCR/amplification refractory mutation system, RT-PCR/ARMS)检测;*ALK* 融合应用 Ventana 免疫组织化学法、或 FISH 及 PCR 方法检测;*ROS*1 融合基因应用 RT-PCR/ARMS 方法检测;上述 3 个基因也可使用获国家批准的二代测序技术(next generation sequencing,NGS)检测试剂平台。在不能获得组织的晚期 NSCLC 患者中,血液可以作为组织的替代进行 EGFR 检测,检测方法可选择高灵敏的 ARMS、数字 PCR 或 NGS 等技术;对于 *ALK* 和 *ROS*1 融合基因检测,不推荐首先使用液体活检标本。

EGFR 突变检测应涵盖 EGFR18、19、20、21 外显子。最常见的 *EGFR* 基因突变(如 19 外显子缺失突变,21 外显子 p. L858R 点突变)及少见类型 *EGFR* 突变(如 p. L861Q,p. G719X,p. S768I)均对 EGFR-TKI 治疗有效。部分类型 *EGFR* 突变对一代 EGFR-TKI 治疗无效(如 20 外显子插入突变和 p. T790M);但 EGFR-20 外显子插入突变(p. A763_Y764insFQEA)仍对 EGFR-TKI 治疗有效,需要明确 20 外显子插入突变具体突变点位。*ALK* 的检测应与 *EGFR* 突变检测平行进行,我国首先推荐检测方法为免疫组织化学(*ventana*),FISH 检测及 PCR 检测方法均可以作为伴随诊断。当上述方法检测结果不一致时,任何一种方法检测出的 *ALK* 阳性结果,均可作为靶向治疗依据。常见的 *ROS*1 融合分子有 CD47、SLC34A2、CCDC6 和 FIG。免疫组织化学可用作晚期肺腺癌 *ROS*1 融合基因突变筛选检测;但是染色阳性病例应该以其他获批的分子检测方法及试剂(如 RT-PCR 或 NGS)进行验证。

靶向治疗后进展的患者再次活检时,在明确组织类型前提下,根据诊治需求做相应的分子病理学检测。推荐对 EGFR TKIs 耐药患者进行 EGFR T790M 检测;对于无法获取组织的患者,可用血浆循环肿瘤 DNA(circulating tumor DNA,ctDNA)行 EGFR T790M 检测。在标本量有限的情况下,可采用同时检测多个驱动基因突变的技术,如多基因同时检测的 PCR 技术或 NGS 技术等。

所用分子检测组织或细胞样本应由病理科医师审核质控,评估肿瘤类型、细胞含量、坏死率,筛选适合分子检测的组织学类型,并确保有足量肿瘤细胞提取 DNA 或 RNA。对于不适合分子检测的患者，应建议复检再取样。

肿瘤免疫治疗患者的筛选方法：①免疫组织化学检测 PD-L1 用于发现可能对免疫治疗有效的患者。负责诊断的病理医师须通过 PD-L1 不同克隆技术判读培训要求。②肿瘤突变负荷(tumor mutation burden, TMB)可能是预测免疫治疗效果的又一标志物。目前，在 TMB 检测方法及阈值的选择上尚无统一的标准，并且临床研究显示不同 Panel 之间也存在差异。③建议全基因组测序预测新抗原，仅适用于探索性研究，目前尚不能应用于临床实践。

三、肺癌的分期

在获得病理学诊断的同时，应对病情严重程度进一步评估。对肺癌患者进行分期诊断时，有条件者可进行 PET-CT 及脑部增强 MRI 检查；也可根据当地情况进行胸部增强 CT、腹部增强 CT 或 B 型超声(包括锁骨上淋巴结)、头部增强 CT 或 MRI、ECT 全身骨扫描检查。

TNM 分期推荐采用国际肺癌研究协会(IASLC)第 8 版《肺癌 TNM 分期系统》。SCLC 的分期一直沿袭美国退伍军人肺癌协会(VALG)分期法，主要基于放疗在 SCLC 治疗中的重要地位。VALG 二期分期法：局限期指病变局限于一侧胸腔内，且病变能被纳入一个安全的放疗野内；广泛期则指病变超出一侧胸腔，且包括恶性胸腔积液和心包积液或血行转移。《AJCC TNM 分期系统》可以选出适合外科手术的 T_1-$2N0M0$ 的局限期患者，能更准确地了解患者所处的疾病阶段、判断患者的预后及制订合适的治疗方案。为更准确地指导治疗和评估预后，建议临床使用《美国 VALG 分期法》和《TNM 分期系统》两者相结合的方法对 SCLC 进行分期：①局限期：AJCC(第 8 版)Ⅰ～Ⅲ期(任何 T，任何 N，M_0)，可以安全使用根治性的放疗剂量。排除 $T_{3\sim4}$ 由于肺部多发结节或者肿瘤/结节体积过大而不能被包含在一个可耐受的放疗计划中。②广泛期：AJCC(第 8 版)Ⅳ期(任何 T，任何 N，M1a/b/c)，或者 $T_{3\sim4}$ 由于肺部多发结节或者肿瘤/结节体积过大而不能被包含在一个可耐受的放疗计划中。

四、体力状况评分

肺癌患者明确诊断后需确立其体力状况(performance status，PS)，可根据 ECOG 评分(the Eastern Cooperative Oncology Group scale)标准或 KPS(Karnofsky index)标准进行评分。

第四节　肺癌的治疗

肺癌治疗应遵循多学科综合治疗与个体化治疗相结合的原则。根据患者肿瘤 TNM 分期、病理组织学类型和分子分型及患者的机体状况采取多学科综合治疗的模式，有计划、合理地应用手术、放疗、化疗、分子靶向治疗和免疫治疗等手段精准治疗，以期最大限度地延长患者的生存时间、控制肿瘤进展和改善患者的生活质量。

一、外科手术治疗

手术治疗是早期肺癌的主要治疗手段，也是目前临床治愈肺癌的重要方法。完整彻底切除是保证手术根治性、分期准确性、加强局控和长期生存的关键。应力争完全性切除，以期减少肿瘤转移和复发，并且进行精准的病理 TNM 分期，力争分子病理分型，指导术后综合治疗。

手术耐受性评估：术前必须评估患者的心肺功能，推荐使用心电图及肺功能检查进行评估。由于 III_A 期患者术后须行辅助治疗，因此术前应考虑到患者的残肺功能是否可以耐受化疗及放疗。术前须排除患者其他器官的严重合并症，包括 6 个月内心脑血管事件(心肌梗死、中风等)、心力衰竭、心律失常、肾衰竭等。高龄患者的数据报道较少，行手术应谨慎。

手术适应证包括：①Ⅰ、Ⅱ期和部分Ⅲ期 NSCLC 和Ⅰ期 SCLC。②部分Ⅳ期 NSCLC，有单发对侧肺转移，单发脑或肾上腺转移者。临床高度怀疑肺癌的肺内结节，经各种检查无法定性诊断，可手术探查。而全身状况不佳，心、肺、肝、肾等重要脏器功能不能耐受手术者为手术治疗的禁忌证。电视辅助胸腔镜手术(video-assisted thoracic surgery, VATS)是近年来已经成熟的胸部微创手术技术。手术前，应充分评估决定手术切除的可能性并制订手术方案。外科医师应积极参与对患者的临床分期、切除可能性的判断和功能评估,根据肿瘤进展程度和患者的功能状况决定手术指征和手术方式。高危患者功能状况可能无法耐受根治性手术切除时,应首先由包括外科医师在内的多学科团队进行讨论,决定最佳治疗方式。

I_A 期 NSCLC 患者术后定期随访,不建议行辅助化疗。I_B 期 NSCLC 患者术后可随访;I_B 期术后辅助治疗需行多学科评估,临床应对每一例患者评估术后辅助化疗的益处与风险,有高危险因素者[如低分化肿瘤(包括神经内分泌肿瘤但不包括分化良好的神经内分泌肿瘤)、脉管侵犯、肿瘤直径>4 cm、脏层胸膜侵犯、气腔内播散(STAS)、姑息性楔形切除]推荐进行术后辅助化疗(2A 类推荐证据)。病理学亚型以实体型或微乳头为主的 I_B 期腺癌患者也可考虑辅助化疗(2B 类推荐证据)。但也有指南认为 I_B 期 NSCLC(包括有高危因素的肺癌),由于缺乏高级别证据的支持,一般不推荐行辅助化疗。II_A/II_B 期 NSCLC 患者,推荐以铂类为基础的方案进行辅助化疗,不建议行术后辅助放疗。

III 期 NSCLC 是一类异质性明显的疾病。III 期 NSCLC 可切除类包括 T_3N_1、$T_4N_{0\sim1}$ 和部分 $T_{1\sim2}N_2$,少部分 III_B 期(指 T_3N_2,N_2 为单一淋巴结转移且直径<3 cm)。治疗模式是以外科为主导的综合治疗。因此,临床分期(可切除性评估)、手术耐受性评估及手术时机和方式是可切除类 III 期 NSCLC 外科治疗的重要内容。是否接受术前新辅助治疗对生存的改善差异不明显,新辅助治疗(单纯化疗、序贯化放疗、同步放化疗、化疗后同步放化疗、靶向治疗及免疫检查点抑制剂为基础的治疗)的最佳模式尚未确定,仍待进一步研究。III_A 期可手术的 NSCLC 术后推荐辅助含铂两药化疗。不常规推荐术后辅助放疗,建议进行多学科会诊,评估术后辅助放疗对于 N_2 患者的治疗获益与风险。对于术后发现 EGFR 基因阳性的患者,可行术后辅助 EGFR-TKI 靶向治疗。

可手术局限期 SCLC 患者($T_{1\sim2}N_0$)的治疗:经系统的分期检查后提示无纵隔淋巴结转移的 $T_{1\sim2}N_0$ 的患者,推荐行根治性手术;术后病理学检查结果提示 N_0 的患者推荐辅助化疗;术后病理学检查结果提示 N_1 和 N_2 的患者,推荐行辅助化疗合并胸部放疗,同步或序贯均可。辅助化疗方案推荐依托泊苷+顺铂。可以根据患者的实际情况决定是否行预防性脑放疗(prophylactic cranial irradiation,PCI)。

二、放疗

肺癌放疗包括根治性放疗、姑息放疗、辅助放疗和预防性放疗等。①NSCLC 放射治疗：放疗可用于因身体原因不能手术治疗或拒绝手术的早期 NSCLC 患者的根治性治疗；可手术患者的术前及术后辅助治疗；局部晚期病灶无法切除患者的局部治疗和晚期不可治愈患者的姑息减症治疗。对不能手术的Ⅲ期患者，建议同步放化疗，也可行序贯化放疗。②SCLC 放射治疗：放化疗综合治疗是局限期 SCLC 的标准治疗。局限期患者建议初始治疗就行同步化放疗。在胸内病灶经治疗达到完全缓解或部分缓解后推荐行预防性脑照射。对于广泛期 SCLC 患者，远处转移灶经化疗控制后加用胸部放疗也可以提高肿瘤控制率，延长生存期。对于晚期患者，为了解决因原发灶或转移灶导致的局部压迫症状、骨转移导致的疼痛及脑转移导致的神经症状等，可采用姑息放疗。

三、化疗

化疗分为新辅助化疗、辅助化疗、同步放化疗和姑息化疗，应当严格掌握治疗的适应证。化疗前签署知情同意书。及时评估化疗疗效，密切监测及防治不良反应，并酌情调整药物和（或）剂量。化疗的疗效评价按照《RECIST 标准》进行。

1. NSCLC 化疗　对于完全切除的Ⅱ～Ⅲ期 NSCLC 患者，推荐含铂两药方案术后辅助化疗 4 个周期。具有高危险因素的 I_B 期患者也可以考虑选择性地进行辅助化疗。可选辅助化疗方案包括：长春瑞滨/紫杉醇/多西他赛/培美曲塞（非鳞癌）/吉西他滨＋顺铂/卡铂。辅助化疗始于患者术后体力状况基本恢复正常，一般在术后 4～6 周开始，最晚建议不超过手术后 3 个月。而对部分可切除的Ⅲ期 NSCLC 患者可选择 2～3 个周期的含铂两药方案行术前短程新辅助化疗。手术一般在化疗结束后 2～4 周进行。建议围手术期化疗共进行 4 个周期。

Ⅲ期不可切除的 NSCLC 推荐根治性同步放化疗，也可选择序贯放化疗。同步化疗方案主要包括：顺铂＋依托泊苷、顺铂＋长春瑞滨、卡铂＋紫杉醇或顺铂/卡铂＋培美曲塞（非鳞 NSCLC）。序贯治疗化疗药物为顺铂＋长春瑞滨、卡铂＋紫杉醇、顺铂/卡铂＋培美曲塞（非鳞 NSCLC）。同步放化疗后巩固化疗未能进一步提高临床疗效,但对于潜在转移风险大或同步期间化疗未达到足量患者,可以考虑应用巩固化疗。

无驱动基因,PS 0～1 分的Ⅳ期非鳞 NSCLC 患者一线经典方案为含铂双药化疗。3 周一次,共 4～6 周期。治疗方案:顺铂/卡铂联合吉西他滨、多西他赛、紫杉醇/紫杉醇脂质体、长春瑞滨、培美曲塞。对不适合铂类药物治疗的患者,可考虑非铂类两药联合方案化疗,包括吉西他滨联合长春瑞滨或吉西他滨联合多西他赛。对于无以下禁忌证患者可选择贝伐珠单抗或重组人血管内皮抑素,与化疗联用并进行维持治疗,贝伐珠单抗联合紫杉醇及卡铂为推荐方案,禁忌证包括中央型肺癌、近期有活动性出血(如咯血)、血小板降低、难以控制的高血压、肾病综合征、动脉血栓栓塞事件、充血性心力衰竭、抗凝治疗。PS 评分 2 分的患者推荐单药治疗,可选的单药包括吉西他滨、长春瑞滨、紫杉醇、多西他赛及培美曲塞。一线化疗 4～6 个周期达到疾病控制且 PS 评分好、化疗耐受性好的患者可选择维持治疗,同药维持治疗的药物为培美曲塞、吉西他滨或贝伐珠单抗,换药维持治疗的药物为培美曲塞。PS 评分 0～2 分驱动基因阴性非鳞状细胞癌患者一线进展后也可使用多西他赛或培美曲塞单药化疗。对于 PS 评分>2 分患者,二线建议最佳支持治疗。

驱动基因阴性、PS 评分 0～1 的Ⅳ期肺鳞癌的一线经典治疗方案推荐含铂两药联合的方案化疗,铂类可选择卡铂、顺铂、洛铂或奈达铂,与铂类联合使用的药物包括紫杉醇、吉西他滨、多西他赛或白蛋白紫杉醇;对不适合铂类药物治疗的患者,可考虑非铂类两药联合方案化疗,包括吉西他滨联合长春瑞滨或吉西他滨联合多西他赛。PS 评分 2 分的患者推荐吉西他滨、长春瑞滨、紫杉醇、多西他赛单药化疗。一线化疗 4～6 个周期达到疾病控制且 PS 评分好、化疗耐受性好的患者可选择吉西他滨、多西他赛维持治疗。PS 评分 0～2 分驱动基因阴性的鳞状细胞癌患者一线进展后也可使用多西他赛单药化疗。

无论一线或二线治疗中,适当的支持治疗(止吐药、用顺铂时补充体液和盐水、监测血细胞计数和血生化、监测出血或感染的征象及在需要时给予促红细胞生成素和粒细胞集落刺激因子)并根据最低粒细胞计数调整化疗剂量都是必要的。

2. SCLC 化疗　可手术局限期 SCLC 患者($T_{1\sim2}N_0$)推荐根治性手

术,术后病理提示 N_0 的患者推荐辅助化疗;术后病理提示 N_1 和 N_2 的患者,推荐行辅助化疗合并胸部放疗,同步或序贯均可。不能手术或超过 $T_{1\sim2}N_0$ 局限期小细胞肺癌,推荐放、化疗为主的综合治疗。辅助化疗方案推荐依托泊苷联合顺铂(EP)或依托泊苷联合卡铂(EC)方案。可以根据患者的实际情况决定是否行预防性脑放疗。

广泛期小细胞肺癌推荐化疗为主的综合治疗。化疗方案推荐 EP、EC、伊立替康联合顺铂(IP)、伊立替康联合卡铂(IC)或依托泊苷联合洛铂(EL)方案,共 4~6 周期。有局部症状或伴脑转移者推荐在化疗基础上联合放疗或其他治疗方法。一线治疗后 6 个月内复发者推荐拓扑替康化疗,也可选择伊立替康、紫杉醇、多西他赛、吉西他滨、替莫唑胺、长春瑞滨、环磷酰胺联合多柔比星及长春新碱等药物治疗;6 个月后复发或进展者可选择初始治疗方案。

对于以下情况患者原则上不宜化疗:ECOG 评分>2 分的患者;白细胞计数<3.0×10^9/L,中性粒细胞<1.5×10^9/L,血小板计数<6×10^{10}/L,红细胞计数<2×10^{12}/L,血红蛋白<80 g/L 的患者;患者肝、肾功能异常,实验室指标超过正常值上限的 2 倍,或有严重并发症和感染、发热及出血倾向者。在化疗过程中,如果出现以下情况应当考虑停药或更换方案:治疗 2 个周期后病变进展,或在化疗周期的休息期间病情恶化者,应当停止原方案治疗,酌情选用其他化疗方案或治疗方式。

四、靶向治疗

分子靶向治疗需要明确基因突变状态,依据分子分型指导靶向治疗。通过基因检测,针对诱发肿瘤的不同基因变异,进行靶向药物推荐,从而制订个体化治疗方案,使患者获得最大疗效,同时不良反应最小化,达到用对药、用准药的目的。

Ⅳ期 NSCLC 驱动基因阳性且不伴有耐药基因突变患者一线治疗:①*EGFR* 敏感驱动基因阳性:推荐使用表皮生长因子受体-酪氨酸激酶抑制剂(EGFR-TKI)治疗,包括吉非替尼、厄洛替尼、埃克替尼、阿法替尼及奥希替尼。脑转移患者优先推荐奥希替尼,无脑转移者也可使用达克替尼;也可使用厄洛替尼联合贝伐珠单抗。一线给予吉非替尼治疗时还可考虑联合培美曲塞和卡铂化疗。对于 *G719X*、*L861Q*、*S768I* 等少见突变的患者,首先推荐阿法替尼。②ALK 融合基因阳性:推荐选择阿来替尼,也可使用克唑替尼。③ROS1 融合基因阳性:推荐选择克唑替尼。III_A 期可手术的 NSCLC,术后检测 EGFR 基因阳性的患者,也可行术后辅助 EGFR-TKI 靶向治疗。

  对于靶向治疗耐药的患者,原则上推荐进行再次活检以明确分子耐药机制,并根据后续基因检测结果选择下一步治疗。①一线使用 EGFR-TKI 后疾病进展患者,根据进展类型分为缓慢进展型、局部进展型及快速进展型。若为快速进展型,推荐再次活组织检查检测 T790M 突变状态,T790M 阳性者,推荐奥希替尼或阿美替尼治疗,T790M 阴性或未进行 T790M 状态检测者,推荐含铂双药化疗。若为缓慢进展型,推荐继续行原 EGFR-TKI 治疗。若为局部进展型,推荐继续原 EGFR-TKI 治疗+局部治疗。治疗后再次进展,推荐再次活组织检查检测 T790M 突变状态。EGFR-TKI 耐药后不能获取组织的患者,建议行血液 ctDNA EGFR T790M 检测。②ALK 融合基因阳性的 IV 期 NSCLC,一线克唑替尼治疗出现疾病进展者,若为缓慢进展,可继续口服克唑替尼;若为局部进展者,推荐继续口服克唑替尼+局部治疗;若为快速进展者,推荐阿来替尼或色瑞替尼治疗,也可接受含铂双药化疗。③ROS1 基因重排阳性的 IV 期 NSCLC,若一线接受克唑替尼治疗后进展者,建议接受含铂双药化疗。

  抗血管生成药物已作为晚期 NSCLC 患者不可或缺的治疗手段之一。目前,已有 3 种抗血管生成药物在我国获批用于治疗晚期 NSCLC 患者,包括血管内皮生长因子(vascular endothelial growth factor,VEGF)抑制剂贝伐珠单抗、重组人血管内皮抑制素和小分子多靶点酪氨酸激酶抑制剂安罗替尼。多项大型、前瞻性研究证实,贝伐珠单抗与细胞毒类药物、TKI 及免疫检查点抑制剂联合使用,可显著延长患者的无进展生存时间和总生存时间。在驱动基因突变阴性、PS 0-1 分的晚期非鳞 NSCLC 患者中,推荐贝伐珠单抗联合含铂双药方案作为一线治疗选择。有 EGFR 敏感型突变的晚期非鳞 NSCLC 患者中,可选用厄洛替尼或吉非替尼联合贝伐珠单抗作为一线治疗。既往经 TKI 治疗失败的患者,可选择贝伐珠单抗联合化疗用于二线及以上治疗。对于驱动基因突变阴性及 EGFR 突变阳性的复发性晚期 NSCLC(包括鳞癌和非鳞癌)患者,推荐安罗替尼作为三线及以上治疗。对于存在 *EGFR* 基因突变或 *ALK* 突变阳性的患者，应在接受相应的靶向药物治疗后进展且至少接受过 2 种系统化疗后出现进展或复发后使用安罗替尼。对于三线治疗的 SCLC 患者，安罗替尼单药亦能够显著延长中位 *OS* 和 *PFS*。

五、免疫治疗

近年来，以免疫检查点抑制剂（如 PD-1/PD-L1 单抗等）为代表的免疫治疗取得了可喜的进展。鉴于 PACIFIC 研究的结果，度伐利尤单抗被批准用于同步放化疗后未进展的不可切除的Ⅲ期 NSCLC 患者的巩固治疗。另外，已有研究结果显示 PD-1 单抗或 PD-L1 单抗为基础的新辅助治疗具有较好的应用前景，但尚需总生存数据的公布及Ⅲ期随机对照研究的进一步证实。

基于免疫检查点抑制剂已被证实的生存获益，多个 PD-1/PD-L1 抑制剂已经获批上市成为驱动基因阴性的晚期 NSCLC 患者一线标准治疗。对于 PD-L1 表达阳性的 PS 评分 0～1 分 NSCLC 患者，可单药使用帕博利珠单抗一线治疗（限 PD-L1 TPS≥50％ 1A 类证据；限 PD-L1 TPS 1％～49％ 2A 类证据），但 PD-L1 高表达（＞50％）的患者获益更明显。PS 评分 0～1 分的驱动基因阴性晚期非鳞 NSCLC 患者推荐帕博利珠单抗联合培美曲塞和铂类作为一线治疗；也可选用卡瑞利珠单抗联合培美曲塞和铂类、阿替利珠单抗联合紫杉醇+卡铂+贝伐珠单抗、阿替利珠单抗联合白蛋白紫杉醇+卡铂一线治疗（阿替利珠单抗在中国尚无一线治疗 NSCLC 适应证）。PS 评分 0～1 分的驱动基因阴性、Ⅳ期鳞癌患者推荐帕博利珠单抗联合卡铂及紫杉醇（或白蛋白结合型紫杉醇）一线治疗。

PD-1/PD-L1 抑制剂免疫治疗已成为 NSCLC（包括鳞癌和非鳞癌）二线治疗新标准。对于 *EGFR* 及 *ALK* 突变阴性的，既往含铂化疗失败的局部晚期或转移性 NSCLC 患者二线及后线治疗可选择 PD-1 抑制剂纳武利尤单抗；也可应用帕博利珠单抗（限 PD-L1 TPS≥1％）或阿替利珠单抗（国内尚未批准肺癌二线治疗适应证）。

靶向 PD-1/PD-L1 的免疫检查点抑制剂在 SCLC 治疗中显示了良好的临床疗效。目前，已批准 PD-L1 抑制剂阿替利珠单抗+依托泊苷/

卡铂一线治疗广泛期SCLC；也可选用度伐利尤单抗+依托泊苷/卡铂治疗方案（国内尚未获批适应证）。

抗PD-1/PD-L1免疫单药治疗在 EGFR/ALK 驱动基因阳性患者中疗效有限。EGFR/ALK 阳性的患者，尽管PD-L1表达水平可能较高，但单药免疫治疗疗效不佳。IMpower150研究提示既往接受过 EGFR-TKI 靶向治疗的患者仍能从四药联合治疗中获益。但阿替利珠单抗联合贝伐珠单抗及紫杉醇+卡铂方案在 EGFR 突变患者中的应用前景，还需要更多临床研究的数据。

免疫检查点抑制剂治疗可能会出现治疗相关的毒性。在开始治疗前，必须对患者进行免疫相关不良反应（irAE）易感性的评估，包括一系列流程：病史（和家族史）、一般状况、自身免疫性疾病、基线实验室检查和影像学检查，并进行irAE相关的患者教育。由于某些特殊人群存在潜在的免疫治疗相关的毒性或其他非预期的毒性风险，针对这部分人群，临床医师必须在治疗前与患者及其家属充分沟通，权衡利弊，告知潜在的毒性风险，谨慎选择免疫检查点抑制剂治疗。

免疫治疗相关的毒性可累及全身所有器官和组织。最常发生的irAE主要累及皮肤、结肠、内分泌器官、肝脏和肺；其他组织和器官虽然少见，但有可能相对更严重，甚至是致命的。比如，神经系统病变和心肌炎。在出现不良事件时，患者应该及时向治疗团队（医护人员）报告可疑症状，并及时就诊。在门诊或住院接受评估、检查、诊断，以便医护人员及时采取措施来防止不良事件的进一步恶化。在许多情况下，尤其是发生严重的irAE后，应该中止免疫治疗方案。毒性管理在很大程度上依赖于使用糖皮质激素。临床上，应该根据毒性分级来判断是否使用糖皮质激素，以及使用糖皮质激素的剂量和剂型。在糖皮质激素无效的情况下可以考虑使用其他免疫抑制剂如英夫利昔单抗、麦考酚酯或他克莫司等并警惕机会性感染的风险。irAE控制后，是否重启免疫治疗，需结合不良事件的类型、严重程度及患者对免疫治疗的获益情况等综合考虑，慎重选择。

六、呼吸介入治疗

随着支气管镜在临床应用的日益普及，对不能手术和放疗的患者，以下局部治疗手段可作为治疗选择:各种支气管镜介导的激光、高频电刀、射频消融、氩等离子体凝固术(argon plasma coagulation,APC)、微波、光动力治疗、冷冻、气道支架、球囊扩张、黏膜下或瘤体内药物注射等技术。实施支气管腔内介入治疗必须严格掌握适应证,明确治疗目的,客观评估拟采用的某项治疗技术能否实现预期目标,并在有条件的医院开展治疗。

另外,也可根据患者情况选择 CT 引导下经皮氩氦刀消融、放射粒子植入等微创治疗。

七、姑息治疗

推荐对所有肺癌患者进行全程姑息医学的症状筛查、评估和治疗。目的是缓解症状、减轻痛苦及改善生活质量。

(编者:洪群英;评审专家:陈良安 李为民)

附:原发性支气管肺癌防诊治质控评分表

单位:_____ 质控专家:_____ 评分:_____(满分100分)

评分项目	评分细则	得分	扣分理由
人员及机构资质 (5分)	一、开展呼吸内科诊疗业务的单位必须具备卫生行政部门颁发的《医疗机构执业许可证》且核准的诊疗科目中包括呼吸内科专业 二、呼吸内科临床医师需有《医师资格证书》和《医师执业证书》		
肺癌筛查与预防 (5分)	一、肺癌风险评估(1分) 吸烟史(现在和既往)、职业史、个人肿瘤史、肺癌家族史、慢性肺部疾病史(如慢性阻塞性肺病、肺结核或肺纤维化)、二手烟或环境油烟吸入史 二、肺癌筛查技术选择及管理(2分) 胸部低剂量CT 肺结节管理 三、健康宣教(2分) 戒烟等		

(续表)

评分项目	评分细则	得分	扣分理由
肺癌诊断 (50分)	一、肺癌临床诊断(共计15分) 1. 临床表现：咳嗽、咯血及胸痛等(2分) 2. 影像学及超声检查 1) 胸部增强 CT 检查(2分) 2) 腹部增强 CT 或 B 型超声检查(包括锁骨上淋巴结)(2分) 3) 骨 ECT(骨显像阳性者需要做阳性区域骨的 X 线、CT 及 MRI 检查以验证)(1分) 4) 头颅增强 MRI 或增强 CT(1分) 5) 必要时行 PET－CT 检查 3. 支气管镜检查，包括 TBB、TBLB，有条件时可开展 TBNA、EBUS－TBNA、EBUS－TBLB；必要时纵隔镜、胸腔镜检查。其他检查技术还包括：经皮肺穿刺、胸腔穿刺术、胸膜活检术、浅表淋巴结及皮下转移结节活检术(5分) 4. 实验室检查 1) 血常规、肝肾功能等一般检测(1分) 2) 肺癌相关性血清学肿瘤标志物(1分) 二、肺癌的病理学诊断(共计23分) 1. 肺癌标本获取及固定符合规范(3分) 2. 组织病理学诊断(3分) 1) 活检标本或细胞学标本肺癌病理学诊断 2) 手术切除大标本肺癌病理学诊断 3. 免疫组化、特殊染色(7分) 腺癌与鳞癌鉴别的免疫组织化学标记物宜选用 TTF－1、Napsin－A、p63、P40 和 CK5/6；神经内分泌肿瘤标记物宜选用 CD56、Syn、CgA、Ki－67 和 TTF－1；必要时进行 NUT 检测及 EBV 相关检测；细胞内黏液物质的鉴别宜进行黏卡、AB－PAS 特殊染色；可疑累及胸膜时应进行弹力纤维特殊染色确认 4. 肺癌精准诊断-分子病理学检测(10分) 对于晚期 NSCLC 腺癌或含腺癌成分的其他类型肺癌，应在诊断的同时常规进行 EGFR 基因突变和 ALK 融合基因、ROS1 基因等检测。有条件者可进行 BRAF、MET、HER－2、RET 等基因检测和 PD－L1 免疫组织化学检测		

（续表）

评分项目	评分细则	得分	扣分理由
	三、肺癌的分期（10分） 根据评估肿瘤转移情况的相关检查：胸部增强CT、腹部CT或超声、头颅MRI或增强CT、ECT全身骨扫描、PET-CT等检查进行临床分期。推荐采用《国际肺癌研究协会（IASLC）第8版肺癌TNM分期系统》 四、PS评分（2分）		
肺癌治疗 （40分）	一、外科手术治疗（5分） 1. 术前评估完善 2. 掌握手术适应证 3. 术后患者系统化管理 二、放射治疗（5分） 1. 根治性放疗 2. 姑息放疗 3. 辅助放疗 4. 预防性放疗 三、化疗（8分） 1. 严格掌握化疗的适应证 2. 化疗知情同意 3. 化疗方案选择规范 4. 疗效评估 5. 不良反应评估及处理 四、靶向治疗（8分） 1. 靶向药物治疗前分子病理学检测 2. 靶向药物选择规范 3. 靶向治疗后疗效及不良反应评估 4. 耐药后基因检测 五、免疫治疗（5分） 1. 免疫治疗生物标志物检测（PD-L1检测等） 2. 免疫治疗用药符合规范 3. 免疫治疗疗效及不良反应评估与处理		

(续表)

评分项目	评分细则	得分	扣分理由
	六、呼吸介入治疗及姑息治疗(4分) 1. 呼吸介入治疗 2. 姑息治疗		
	七、多学科综合治疗(5分) 肺癌 MDT		

第四章

淋巴瘤防诊治方案质量控制与评价

第一节 流行病学

淋巴瘤是血液系统最常见的恶性肿瘤,目前发病率约为 6.68/10 万人,在我国发病率有逐年升高的趋势。淋巴瘤根据病理学类型,可分为霍奇金和非霍奇金淋巴瘤两大类。

霍奇金淋巴瘤是一种较少见的淋巴系统恶性肿瘤,为青年人中最常见的恶性肿瘤之一,占淋巴瘤的 12%～15%。发病高峰年龄在 15～30 岁,第二年龄高峰为 55 岁及以上。WHO 将霍奇金淋巴瘤分为经典型霍奇金淋巴瘤(cHL,95%)和结节淋巴细胞为主型(NLPHL,5%)两种。cHL 病理学特点是在复杂的细胞背景中找到特征性 Reed-Sternberg 细胞(RS 细胞);NLPHL 常常缺少 RS 细胞,但背景中淋巴细胞显著增生,称为爆米花细胞。

非霍奇金淋巴瘤发病率远高于霍奇金淋巴瘤,是一组异质性很高的疾病。按照细胞来源分为 B 细胞淋巴瘤和 T 细胞淋巴瘤,中国人中最常见的是弥漫大 B 细胞淋巴瘤。按照疾病的临床过程,分为惰性、侵袭性和高度侵袭性淋巴瘤。T 细胞淋巴瘤占非霍奇金淋巴瘤的 10%～15%,亚洲人群 T 细胞发生率较欧美国家高。

第二节 诊 断

淋巴瘤是一类异质性很强、病理学分型复杂、生物学行为及临床诊疗与预后相差非常大的恶性肿瘤。近年来,淋巴瘤的新分类纳入了临床、形态学、免疫及分子遗传学的内容,细化了淋巴瘤的亚型。诊断淋巴瘤需要建立在以下各方面判断的基础上。

一、临床表现

包括全身和局部症状。全身症状包括不明原因的发热、盗汗、体重下降、皮肤瘙痒和乏力等。局部症状包括由肿大的淋巴结或淋巴瘤肿块引起的症状。

二、体格检查

各淋巴结区淋巴结、肝、脾大小及一般情况。

三、实验室检查

血常规、肝肾功能、乳酸脱氢酶、β_2 微球蛋白、红细胞沉降率、乙型肝炎和丙型肝炎、HIV 检测,骨髓穿刺细胞学、流式细胞术和活检。胃黏膜相关边缘带 B 细胞淋巴瘤,常规进行幽门螺杆菌染色检查;NK/T 细胞淋巴瘤患者,应进行外周血 EB 病毒 DNA 滴度检测。对于存在中枢神经系统受累风险的患者,要进行腰椎穿刺脑脊液检查,并鞘注药物预防中枢神经系统受累。

四、影像学检查

常用的影像学检查方法包括计算机断层扫描(CT)、磁共振成像(MRI)、正电子发射计算机断层扫描(PET-CT)、超声等,可以作为诊断、评价疗效、治疗后随访的工具。其中,PET-CT 以 ^{18}F 脱氧葡萄糖(FDG)为造影剂,显示淋巴瘤形态同时可反映检测肿瘤代谢活性,在疗效和预后预测中有一定作用。但对 FDG 亲和性差的淋巴瘤亚型,治疗前的分期检查仍以增强 CT 扫描为首选。

五、其他针对性的检查

对于胃肠道受累的淋巴瘤患者,胃肠镜检查是诊断和随访的必要检查;常规做心电图检查;对接受蒽环类药物治疗的患者、心脏基础疾病的患者,需要随访超声心动图;对拟用博来霉素的患者,以及有肺基础疾病的患者,应进行肺功能检查。

六、病理学检查

病理学检查是淋巴瘤诊断的主要手段。淋巴瘤的病理学诊断基于形态学和免疫组织化学检测、需要时参考遗传学和分子生物学技术等精准医学生物信息。

目前,病理仍是确诊恶性淋巴瘤的"金标准",推荐切取组织标本,粗针穿刺标本也可以达到病理学诊断要求。组织形态观察、免疫组织化学是病理学诊断的基石,部分淋巴瘤亚型需要加做基因检测(表4-1)。

表4-1 淋巴瘤免疫组织化学检查

淋巴瘤	免疫组织化学组套
经典型霍奇金淋巴瘤	CD15,CD30,PAX-5,CD3,CD20,CD45,CD79
结节淋巴细胞为主型霍奇金淋巴瘤	CD20,CD45,CD79a,BCL6,PAX-5,CD3,CD15,CD30
慢性淋巴细胞白血病	CD5,CD23,CD43,CD10,CD19,CD20,sIg,cyclin D1
滤泡淋巴瘤	CD20,CD3,CD5,CD10,BCL2,BCL6,cyclin D1,CD21,CD23
黏膜相关淋巴瘤	CD20,CD3,CD5,CD10,BCL2,k/λ(kappa/lambda),CD21或CD23,细胞周期蛋白(cyclin)D1,BCL6
套细胞淋巴瘤	CD20,CD3,CD5,cyclin D1,CD10,CD21,CD23,BCL2,BCL6,Ki-67
弥漫大B细胞淋巴瘤	CD20,CD3,CD5,CD10,CD45,BCL2,BCL6,Ki-67,IRF4/MUM1,MYC
Burkitt淋巴瘤	CD45,CD20,CD3,CD10,Ki-67,BLC2,BCL6,TdT
淋巴母细胞淋巴瘤	CD45,CD19,CD20,CD79a,CD3,CD2,CD5,CD7,TdT,CD1a,CD10,cyclin D1
华氏巨球蛋白血症	sIgM,CD19,CD20,CD22,CD5,CD23,CD10
毛细胞白血病	CD20,CD25,CD123,cyclin D1,BRAF
原发性皮肤B细胞淋巴瘤	CD20,CD3,CD5,CD10,BCL2,BCL6,IRF4/MUM1
外周T细胞淋巴瘤	CD20,CD3,CD10,BCL6,Ki-67,CD5,CD30,CD2,CD4,CD8,CD7,CD56,CD57,CD21,CD23,EBER-ISH,ALK
蕈样肉芽肿	CD2,CD3,CD4,CD5,CD7,CD8,CD20,CD30,CD25,CD56,TIA1,粒酶(granzyme)B,ßF1,TCR-CγM1

(续表)

淋巴瘤	免疫组织化学组套
原发皮肤 CD30⁺ T 细胞淋巴瘤	CD3，CD4，CD8，CD20，CD30，CD56，ßF1，ALK
大颗粒淋巴细胞淋巴瘤	CD3，CD4，CD5，CD7，CD8，CD56，CD57，TCRß，TCRγ，TIA1，粒酶 B，粒酶 M
成人 T 细胞淋巴瘤	CD3，CD4，CD5，CD7，CD8，CD25，CD30
前驱 T 细胞淋巴瘤	TdT，CD 1a，CD2，CD3，CD4，CD5，CD7，CD8，CD52，TCRαß
结外 NK/T 细胞淋巴瘤，鼻型	cCD3ε，CD56，EBER-ISH，CD20，CD2，CD7，CD8，CD4，CD5，CD30，Ki67

综合上述方面信息,在完成淋巴瘤病理学诊断以外,还需要对淋巴瘤患者进行基于影像学检查(PET-CT 或增强 CT)和骨髓穿刺、骨髓活检的分期诊断。常用标准是 Ann Arbor 分期,见表 4-2。每个分期按照患者有无 B 组症状分为 A 组(无 B 组症状)和 B 组(有 B 组症状),B 组症状包括:发热,无法解释的体温＞38℃;夜间盗汗;6 个月内体重减轻 10% 以上。部分特殊类型淋巴瘤各有分期系统,如慢性淋巴细胞白血病(表 4-3)、胃黏膜相关淋巴瘤(表 4-4)。

表 4-2　Ann Arbor 分期(1971 年)

Ⅰ期	肿瘤局限于单个淋巴区域或单个淋巴器官,如脾脏
Ⅱ期	肿瘤涉及 2 个或以上淋巴区域或淋巴器官,但都在横膈一侧
Ⅲ期	肿瘤涉及横膈双侧淋巴区域或淋巴器官
Ⅳ期	肿瘤广泛涉及非淋巴器官

表 4-3　慢性淋巴细胞白血病分期

Rai 分期	
0 期	淋巴细胞＞15×10^9/L,骨髓中淋巴细胞＞40%
Ⅰ期	0 期,合并一个或多个肿大淋巴结
Ⅱ期	0 期或Ⅰ期,合并脾大,和(或)肝大
Ⅲ期	0～Ⅱ期,合并血红蛋白＜110g/L,或 Hct＜33%
Ⅳ期	0～Ⅲ期,血小板＜100×10^9/L

(续表)

Binet 分期	
A	血红蛋白≥100g/L,血小板≥100×10^9/L,且<3处淋巴结区肿大
B	血红蛋白≥100g/L,血小板≥100×10^9/L,且≥3处淋巴结区肿大
C	血红蛋白<100g/L,和(或)血小板<100×10^9/L,且不论淋巴结区肿大数量

表4-4 胃黏膜相关淋巴瘤 Lugano 分期

I$_E$	累及黏膜、黏膜下、浆膜层
II$_E$	突破浆膜层,累及邻近器官或腹腔局部淋巴结
IV$_E$	结外播散,或同时累及横膈以上淋巴结

此外,需要根据前文叙述的病史、体格检查及实验室检查等项目对患者进行危险分层,表4-5可帮助后续的治疗决策。对于有生育要求的患者,可咨询生殖中心(包括冷冻精子、IVF及冷冻卵子等)。

表4-5 各类淋巴瘤的预后分层系统

预后分层系统	内容	说明
霍奇金淋巴瘤 IPS 积分系统	• 年龄>45岁 • 男性 • Ⅳ期 • 白蛋白<4g/L • 血红蛋白<105g/L • 白细胞>15×10^9/L • 淋巴细胞减少(<白细胞6%,或绝对值<0.6×10^9/L)	积分越高预后越差;积分≥3分的Ⅲ/Ⅳ期患者需要接受较强烈的治疗
滤泡淋巴瘤 FLIPI2 积分	• 年龄>60岁 • 骨髓累及 • 血红蛋白<120g/L • 最大淋巴结直径>6cm • 血清β$_2$微球蛋白高于正常上限	低危(0个因素)、中危(1~2个因素)、高危(3~5个因素)的3年 PFS 为91%,69%,51%;3年 OS 分别为99%,96%和84%

（续表）

预后分层系统	内容					说明
套细胞淋巴瘤 MIPI 积分*	积分	年龄/岁	ECOG 评分/分	LDH:正常上限比值	白细胞（×10^9/L）	• 低危:0~3 分，中位生存时间未达到，5 年 OS 60%
	0	<50	0~1	<0.67	<6.7	• 中危:4~5 分，中位生存时间 58 个月，5 年 OS 35%
	1	50~59		0.67~0.99	6.7~9.9	
	2	60~69	2~4	1.00~1.49	10.0~14.9	• 高危:6~12 分，中位生存时间 37 个月，5 年 OS 20%
	3	≥70		≥1.50	≥15.0	
中高侵袭性淋巴瘤（弥漫大 B 细胞淋巴瘤）IPI 积分	• 年龄>60 岁 • LDH 高于正常 • ECOG 评分≥2 • 临床分期Ⅲ/Ⅳ期 • >1 个结外病灶					在利妥昔单抗（美罗华）时代： • IPI 0~1 分，3 年 PFS、OS 分别是 87%、91% • IPI 2 分，3 年 PFS、OS 分别是 75%、81% • IPI 3 分，3 年 PFS、OS 分别是 59%、65% • IPI 4~5 分，3 年 PFS、OS 分别是 56%、59%
外周 T 细胞淋巴瘤 PIT 积分（IPI 积分也适用）	• 年龄>60 岁 • 血清 LDH 升高 • ECOG≥2 • 骨髓受累					• 1 分:5 年 OS 63% • 2 分:5 年 OS 53% • 3 分:5 年 OS 33% • 4 分:5 年 OS 18%

*：MIPI 积分对危险分层效能不高，加入 Ki67 指标后的 MIPI-B/MIPI-C 积分系统更能准确预测患者的预后；TP53 缺失/突变是独立于 MIPI 积分的预后不良因素。

第三节 淋巴瘤的精准医学检测

精准医学是指利用人类基因组及相关系列技术对疾病分子生物学基础的研究数据，结合临床情况，对患者实施个体化治疗。淋巴瘤的精准医疗在诊断方面是对病理学诊断的补充和辅助。越来越多的分子特征作为淋巴瘤鉴别诊断的标志。CCND1是套细胞淋巴瘤的特异性标志，少数患者CCND1阴性，这些患者通常具有CCND2或CCND3易位，Sox11阳性，可用于诊断。BRAF V600E突变可作为HCL的鉴别诊断标志；MYD88 L265P存在于90%以上的华氏巨球蛋白血症患者中；MYC、MYC、TCF3、CCND3及ID3见于伯基特淋巴瘤；BCL-6、EZH2、TNFRSF14及MEF2见于滤泡淋巴瘤。NGS研究发现体细胞突变存在于所有DLBCL亚类。基于基因表达不同，DLBCL可以分为不同亚型。最常用的基因分型是基于Nanostring技术分为GCB、non-GCB和不可分类型，3个亚型临床预后不同。此外，根据FISH检测证实MYC、BCL-2和(或)BCL-6重排者，分为双打击/三打击淋巴瘤，是高级别B细胞淋巴瘤的一个亚型。目前，DLBCL的基因表达异常涉及10条信号通路：NOTCH、肿瘤抑制基因及JAK/STAT，表观基因组/染色质重构，BCR信号，PI3K-AKT-mTOR，MAP-激酶，B细胞分化，免疫监视及细胞周期。这些改变都可能成为将来靶向治疗的重要参考因素。

T细胞淋巴瘤的临床过程存在很强的异质性，但目前对T细胞淋巴瘤基因方面的研究起步较晚。目前发现T细胞淋巴瘤常有 *ATM*、*CD28*、*DNMT3A* 及 *IDH2* 等基因的突变，以及 *ALK/IRF4* 的基因重排。外周T细胞淋巴瘤研究显示[Blood，2019，133(15)：1664-1676]，根据肿瘤基因表达情况将肿瘤分为4个亚型：①GATA3表型：本型有多种基因异常，包括 *P*53(-)、*CDKN2A*(-)、*PTEN*(-)、*FAS*(-)、*MYC*(+)及 *STAT*3(+)；②*TBX*21表型：较少基因改变，常涉及细胞周期相关基因，免疫调节基因；③*FTCL*表型：表观遗传学相关基因发生突变；④其他表型。

淋巴瘤推荐检测基因见表4-6。也可选择推荐的其他基于二代测序技术的与淋巴瘤有明确临床相关性的基因 PANEL。

　　NGS 检测参考《分子病理诊断实验室建设指南（试行）》《医疗机构临床基因扩增检验实验室工作导则》等行业文献和要求。检测人员、生物信息分析人员、报告人员和咨询人员均应具备相应专业背景且经过相应培训取得上岗资质。实验室区域设置和环境需要满足实验环节和仪器要求。NGS 检测试剂及测序平台应首选 CFDA 认可的产品。涉及实验室自配试剂、探针等，应该有严格的试剂制备标准操作规程（SOP），并经过临床实验室自建项目（LDT）验证合格后使用。

　　NGS 实验室应建立质量管理体系，对于标本采集和处理、实验操作、生物信息分析和报告分析各个环节均需要建立 SOP 文件，实验操作程序和生物信息分析须经过性能验证或确认。

表 4-6　淋巴瘤检测基因

淋巴瘤	必要检测基因			建议检测基因
	诊断	预后	指导治疗	
B 细胞淋巴瘤	TP53, MYD88, BRAF, MAPK1, CXCR4, TCF3, ID3, BCL6, MAP2K1, NOTCH2, KMT2D, KLF2, SPEN	TP53, SF3B1, ATM, BIRC3, NOTCH1/2, KLF2, BCL6, CXCR4	TP53, BTK, PLCG2, NOTCH1, SF3B1, BIRC3, MYD88, CXCR4, BCL6, BCL2	TNFAIP3, CD79A/B, EZH2, ARID1A, MEF2B, PTEN, GNA13, B2M, CD58, CREBBP, EP300, FOX01, KMT2C, CCND1, CARD11, PTPRD
T/NK 细胞淋巴瘤	STAT3, STAT5B, ATM, JAK1, ALK	STAT5B, TP53, ATM, DUSP22, GATA3		BRAF, KMT2D, KDM6A, ARID1B, DNMT3A, CREBBP, KMT2A, ARID2, TNFAIP3, APC, CHD8, ZAP70, NF1, TNFRSF14, TRAF3, TP53, FOX01, BCORL1, TET2, IDH2, RHOA, CD28

第四节 治 疗

一、霍奇金淋巴瘤的治疗

ABVD方案是近30年霍奇金淋巴瘤标准一线治疗,约80%患者可获得良好疗效。对于Ⅰ/Ⅱ期和Ⅲ/Ⅳ期预后良好患者(IPS<3分)可首选ABVD方案,而Ⅲ/Ⅳ期预后不良者(IPS≥3分),可选择较强烈化疗,如减轻剂量的BEACOPP方案。化疗后残留病灶(PET评估)给予放疗。二线方案包括DHAP、ESHAP、GVD、ICE、IGEV及干细胞移植等。

近些年,新型药物的出现给霍奇金淋巴瘤的治疗带来进展:CD30单抗联合AVD一线、二线治疗霍奇金淋巴瘤(仅cHL),PD-1抑制剂治疗初发,难治复发霍奇金淋巴瘤患者(更新数据表明PD-1抑制剂治疗疗效不受前期治疗方案影响,可用于一线和复发、难治性霍奇金淋巴瘤)。若有合适的临床试验也可选择。

二、B细胞非霍奇金淋巴瘤的治疗

利妥昔单抗(美罗华)联合化疗已成为B细胞淋巴瘤的一线治疗方案。常用联合化疗方案包括CHOP、EPOCH、ICE、GDP等。大包块病灶、化疗后残留活性病灶联合放疗。一线是否接受自体干细胞移植目前存在争议,对一些高危患者经过慎重考虑可以进行自体或异体干细胞移植巩固治疗。新型药物,如BTK抑制剂,在慢性淋巴细胞白细胞、华氏巨球蛋白血症中取得良好疗效;来那度胺,在滤泡淋巴瘤、弥漫大B细胞淋巴瘤、慢性淋巴细胞淋巴瘤等疾病中应用,尤其是年老、体弱患者,具有一定的应用前景。其他新药包括:PI3K抑制剂、BCL-2抑制剂、表观遗传调控药物,以及PD-1抑制剂、抗体结合药物、双特异性抗体,以及CAR-T治疗都有新的应用。某些特殊类型,如惰性淋巴瘤,治疗前应评估患者是否有治疗指征,如不具备治疗指征,可进行临床观察,患者每3~6个月随访一次;胃黏膜相关淋巴组织(MALT)淋巴瘤,如临床分期在ⅡE期或更早期,同时幽门螺杆菌(Hp)阳性,可先行抗Hp治疗。入组适合的临床试验。

三、T 细胞非霍奇金淋巴瘤的治疗

目前,缺乏较有效的治疗靶点,以化疗为主,方案包括 CHOP、ICE、DICE 及 GDP 等。如肿瘤表达 CD30,维布妥昔单抗联合 CHP 方案取得了良好的疗效。二线化疗药物包括组蛋白去乙酰化酶抑制剂、普拉曲沙(pralatrexate)、维布妥昔单抗、ALK 抑制剂等,对于出现 JAK2 通路突变或激活的 PTCL,JAK2 抑制剂也有一定疗效。根据新的基因检测,TFH 表型的 PTCL 可以应用 5-氮胞苷(5-AZA)单药,或联合 CHOP 方案治疗,该方案目前正在进行临床试验。结外 NK/T 细胞淋巴瘤,强调联合培门冬酶;惰性淋巴瘤,如蕈样肉芽肿、大颗粒淋巴细胞淋巴瘤,是惰性淋巴瘤,不强调强烈化疗。入组适合的临床试验。

四、其他治疗

1. 病毒感染的预防　对于使用利妥昔单抗(美罗华)治疗的患者,注意 HBV 的预防。

2. 溶瘤综合征的治疗　提前水化、碱化尿液,检测电解质、肾功能,必要时血液透析。

3. 预防血栓　对于接受来那度胺治疗的患者,需要预防血栓的发生。血小板数高于 50×10^9/L 时可用阿司匹林,或者使用其他包括华法林、肝素、利伐沙班等抗凝药物预防。

4. 中枢预防　对于中枢受累高危患者,需要联合腰穿、鞘注预防中枢受累。对于中枢受累风险预测模型积分≥4 分(表 4-7)、睾丸/乳腺淋巴瘤、HIV 相关淋巴瘤、双打击/双表达淋巴瘤,应给予中枢神经系统(CNS)预防。

表 4-7　中枢神经系统受累风险预测模型

分层	积分/分
低危	0~1
中危	2~3
高危	4~6

注:危险因子(各积 1 分):年龄>60 岁,LDH 升高,ECOG 评分 2~4 分,1 个以上结外病灶,Ann Arbor Ⅲ或Ⅳ期,肾或肾上腺受累。

五、基因异常淋巴瘤的靶向治疗选择

随着基因组学研究的进展,基因表达谱和 NGS 技术的应用为淋巴瘤的靶向治疗和药物研发提供了方向,同时对淋巴瘤免疫机制的研究和靶向免疫治疗也起到了重要作用。霍奇金淋巴瘤几乎所有的肿瘤细胞在 9p24.1 基因都有改变,这一段扩增子上包括 $PD-L1$、$PD-L2$ 和 $JAK2$ 基因,$JAK2$ 通路能进一步放大 $PD-L1$ 和 $PD-L2$ 的合成,导致 RS 细胞上表达大量 $PD-L1/2$,导致 T 细胞失活。一般 9p24.1 基因变化越多,一线治疗效果越差,预后更差。同时,9p24.1 改变,是预示应用 PD-1 抑制剂治疗有效的指标。滤泡淋巴瘤中常见组蛋白甲基转移酶 $EZH2$ 突变常见,与患者预后良好相关。套细胞淋巴瘤 NGS 研究发现:ATM,细胞周期蛋白(Cyclin)$D1$,$TP53$,$BIRC3$,$TLR2$,$WHSC1$,$MLL2$,$MEF2B$,$NOTCH1/NOTCH2$ 突变,$CKDN2A$ 在套细胞淋巴瘤中是高频突变,与预后不良相关。表 4-8 列出了不同淋巴瘤治疗靶点的药物。

表 4-8 各亚型淋巴瘤基因异常的靶向治疗选择

相关基因	信号通路	分子亚型	靶向药物
BTK	BCR/NF-κB 信号通路	ABC-DLBCL	BTK 抑制剂
$NFKB$	BCR/NF-κB 信号通路	ABC-DLBCL	蛋白酶体抑制剂
$CD79A/CD79B$	BCR/NF-κB 信号通路	ABC-DLBCL	SYK 抑制剂,BTK 抑制剂
$CARD11$	BCR/NF-κB 信号通路	ABC-DLBCL	MALT1 抑制剂
$TNFAIP3$	BCR/NF-κB 信号通路	ABC-DLBCL	蛋白酶体抑制剂
$JAK2/3$	JAK/STAT 信号通路	PMBCL,FL,ABC-DLBCL	JAK 抑制剂
$STAT3/6$	JAK/STAT 信号通路	PMBCL,FL,ABC-DLBCL	STAT 抑制剂
$MYD88$	Toll 样受体	ABC-DLBCL	BTK 抑制剂

(续表)

相关基因	信号通路	分子亚型	靶向药物
MYC	凋亡信号通路	GCB-DLBCL, Burkitt	BET-J 结构域抑制剂
BCL-2	凋亡信号通路	GCB-DLBCL, FL, MCL, CLL/SLL	BCL-2 抑制剂
BCL-6	凋亡信号通路	GCB-DLBCL, FL	BCL-6 抑制剂
IRF4	微环境	ABC-DLBCL	免疫调节剂
NOTCH1	细胞分化	CLL/SLL, SMZL	NOTCH 抑制剂
CXCR4	细胞因子受体	LPL/WM	CXCR4 抑制剂
PD-1/PD-L1/PD-L2	移植 T 细胞功能	PMBCL, FL	PD-1/PD-L1 抑制剂
CREBBP	组蛋白修饰	GCB-DLBCL, FL	HDAC 抑制剂
EP300	组蛋白修饰	GCB-DLBCL, FL	HDAC 抑制剂
MLL2	组蛋白修饰	GCB-DLBCL	HDAC 抑制剂
EZH2	组蛋白修饰	GCB-DLBCL	EZH2 抑制剂
DNA 甲基化	—	AITL	去甲基化药物
JAK1/2	JAK/STAT 信号通路	PTCL	JAK 抑制剂
SYK，*JAK1/3*	SYK, JAK/STAT 信号通路	PTCL/CTCL	SYK-JAK 抑制剂
PI3K	PI3K 通路	PTCL/CTCL	PI3K 抑制剂
Cereblon	细胞增殖，微环境	AITL	免疫调节剂
CD30	—	MF, PTCL	Brentuximab vedotin
CCR4	ADCC	MF, PTCL	Mogamulizumab
CD25/IL-2Rα		PTCL, CTCL	Camidanlumab tesirine

参考文献：Vermaat, Joost, Pals S, et al. Precision medicine in diffuse large B-cell lymphoma: hitting the target[J]. Haematologica, 2015,100:989.

Fiore D, Cappelli LV, Broccoli A, et al. Peripheral T cell lymphomas: from the bench to the clinic[J]. Nat Rev Cancer,2020,20 (6):323-342.

六、疗效评估

目前使用 Lugano 评分如表 4-9 所示。随访间隔是化疗中期(3 个疗程)和化疗结束。随访内容主要包括影像学检查,如治疗前疾病累及骨髓,随访内容应报告骨髓评估及相关的基因异常。其他随访内容报告主要脏器的功能评估,如治疗前已有乙肝病毒携带,病毒滴度也需要注意随访。

表 4-9 Lugano 疗效评估

疗效	部位	PET-CT	CT
完全缓解	淋巴结和淋巴结外病灶	PET 5 分法积分 1,2,3,有/无病灶	符合以下所有条件:残留淋巴结病灶≤1.5cm,没有结外病灶
	无法测量病灶	不用	无
	脏器肿大	不用	缩小至正常
	新病灶	无	无
	骨髓	骨髓中无 FDG 摄取活性病灶	形态学正常,如不确定,要求骨髓流式检查阴性
部分缓解	淋巴结和结外病灶	4~5 分,与基线比较摄取减弱。无新发病灶,无进展病灶。中期评估这些结果提示治疗有效;治疗后这些结果提示有残留病灶	符合以下所有条件:可评估病灶≥50%的缩小;如病灶太小 CT 无法检测,假设 5mm×5mm 的大小;如 CT 检查无法发现,假设大小为 0mm×0mm;如淋巴结>5mm×5mm,但较正常淋巴结小,使用测量的实际大小
	无法测量病灶	不用	无/正常,缩小,或没有增大
	脏器肿大	不用	脾脏需长径缩小≥50%
	新病灶	无	无
	骨髓	残留摄取强于正常骨髓,但较基线减弱(允许化疗后反应	不用

(续表)

疗效	部位	PET-CT	CT
		性摄取活性)。如果持续有局限性病灶,同时淋巴结显示治疗有效,需要进一步行检查(活检或断层显像)评估	
无效,或疾病稳定	淋巴结,结外病灶	4~5分,与基线相比无明显变化。没有新发或进展病灶	可评估病灶<50%的缩小;不符合疾病进展标准
	无法测量病灶	不用	不符合疾病进展标准
	脏器肿大	不用	不符合疾病进展标准
	新病灶	无	无
	骨髓	与基线比无变化	不用
进展	淋巴结,结外病灶	积分4~5分,与基线相比强度增加,和(或)新发FDG活性病灶	具备以下至少一条:每个淋巴结/病灶具备以下异常(最大直径>1.5cm,较最小时增加≥50%,且≤2cm的病灶最大直径或最小直径增大0.5cm以上、>2cm的病灶最大直径或最小直径增大1cm以上);对于脾大病理,脾脏长径增长>其原先增大值的50%,或者较基线增大2cm;新发或再次出现的脾大
	无法测量病灶	无	新病灶,或原先病灶显著进展

(续表)

疗效	部位	PET-CT	CT
	新病灶	新的FDG活性淋巴瘤病灶(排除其他原因,如感染、炎症)。如不确定,做活检或断层扫描	原先消失的病灶再次出现,新的淋巴结任何径线>1.5cm,新的任何径线>1.0cm的结外病灶;如果<1.0cm,需证实是淋巴瘤累及所致;可评估的任何淋巴瘤所致病灶
	骨髓	新发或持续存在的FDG活性病灶	新发或复发病灶

注:PET-CT的5分法:1分:背景中无摄取;2分:摄取≤纵隔;3分:摄取>纵隔但≤肝脏;4分:摄取稍微>肝脏;5分:摄取显著高于肝脏和(或)新病灶;X:新区域摄取增高,考虑为淋巴瘤所致。

第五节 淋巴瘤的随访

淋巴瘤患者化疗结束后,每3~6个月随访一次,5年后每年随访一次。随访内容包括排除淋巴瘤复发、注意二发肿瘤及化疗远期并发症的情况,如心脏功能的评估等。对于利妥昔单抗治疗的服用抗病毒药物的患者,在化疗结束1~2年后咨询感染科医师,是否可停用抗病毒药物。

(编者:程韵枫　季丽莉;评审专家:吴　俣　化范例)

附:淋巴瘤治疗质控参数计分规则

序号	项目	计分规则说明	分值
1	淋巴瘤临床、实验室、影像学及病理学诊断	有确定的诊断体系可进行免疫组化和基因相关检查(参照表4-1、表4-6),能诊断到具体的亚型,5分;有确定的诊断体系,有非独立的检测平台,能诊断到具体的亚型,3分	10

(续表)

序号	项目	计分规则说明	分值
2	能正确对患者进行分期	有独立的影像学检查手段,病史及出院小结有详细记录,10分; 有确定的分期流程,有非独立的检查平台,病史及出院小结有详细记录,7分	10
3	能根据不同亚型对患者进行危险分层	有完整的实验室检查,能独立进行患者危险分层,包括NGS高能量基因检测平台,检测复发病例,能找到合适治疗靶点,病史及出院小结有详细记录预后评分,10分; 能独立进行患者危险分层,但需借助其他检测平台,病史及出院小结有详细记录预后评分,7分	10
4	治疗方案选择	根据患者的病情,选择合适的治疗方案,20分;大部分患者(≥90%)治疗规范,14分	20
5	合理的中期评估	选择合适的方法中期评估,并根据结果选择合适的后续治疗,20分;大部分患者(≥90%)中期评估合理正确,后续治疗方案合理,14分	20
6	结束治疗后评估	选择合适的方法评估,合理终止治疗,20分;大部分患者(≥90%)评估合理正确,后续处理方案合理,14分	20
7	随访	合理的随访方案,大部分患者在跟踪(≥80%),10分;合理的随访方案,50%以上患者在跟踪,7分	10

第五章

结直肠癌防诊治方案质量控制与评价

我国结直肠癌发病率逐年上升,在沿海大中城市已位居消化道恶性肿瘤第1位,严重影响着人民群众的身体健康。为进一步提高各级医疗机构结直肠癌的诊治水平,规范临床行为,提高医疗质量,保障医疗安全,特编写本节内容。

开展结直肠癌诊疗业务的单位必须具备卫生行政部门颁发的《医疗机构执业许可证》,且核准的诊疗科目中包括普外科或结直肠外科专业。普外科或结直肠外科医师需有《医师资格证书》和《医师执业证书》,并认真履行各自的岗位职责。

各级医院从事结直肠癌诊疗的医师人员配备建议如下:①三级综合医院:高级职称>13%,中级职称<35%;②二级中心医院:高级职称>8%,中级职称<28%;③其他二级综合医院:高级职称>6%,中级职称<25%。三级医院普外科行政主任由教授(含主任医师)担任,二级甲等医院普外科行政主任由主任医师(或副主任医师)担任。各级医师应明确各自工作职责并认真履行。

病房严格执行三级查房制度,住院医师负责经管床位患者的接诊、询问病史并完成撰写病历及患者的日常诊断和治疗,向主治医师汇报所管患者的病情变化。主治医师全面负责病区的日常工作,随时掌握危重患者的病情变化并给予及时处理,向教授/主任医师汇报疑难病例及危重病例的病情。教授/主任医师至少1周查房2次,负责指导本组主治医师进行疑难患者的诊治,并指导下级医师的诊治和抢救工作。

住院病历应内容完善、用词准确、书写及时。各项病程记录需由获得执业医师资格的医师亲笔撰写,主治和主任医师需对病历质量进行检查,并在查房记录及病历首页相应位置签名。

病区管理应严格按相应规定执行,认真完成好查房制度、医嘱制度、交班制度及查对制度等,并及时完成各类病区记录本(疑难病例讨论记录本、危重病例讨论记录本等)。

第一节 结直肠癌的病因与预防

一、结直肠癌的病因和高危因素

结直肠癌的病因不明,但其相关的高危因素被逐渐认识。

(一) 社会人口学

1. 年龄　年龄是结直肠癌发病的高危因素,年龄越大,发病率越高。根据美国1973—1999年的发病数据,20~40岁结肠癌和直肠癌的发病率分别升高了17%和75%。我国结直肠癌的发病率随年龄增长而逐渐升高,20~39岁结直肠癌的发病率增加了19.8%。

2. 性别　不同性别之间的结直肠癌的发病存在差异。世界范围内,男性发病率高于女性,比例约为1.2∶1.0。我国亦是如此。2010—2011年华北6家医院的2450例结直肠癌资料显示,男女比例为1.28∶1.00。姜艳芳等报道2004—2009年,我国青年男性大肠癌发病率从2.42/10万升至2.99/10万,2009年为2.55/10万,青年女性大肠癌发病率2004年为2.38/10万,2009年升至2.47/10万,青年男性大肠癌发病率高于青年女性大肠癌发病率。

(二) 医学因素

1. 结直肠癌家族史　结直肠癌的发生与遗传密切相关。对47项研究的meta分析发现,若直系亲属中结直肠癌患者人数越多,则该个体患结直肠癌的风险越高。50岁以上成年人若有1个以上一级直系亲属患病,则患结直肠癌的风险率由1.8%上升至3.4%,若有2个以上一级直系亲属患结直肠癌,则危险率会升至6.9%。我国一项研究表明,当<50岁的一级直系亲属中有人患结直肠癌时,发生结直肠癌的风险会增加9倍。我国另一项研究表明,一级亲属中有患结直肠癌的女性,其发病风险是普通人群的2.07倍。

2. 炎症性肠病　炎症性肠病包括溃疡性结肠炎和克罗恩病。对9项研究的meta分析表明,炎症性肠病患者的结直肠癌发病风险是一般人群的1.7倍。另一个对8项研究的meta分析表明,溃疡性结肠炎患者的结直肠癌发病风险是一般人群的2.4倍。

3. 糖尿病　既往研究表明糖尿病与结直肠癌的发生存在相关性。一项纳入20个相关研究的meta分析发现,糖尿病患者患结直肠癌的风险显著增加,肿瘤相关的死亡风险也显著升高。对16项队列研究的meta分析发现,糖尿病前期也会增加结直肠癌发病风险。一项对东亚和南亚地区19个队列的meta分析发现,糖尿病患者的结直肠癌发病风险增加41%。

(三) 饮食因素

1. 高脂饮食　高脂饮食能导致结直肠癌的发病,可能是因为高脂饮食能增加胆汁酸的合成,胆汁酸可以引起细胞氧化损伤、线粒体功能失调和促进肿瘤演变。Willett等发现,脂肪摄入量最高比最低五分位的人群结肠癌的危险性加倍。Golbohm等对荷兰女性的研究表明,饱和脂肪摄入最高四分位人群结肠癌的危险性略有增加。

2. 红肉和加工肉类的食用　Chan等的meta分析发现,大量摄入红肉和加工肉类会显著增加患结直肠癌的风险。限制红肉和加工肉类的食用,是预防结直肠癌的膳食建议之一。Carr等的meta分析发现,摄入较多的牛肉和羊肉会增加结直肠癌的发病风险,但未发现猪肉的摄入与结直肠癌的风险的相关性有统计学意义。一项来自东亚的综合分析表明,红肉和加工肉类摄入增加均会增加患结直肠癌的风险。

(四) 生活方式

1. 吸烟　吸烟会使患结直肠癌的风险增加。美国一项对184 187人的长达13年的跟踪随访发现,吸烟者结直肠癌的发病风险为不吸烟者的1.27倍,当烟龄超过50年时发病风险增加38%。而且,结直肠癌的发病率可随戒烟时间的延长和戒烟年龄的提前而降低。一项包含28个前瞻队列的meta分析发现,与不吸烟者相比,吸烟者患结直肠癌风险升高,且吸烟量越多,结直肠癌的发生风险越高,呈剂量相关性。

2. 大量饮酒　大量饮酒是结直肠癌的高危因素。一项包含8个队列研究的meta分析显示,每日摄入酒精量超过45 g比不饮酒者的结直肠癌风险高45%。丹麦的一项队列研究,对15 491名男性和13 641名女性随访14.7年,结果显示饮酒与结直肠癌的患病风险增高存在显著相关性。

然而,Chen等开展的一项队列研究,对64 100人进行了10年随访,未发现每日饮酒者与不饮酒者的结直肠癌发病风险有明显差异。一项纳入国外10项病例-对照研究的meta分析也未发现饮酒对结直肠癌发病风险的影响。

3. **肥胖** 肥胖会使结直肠癌的患病风险增高。一项检索29个数据库、67 361例结直肠癌患者的meta分析显示,体质指数(BMI)每增加5 kg/m^2,结直肠癌发病风险增加5%,且结肠癌较直肠癌的发病风险升高更多,腰围每增加10 cm,结直肠癌的发病风险增加2%。一项对707例确诊的结肠癌手术病例和709名健康人的回顾性调查发现,结肠癌患者与健康人群相比,两者BMI有显著差异。

二、结直肠癌筛查的意义、适用范围及方法

(一)结直肠癌筛查的意义

结直肠癌是危害我国国民生命安全的重大问题。根据国家癌症中心公布的数据,2015年中国结直肠癌新发病例38.76万例,并可能在将来占据我国消化道恶性肿瘤第1位;由结直肠癌导致的死亡病例18.71万例,占全部恶性肿瘤死亡的8.01%。据报道,大多数结直肠癌是由结直肠腺瘤发展而来,而且此发展过程一般持续5~10年。研究显示,结直肠癌的预后与临床分期密切相关。根据AJCC分期,结直肠癌一共拥有4个不同的分期。Ⅳ期肠癌(远处转移)的预后最差,5年生存率不足20%。因此,开展结直肠癌的早期筛查至关重要。

(二)结直肠癌筛查适用范围

结直肠癌的高危因素,根据大量文献研究,结直肠癌具有如下危险因素:①结直肠癌家族史;②炎症性肠病;③长期红肉及亚硝酸盐摄入史;④糖尿病;⑤肥胖;⑥吸烟。另外,结直肠癌的保护因素有:①长期服用阿司匹林;②膳食纤维,全谷物摄入;③合理的体育锻炼。

一般推荐初次结直肠镜筛选年龄为40岁,具有风险因素的人群应适当降低结直肠癌初筛年龄。一些特殊人群:如一级亲属具有结直肠癌病史(包括非遗传性结直肠癌家族史和遗传性结直肠癌家族史);本人具有结直肠腺瘤病史;本人患有8~10年病程的炎症性肠病病史;大便隐血阳性病史的人群。这些人群应根据不同情况缩短肠镜检查的年龄及周期。

(三) 结直肠癌筛查的方法

本节介绍临床上广泛应用的结直肠癌筛查技术及一些在今后具有潜力的结直肠癌筛查手段。

1. 结肠镜　在临床实践中，结肠镜被认为是结直肠癌筛查普遍应用的"金标准"（强推荐）。医师通过结肠镜可以完整地检视整个结直肠的情况，对于发现的可疑病变可以取组织活检进一步明确病理学诊断。尽管结肠镜检查作为结直肠癌筛查的"金标准"，但由于其侵入性且需要充分的肠道准备，我国人群结肠镜筛查的参与率仍然处于较低的水平。因此，提升居民的结肠镜筛查参与率也是结直肠癌筛查的重要问题。

2. 免疫法粪便隐血试验（FIT）　FIT技术可以特异性检测粪便中的血红蛋白，进而提示肠道出血可能。FIT检测成本较低并且属于无创筛查手段，在我国的一些普遍筛查过程中，参与率较高，但是其提供的肠癌证据仍不足。需要注意的是，FIT阳性的患者仍然需要进行结肠镜检查以明确诊断。

3. 结肠CT成像技术　即通过CT成像技术诊断结肠肿瘤。本检查要求患者经过肠道准备，在仰卧位对全结肠进行薄层CT扫描，对获得二维图像进行三维重建，以观察整个结直肠情况。尽管本研究同样为非侵入性检查，但在结直肠癌筛查中仍有一些局限性，包括对检查设备的要求，及放射线辐射风险等。因此，仅推荐无法进行结肠镜检查的患者采用临床辅助诊断的手段。

4. 多靶点粪便DNA检测　多靶点粪便FIT DNA是通过实验室技术检测粪便脱落细胞中的DNA突变信息并联合FIT形成个体综合风险评分，对于综合评分超过预设阈值的受检者定义为高风险人群，高风险人群需要进行结肠镜检查确认诊断。目前常见的检测包括Colonguard、常卫清等产品，具有不影响日常生活、无痛苦的优点。同样需要注意的是，最终被定位为高风险的人群，仍需进行全结肠镜检查。

5. 血清SEPT-9检查　除了粪便检测外，目前仍有通过血清检测筛查结直肠癌的技术。研究发现在大肠癌组织中SEPT9-V2的启动子区域高甲基化导致该基因表达缺失，表明该基因在大肠癌发生过程中为抑癌基因。因此，检测SEPT9甲基化可用于结直肠癌的筛查。研究认为，SEPT9甲基化对结直肠癌Ⅰ期检出率平均约为50%，Ⅱ期和Ⅲ期检出率约为

70%,而Ⅳ期检出率几乎能到100%,同时检测能保持高达90%以上的特异性。同样,高风险的人群,仍需进行全结肠镜检查明确诊断。

6. **基于高通量测序的无创筛查方法** 随着高通量测序技术的革新,针对结直肠癌无创筛查也获得了突破。中山大学肿瘤防治中心主任徐瑞华领导的团队分析了血液中的循环肿瘤 DNA(ctDNA),发现了结直肠癌特定的甲基化模式,并且该模式可以显著区分患结直肠癌和不患结直肠癌的个体;同时由复旦大学附属中山医院许剑民教授牵头的"5hmC 全基因组测序辅助诊断结直肠癌肿瘤的多中心临床研究"也在开展过程中。这些以高通量测序为基础的新技术将会为结直肠癌筛查带来新的格局。

7. **基于粪便微生物的筛查方法** 近年来,《自然·医学》杂志在线发表两篇研究报告,从近千份人类粪便样品中找出可用于预测结直肠癌的肠道菌群特征,这标志着肠道菌群微生物组在结直肠癌发生时有一致的特异性改变。目前,此项研究开展选取的样本来自欧洲、亚洲和美洲多个国家,粪便样本来自生活在不同环境的有不同饮食习惯的人群。适用于中国人群的肠道菌群微生物组仍需进一步研究。

三、遗传性结直肠癌的家系管理

在我国,大约 1/3 的结直肠癌患者有遗传背景,约 5% 的患者可确诊为遗传性结直肠癌。遗传性结直肠癌根据有无息肉大致可分为两类:①以息肉病为特征,包括家族性腺瘤性息肉病(familial adenomatous polyposis,FAP)、遗传性色素沉着消化道息肉病综合征(Peutz-Jeghers syndrome,PJS)、幼年性息肉综合征(juvenile polyposis syndrome,JPS)等;②非息肉病性结直肠癌,主要为 Lynch 综合征。本章节简要论述 FAP 和 Lynch 综合征的定义、临床病理学特征、诊断标准、治疗方式,重点讨论随访监测策略。

(一)家族性腺瘤性息肉病

FAP 是由 *APC* 基因突变引起的常染色体显性遗传病,是临床最常见的息肉病性综合征,约占所有结直肠癌的 1%。根据临床表型的不同,FAP 分为 CFAP 和 AFAP。

1. **临床特征和病理特征**

(1) CFAP:以遍布整个大肠、数目≥100 个的腺瘤性息肉为临床表现。患者十几岁时开始出现息肉,如不治疗,至50岁时100%的患者会转变为结直肠癌。近40%的肿瘤为多原发,绝大多数位于左半结肠。肿瘤直径一般<1cm,多数是宽基底,>2cm的腺瘤通常有蒂。CFAP的临床表现还包括合并十二指肠肿瘤(4%~12%)、甲状腺肿瘤(<2%)和肝母细胞瘤(1%~2%)、硬纤维瘤及先天性视网膜色素细胞瘤等。

(2) AFAP:以具有10~99个结直肠腺瘤为临床特征的常染色体显性遗传疾病。AFAP息肉呈右半结肠分布趋势,息肉发生晚(平均34岁)、恶变晚(平均57岁)、恶变率稍低(60%),但40岁后恶变概率大幅上升,至80岁时达到70%。AFAP患者常伴胃及十二指肠腺瘤(50%~66%),少数伴发硬纤维瘤(10%)。

2. 临床诊断和分子诊断

(1) CFAP的临床诊断标准:同时满足以下3个条件:①患者结直肠腺瘤性息肉>100个,具有较早的发病年龄,通常在10~20岁长出息肉;②常伴有肠外表现如骨瘤和硬纤维瘤等;③常染色体显性遗传。

(2) AFAP的临床诊断标准:家族中有≥2例患者的发病年龄>30岁,且发病时有10~99个结直肠腺瘤;或家族中有1例患者发病年龄>30岁,且有10~99个腺瘤,同时一级亲属1例有结直肠癌合并腺瘤病史。以上诊断标准中均必须排除家族成员中有年龄<30岁且发现>100个结直肠腺瘤的情况。

3. 外科治疗方式　各种FAP临床亚型的共同特征为结直肠腺瘤性息肉,由于其恶变率高,目前临床上对于FAP仍主要采取外科手术治疗。FAP的手术方式大致有3类:全结直肠切除术联合末端回肠造瘘术、全结直肠切除术联合回肠储袋肛管吻合术和全结肠切除术联合回肠直肠吻合术。

FAP患者手术时机及方式的选择,除依据结直肠腺瘤的严重程度外,还需要兼顾发病年龄、直肠腺瘤数目、患者意愿等多种因素。

4. 随访策略　FAP家系成员有 *APC* 突变者通常于青春期发病。对FAP患者、*APC* 突变携带者建议从10~15岁开始每年进行1次结肠镜筛查。对FAP的患者建议从25~30岁开始随访相关肠外肿瘤。

约一半以上的FAP患者伴有十二指肠息肉,推荐行胃镜检查。FAP患者胃底腺息肉发展成癌的概率约为0.6%。

甲状腺的检查应从10岁开始,每年行1次甲状腺超声检查。对于腹内纤维瘤的检查，如果患者有相应症状或有纤维瘤家族史，肠切除术后 1~3 年应进行 1 次腹部 MRI 或 CT 检查，此后间隔 5~10 年检查 1 次。

对于基因检测阴性的非突变携带者家系成员，与一般风险人群的筛查策略相同。

对于 AFAP 家系，由于发病年龄较晚，突变携带者可从 18~20 岁开始，每 1~2 年行 1 次结肠镜检查，并持续终身。

（二）Lynch 综合征

Lynch 综合征是一种常染色体显性遗传肿瘤综合征，可引起结直肠及其他部位（包括子宫内膜、卵巢、胃、小肠等）恶性肿瘤。Lynch 综合征占所有结直肠癌患者的 2%~4%，是最常见的遗传性结直肠癌综合征。Lynch 综合征的致病基因为 *MLH1*、*MSH2*、*MSH6* 或 *PMS2*，其中 *MLH1* 和 *MSH2* 是最主要的致病基因，其胚系突变占所有 Lynch 综合征基因突变的 80%~90%。

1. **临床特征和病理学特征** Lynch 综合征患者的临床病理特征具体表现为：①发病年龄较早，中位年龄约为 44 岁；②肿瘤多位于近端结肠；③结直肠多原发癌明显增多；④肠外恶性肿瘤如胃癌、子宫内膜癌和胰腺癌等发病率高；⑤结直肠肿瘤往往较大，界限清楚，呈息肉状、斑块状或溃疡型，多呈膨胀，而非浸润性生长；⑥低分化腺癌和黏液腺癌常见；⑦免疫组织化学染色存在 MMR 蛋白表达缺失；⑧预后好于散发性结直肠癌。

2. **临床诊断和分子诊断** Lynch 综合征家系临床诊断标准：家系中有≥2 例病理学明确诊断的结直肠癌患者，其中 2 例为父母与子女或同胞兄弟姐妹的关系，并且符合以下任一条：①≥1 例为多发性结直肠癌患者（包括腺瘤）；②≥1 例结直肠癌发病年龄<50 岁；③家系中≥1 例患 Lynch 综合征相关肠外恶性肿瘤（包括胃癌、子宫内膜癌、小肠癌、输尿管和肾盂癌、卵巢癌和肝胆系统癌）。凡是符合以上标准的患者，均应进行 Lynch 综合征相关的基因筛检。

Lynch 综合征的分子诊断：推荐对所有结直肠癌患者进行肿瘤组织的 4 个 MMR 蛋白免疫组织化学或微卫星不稳定检测来进行初筛。免疫组织化学检测肿瘤组织 MMR 蛋白（MLH1、MSH2、MSH6、PMS2）为基本推荐；肿瘤组织 MSI 检测为可选推荐。

3. **外科治疗方式** 符合 Lynch 综合征诊断的患者，初诊结直肠腺癌时的治疗主要有 2 种选择：①部分结肠切除加每 1～2 年结肠镜检查；②全结肠切除或回肠直肠吻合术加直肠监测。目前,何种方式更优尚无定论。

对于女性 Lynch 综合征患者,考虑到患子宫内膜癌和卵巢癌的风险高于普通人群,推荐其完成生育后行预防性子宫和双附件切除手术,特别是对于家族中有子宫内膜癌或卵巢癌病史者。

4. 家系筛查的诊断流程　采用免疫组织化学检测 MMR 蛋白和(或)MSI 筛查 Lynch 综合征,如图 5-1 所示。

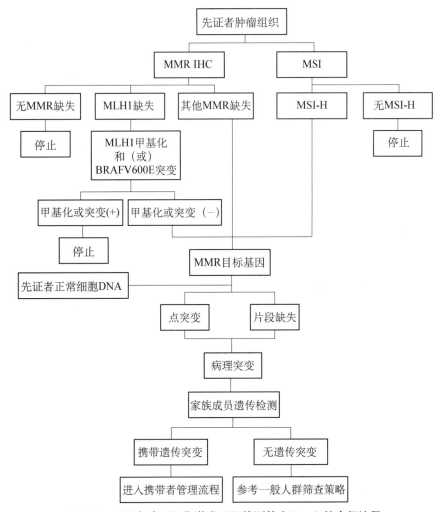

图 5-1　采用免疫组织化学或 MSI 检测筛查 Lynch 综合征流程

5. 突变携带者的随访监控　Lynch家系中携带有MMR基因胚系突变的成员患结直肠癌、子宫内膜癌及其他恶性肿瘤(包括胃癌和卵巢癌等)的终身风险明显升高。对于携带有MMR胚系突变的个体,建议加强肿瘤的个体化监测(表5-1)。

表5-1　Lynch家系中携带有MMR基因胚系突变成员的随访监控策略

比较项	MMR基因胚系突变	
监测肿瘤类型	MLH1或MSH2	MSH6或PMS2
结直肠癌	20~25岁开始行结肠镜检查,每1~2年复查;若家族中结肠癌患者的初发年龄<25岁,则初始筛查年龄提前2~5年	25~30岁开始行结肠镜检查,每1~2年复查;若家族中结直肠癌初发年龄<30岁,则初始筛查年龄提前2~5年
子宫内膜癌和卵巢癌	已生育的可考虑子宫和双附件的预防性切除术;未行预防性手术者,无临床症状时,建议每1~2年行子宫内膜活检以排除子宫内膜癌的风险,定期经阴道行子宫双附件超声及血清CA125检测等排除卵巢癌风险	
胃癌和小肠癌	从30~35岁开始每1~2年进行胃十二指肠镜检查	
尿路上皮癌	从25~30岁开始每年行常规尿液检测	
中枢神经系统肿瘤	从25~30岁开始每年行常规神经系统检查	
乳腺癌	参考乳腺癌筛查	

结直肠癌的监测,对于MLH1或MSH2基因突变的携带者,建议从20~25岁开始行结肠镜检查,每1~2年复查1次;若家族中结直肠癌初发年龄<25岁,则初始筛查年龄提前2~5年。对于MSH6或PMS2基因突变的携带者,则从25~30岁开始行结肠镜检查,每1~2年复查;若家族中结直肠癌初发年龄<30岁,则初始筛查年龄较其提前2~5年。

女性突变携带者一生中患子宫内膜癌和卵巢癌的风险也明显升高。为降低发病风险,对携带MMR基因突变且已完成生育的女性,在充分沟通后,可考虑行子宫和双附件的预防性切除术。对于未行预防性手术的突变携带者,当无临床症状时,建议每1~2年行子宫内膜活检排除子宫内膜癌的风险,也可考虑定期经阴道行子宫双附件超声及血清CA125检测等排除卵巢癌风险。

对于其他肿瘤,建议对 MMR 基因突变携带者实施以下监控策略:①胃癌和小肠癌,建议从 30～35 岁开始每 1～2 年行胃十二指肠镜检查;②尿路上皮癌,从 25～30 岁开始每年行常规尿液检测;③中枢神经系统肿瘤,从 25～30 岁开始每年行常规神经系统检查;④乳腺癌,参见乳腺癌筛查。

第二节　结直肠癌的诊断和相关特殊检查

一、结肠癌的诊断

(一) 症状

早期结肠癌可无明显症状,病情发展到一定程度可因发病部位不同出现下列症状。

1. 右半结肠癌

(1) 腹痛:右半结肠癌约 70%～80% 的患者有腹痛,多为隐痛。

(2) 贫血:因肿瘤坏死并脱落引起慢性失血,50%～60% 的患者血红蛋白低于 100 g/L。

(3) 腹部肿块:腹部肿块是右半结肠癌的常见症状。

2. 左半结肠癌

(1) 便血、黏液血便:>70% 的患者可出现此症状。

(2) 腹痛:约 60% 的患者可出现腹痛,多为隐痛。

(3) 腹部肿块:约 40% 的患者可触及肿块。

(4) 肠梗阻相关症状:左半结肠癌患者较右半结肠癌患者更容易出现肠梗阻症状,如腹胀、腹痛、肛门排气及排便减少等。

(二) 体征

体格检查包括一般状况评价、全身浅表淋巴结特别是锁骨上淋巴结的情况;腹部视诊、听诊、触诊、叩诊;直肠指诊。

当结肠癌发展到一定程度,可出现贫血貌、左侧锁骨上淋巴结肿大、肠型、肠蠕动波、腹部压痛、腹部肿块、移动性浊音及肠鸣音异常等;盆腔转移的结直肠癌患者,直肠指诊可触及盆底肿物。

(三) 实验室检查

(1) 血常规检查:了解有无贫血。

（2）尿常规检查：观察有无血尿，结合泌尿系统影像学检查了解肿瘤是否侵犯泌尿系统。

（3）大便常规检查：注意有无红细胞、白细胞。

（4）粪便隐血试验：针对消化道少量出血的诊断有重要价值。

（5）生化、电解质及肝、肾功能等。

（6）结直肠癌患者在诊断时、治疗前、评价疗效、随访时必须检测外周血CEA、CA19-9；有肝转移患者建议检测AFP；疑有腹膜、卵巢转移患者建议检查CA125。

（四）内镜检查

直肠镜及乙状结肠镜仅适用于病变位置较低的结直肠病变，且无法评估全结肠病变情况。因此，疑似结肠癌患者排除禁忌证后均推荐做全结肠镜检查。内镜检查报告必须包括：进镜深度、肿物大小、距肛缘位置、形态、局部浸润范围，对可疑病变必须行病理学活组织检查。全结肠镜检测禁忌证如下：①一般状况不佳，难以耐受；②急性腹膜炎、肠穿孔、腹腔内广泛粘连；③肛周或严重肠道感染。

（五）影像学检查

由于结肠肠管在检查时可能出现皱缩，因此内镜所见肿物远侧与肛缘的距离可能存在误差，建议结合CT、MRI等检查明确病灶部位。

1. 胸、腹、盆腔CT扫描　全部结肠癌患者均推荐胸、腹、盆腔CT扫描，用于评估结肠肿瘤局部浸润及周围脏器累及情况，并评估远处转移（肺、肝、腹腔淋巴结等）；腹、盆腔CT扫描推荐采用增强CT扫描，而胸部CT扫描不推荐采用增强扫描，当胸部CT和腹、盆腔CT同时进行时可采用增强扫描。

当造影剂过敏时，可考虑增强MRI检查，如果MRI造影剂同样过敏时，可考虑行PET-CT检查。

2. 腹、盆腔MRI扫描　当结肠肿瘤位于乙状结肠远端时，可考虑盆腔增强MRI扫描用于诊断。

临床或超声/CT检查怀疑肝转移时，尤其是在肝转移灶为潜在可切除时，推荐行肝脏增强MRI检查（建议结合肝细胞特异性对比剂Gd-EOB-DTPA），肝脏MRI检查在准确评价肝脏转移灶数目、分布方面优于CT和PET/CT检查。

3. **PET-CT 检查** PET-CT 检查不常规推荐,仅在以下情况推荐:CT 及 MRI 检查发现可疑病灶无法确诊时;对 CT 及 MRI 造影剂过敏时;考虑转移灶行根治性手术前评价其他远处转移时。

4. **排泄性尿路造影检查** 不推荐术前常规检查,仅适用于肿瘤较大可能侵及泌尿系统的患者。

二、直肠癌的诊断

(一) 症状

早期直肠癌可无明显症状,病情发展到一定程度可出现下列症状:①直肠刺激症状:便意频繁,排便习惯改变,便前肛门坠胀感和排便不尽感等;②肠腔狭窄症状:肿瘤侵犯致肠管狭窄,引起大便变形、变细,严重时可引起肠梗阻表现;③肿瘤破溃感染:大便表面带血或黏液,甚至脓血便。

直肠癌症状出现频率依次为便血 80%~90%;便频 60%~70%;便细 40%;黏液便 35%;肛门痛 20%;里急后重 20%;便秘 10%。

肿瘤侵犯前列腺和膀胱时,可出现尿频、尿痛及血尿等。

(二) 体征

体格检查项目同结肠癌,不同点如下。

1. **直肠指诊** 中下段直肠癌患者可在直肠指诊时触及肿瘤。因此,直肠指诊时应描述肛周视诊情况,触诊时描述进指深度、肛门括约肌紧张度,可触及肿瘤时,描述直肠肿瘤大小、形状、质地、占肠壁周径的范围、基底部活动度、肿瘤下缘距肛缘的距离、肿瘤向肠外浸润状况、与周围脏器的关系、有无盆底种植等,同时观察有无指套血染。

2. **三合诊** 对于女性直肠癌患者,怀疑肿瘤侵犯阴道壁者,推荐行三合诊,了解肿块与阴道后壁关系。

(三) 实验室检查

直肠癌患者实验室检测项目及目的同结肠癌。

(四) 内镜检查

结肠癌和直肠癌可能多发于全结肠,因此,直肠癌患者在排除检查禁忌证后也推荐全结肠镜检查。内镜检查报告必须包括:进镜深度、肿物大小、距肛缘位置、形态、局部浸润范围,对可疑病变必须行病理学活组织检查。全结肠镜检测禁忌证同结肠癌。

(五) 影像学检查

1. 胸、腹、盆腔CT检查　全部直肠癌患者均推荐胸、腹、盆腔CT检查,用于评估肿瘤局部浸润及周围脏器累及情况,并评估远处转移(肺、肝、腹腔淋巴结等);CT检查评价直肠系膜筋膜(mesorectal fascia,MRF)状态的价值有限,尤其对于低位直肠癌患者。

腹、盆腔CT推荐采用增强CT检查,而胸部CT检查不推荐采用增强检查,当胸部CT检查和腹、盆腔CT检查同时进行时可采用增强检查;当对造影剂过敏时,可考虑行增强MRI检查,如果对MRI造影剂同样过敏时,可考虑行PET-CT检查。

2. 腹、盆腔MRI检查　推荐MRI检查作为直肠癌常规检查项目。对于局部进展期直肠癌患者,需在新辅助治疗前、后分别行基线、术前MRI检查,目的在于评价新辅助治疗的效果。如无禁忌证,建议在行直肠癌MRI扫描检查前肌内注射山莨菪碱抑制肠蠕动。建议行非抑脂、小视野(field of view,FOV)轴位高分辨T2加权成像(T2 weighted imaging,T2WI)扫描。推荐行扩散加权成像(diffusion-weighted imaging,DWI)扫描,尤其是新辅助治疗后的直肠癌患者。对于有MRI禁忌证的患者,可行CT增强扫描检查。

临床或超声/CT检查怀疑肝转移时,推荐行肝脏增强MRI检查(建议结合肝细胞特异性对比剂Gd-EOB-DTPA)。肝脏MRI扫描在准确评价肝脏转移灶数目、分布方面优于CT和PET/CT扫描。

3. 超声检查　推荐直肠腔内超声用于早期直肠癌(T2期及以下)分期诊断。

4. X线检查　气钡双重X线造影检查可作为诊断结直肠癌的检查方法,但不能应用于结直肠癌分期诊断。如疑有肠梗阻的患者应当谨慎选择。

5. PET-CT检查　PET-CT检查不常规推荐,仅在以下情况推荐:CT及MRI检查发现可疑病灶无法确诊时;对CT及MRI造影剂过敏时;考虑转移灶行根治性手术前评价其他远处转移时。

三、结直肠癌相关特殊检查

(一) CT 检查

1. 适应证　推荐行全腹/盆腔 CT 增强扫描检查,可以兼顾癌肿本身及转移瘤好发部位——肝脏。用于以下几个方面。

(1) 结肠癌 TNM 分期诊断。

(2) 随访中筛查结直肠癌吻合口复发及远处转移。

(3) 判断结肠癌原发灶及转移瘤新辅助治疗、转化治疗、姑息治疗的效果。

(4) 阐明钡剂灌肠或内镜发现的肠壁内和外在性压迫性病变的内部结构,明确其性质。

(5) 有 MRI 检查禁忌证的直肠癌患者,可行 CT 增强扫描。

(6) 对于其他部位远处转移瘤的筛查,如肺部,推荐行胸部 CT 检查。

2. 禁忌证　甲状腺功能亢进未治愈患者,严重肝肾功能不良及碘过敏者。

3. 检查前的准备工作

(1) 检查前 1 周内禁服重金属药物,如 1 周内曾做过胃肠道钡餐造影,则于检查前先行腹部透视,确认腹腔内无钡剂残留。

(2) 检查前一天中、晚餐低渣饮食,条件允许者前一天可行清洁灌肠。

(3) 检查当天禁食至少 4 小时。

(4) 训练患者呼吸及屏气。

4. 操作规范

(1) 平扫。

1) 体位和范围:仰卧位,身体置于床面中间,两臂上举抱头,从肝脏膈面向下至耻骨联合;疑有肛管肿瘤的患者应该包括肛门。

2) 扫描基准线:横断面连续扫描。

3) 层厚和层距:5~10 mm。

4) 窗宽和窗位:软组织窗,窗位 L:30~50 Hu,窗宽 W:200~400 Hu。

(2) 增强扫描。

1) 扫描程序:采用动脉期和门脉期双期相扫描,参数与平扫相同。

2) 对比剂:非离子型含碘对比剂,注射剂量为可按 1.0~1.5 ml/kg

计算，一般为 80～100 ml。造影剂浓度为 300 mgI/ml 及以上。

3) 注射方式：采用高压注射器，对比剂注射速率一般为 2.0 ml/sec。

4) 扫描时间：注射对比剂后，动脉期一般采用 Smart Prep 技术进行动态监测腹主动脉，监测阈值一般为 100～120 Hu，监测开始时间一般为 15 s，门脉期扫描时间为动脉期扫描结束后 25～30 s。肝脏有病变者，加扫延迟期，时间为注射对比剂后 180 s。

5) 注意事项：扫描时，注意对患者甲状腺和女性患者乳腺的防护；完成增强扫描后，应留观 15 分钟，以观察有无过敏反应。

5. CT 检测内容　影像医师需评价结肠癌的 TNM 分期以及有无 EMVI（壁外脉管癌栓）。CT 评价直肠系膜筋膜的价值有限，尤其是对于低位直肠癌。

（二）MRI 检查

1. 适应证　推荐 MRI 作为直肠癌常规检查项目。

（1）直肠癌 TNM 分期诊断。

（2）对于局部进展期直肠癌患者，需在新辅助治疗前、后分别行基线 MRI 检查，目的在于评价新辅助治疗的效果。

（3）对于肝脏转移瘤的评估，首选肝脏 MRI 增强检查；必要时加用肝胆特异性对比剂鉴别肝脏病灶。

2. 禁忌证

（1）置有心脏起搏器者、人工心脏瓣膜者、术后体内置有动脉瘤止血夹者（注：新材料人工心脏瓣膜及动脉止血夹经安全查证不受磁场影响，则患者可受检）。

（2）术后体内置有大块金属植入者，如人工股骨头、胸椎矫形钢板等。

（3）体内装有人工耳蜗、下腔静脉过滤网、Swan-Ganz 导管。

（4）心力衰竭、不能平卧者。

（5）昏迷躁动、有不自主运动或精神病不能保持静止不动者。

（6）严重心律不齐者。

（7）体内装有电极或刺激器，植入药物注射器者。

（8）疑有眼球内金属异物或残留金属碎片者。

（9）重症糖尿病胰岛素依赖，用微量泵输入胰岛素者。

（10）可能的禁忌证如下：

1）骨科植入器材、骨钉或人工关节(手术后 6～8 周内)。

2）血管内支架(手术后 6～8 周内)。

3）怀孕 3 个月内。

4）躁动、神志不清、无法安静平躺者。

5）临床情况不稳定,需要多项维生系统及生命监测者。

6）幽闭恐惧症者。

3. MRI 检查前准备

(1) 患者准备。

1）患者必须去除一切金属物品,最好更衣,以免金属物被吸入磁体而影响磁场均匀度,甚或伤及患者。

2）扫描过程中患者身体(皮肤)不要直接触碰磁体内壁及各种导线,防止患者灼伤。

3）受检患者在检查前 4 小时内禁食、禁水。

4）患者应带耳塞,以防听力损伤。

5）准确输入患者体重。

6）使用平面回波成象 EPI 扫描时,要注意患者有无外周神经刺激症状,如患者有肢端的刺麻感,肌肉的抽搐等症状,应立即停止 EPI 扫描,而改用其他脉冲序列扫描。

7）用 EPI 扫描时,患者两手不能交叉放在一起,双手亦不要与身体其他部位的皮肤直接接触,这样可减少外周神经刺激症状的出现。

(2) 工作人员准备。

1）磁共振室的所有工作人员必须熟知和遵守本室各种安全事项。

2）所有需要进入磁体间的各类人员应去除一切金属及磁性物品。

3）操作人员给患者摆位时,最好面向大门站立,以防无关人员进入。

(3) 设备安全事项。

1）严禁各类大型金属物体进入磁体间,如铁制的车、床、担架,氧气瓶,非磁共振用高压注射器等,以防造成严重的设备损害,甚至危及人身安全。

2）各种线圈导线,心电门控导线不能打折、成襻,亦不要直接接触患者皮肤及磁体内壁。

3）心电门控不能与各种表面线圈合用。

4) 各种抢救设备不要带入磁体间。

4. 操作规范　建议直肠癌行 MRI 扫描前肌注山莨菪碱抑制肠蠕动；建议行非抑脂、小 FOV 轴位高分辨 T2WI 扫描；推荐行 DWI 扫描，尤其是新辅助治疗后的直肠癌患者。

(1) 图像采集。

1) 必备序列：

A. T2 非脂肪抑制高分辨小 FOV 以直肠癌为中心的矢、冠、轴位扫描。

B. 肿瘤下缘位于耻骨直肠肌环水平冠状位平行于肛管长轴。

C. 体轴大 FOV T2 非脂肪抑制及 DWI。

2) 可选序列：增强扫描及其他。

(2) 图像质量。

1) 无运动伪影；

2) 无气体及内容物影响；

3) 软组织分辨率达到有效区分病变（肿瘤，纤维及黏液）与正常结构（黏膜、黏膜下层及固有肌层）；

4) 垂直肿瘤轴扫；

5) 线圈覆盖全部肿瘤；

6) 大 FOV 上缘扫至 L5/S1；

7) Voxel<1 mm，Pixel 0.4 mm×0.4 mm。

5. MRI 检查内容　MRI 检查需明确肿瘤的位置、TNM 分期、直肠系膜筋膜（MRF）状态及有无 EMVI。

(三) 结肠镜检查

1. 适应证

(1) 不明原因消瘦。

(2) 大便习惯改变。

(3) 粪便隐血阳性。

(4) 脓血便或血便，不能简单地诊断为痢疾或痔疮进行治疗。

(5) 不明原因中下腹不适。

(6) 原因不明的腹部肿块，不能排除大肠及回肠末端病变者。

(7) 钡灌肠或腹部 CT、B 超检查可疑发现异常者。

(8) 结肠癌手术前确定病变范围，结肠癌、息肉术后复查及疗效随访。

(9) 原因不明的低位肠梗阻。

(10) 需要长期随诊患者，如慢性溃疡性结肠炎、克罗恩病、结肠息肉及结肠癌术后的追踪观察。

(11) 40岁以上有肿瘤家族史的正常人，可每年例行结肠镜检查。

(12) 下消化道息肉、良性肿瘤等需进行结肠镜下治疗者。

2. 禁忌证

(1) 精神失常不能合作者。

(2) 年老体衰、严重高血压、贫血、冠心病、心肺功能不全者。

(3) 下消化道严重梗阻不能排气、排便者。

(4) 肛门、直肠畸形或高度狭窄结肠镜不能插入者。

(5) 可疑结肠穿孔者。

(6) 有腹膜刺激症状者，如肠穿孔、腹膜炎等。

(7) 肛管直肠急性期感染或有疼痛性病灶，如肛裂、肛周脓肿等。

(8) 妇女月经期不宜检查，妊娠期应慎做。

3. 检查前准备工作

(1) 推荐服用2～3L聚乙二醇(PEG)电解质等渗溶液，采用分次给药的方式进行肠道准备。理想的清洁肠道时间不应超过24小时，内镜诊疗最好于口服清洁剂结束后4小时内进行（麻醉结肠镜检查建议在6小时后进行）。

(2) 对于不能获得充分肠道清洁的患者，可采取清洁灌肠、内镜下泵灌洗或第2天再次行加强的肠道准备。

(3) 建议患者在结肠镜检查前1天开始低纤维饮食，但对于饮食限制的时间不建议超过结肠镜检查前24小时。

(4) 在结肠镜检查前给予解痉药，有条件的单位可在肠道准备时给予祛泡剂口服。

(5) 有条件的可在麻醉医师配合下使用静脉麻醉，也可在有资质医师的监督下给予镇静、镇痛药，以提高受检者对内镜检查的接受度。（具体详见中华医学会消化内镜学分会及中华医学会麻醉学分会发表的"中国消化内镜诊疗镇静/麻醉的专家共识意见"）。

4. 内镜检查过程

（1）检查前应做好解释工作以消除患者的恐惧感，进镜前先行肛门指诊以了解肛门和下段直肠情况。进镜时患者取左侧卧位，头部略向前倾，双腿屈曲。检查过程中根据情况可适当变动体位。

（2）内镜直视下从直肠开始循腔进镜直至回盲部，必要时可进入回肠末段观察。退镜时从回盲部、升结肠、横结肠、降结肠、乙状结肠及直肠依次退出，全面观察，尤其是皱襞后以及转折处。注意黏膜的色泽、光滑度、血供情况等，必要时可反转镜身，观察升结肠、直肠末段和肛门部，退镜时间应不少于6分钟，如发现可疑病变则需确定病变的具体部位和范围，并详细记录。检查过程中，如有黏液和气泡影响内镜视野，可用清水或祛泡剂及时冲洗。

（3）保证内镜图片数量和质量。为确保完整观察结肠和直肠，建议留图如下：回盲瓣1张，阑尾隐窝1张，盲肠、升结肠、肝曲、横结肠、脾曲、降结肠、乙状结肠、直肠应至少各留1～2张。如发现异常，需额外留图，同时需保证每张图片的清晰度。

（4）早期结直肠癌或癌前病变的内镜下检查应以普通白光结肠镜检查为基础，在退镜过程中全面、细致地观察结直肠的各个部分，发现黏膜颜色、血管、形态等可疑改变时，根据设备状况和个人经验，综合使用染色内镜、放大内镜、CLE、荧光内镜等特殊技术以进一步了解病变的大小、范围、浸润深度等详细信息。

（5）组织病理学检查。

1）如普通白光结肠镜、染色内镜等特殊内镜技术观察后未发现可疑病灶，则无须活检。

2）对可疑病变是否进行活检，需根据病变的性质和大小综合确定。可按照以下标准进行。

A. 对较小的隆起型病变，可先取1～2块组织，也可不行活检而尽早完整切除病变后送检。

B. 对较大的隆起型病变，建议取2～4块组织。

C. 对平坦型病变，单一部位活检不能反映病变全貌，多块活检则可能导致黏膜层与黏膜下层纤维化，增加后续内镜切除的难度，建议不进行活检而尽早整块切除病变后送检。

5. 结肠镜质量控制

(1) 良好的肠道准备比率应>85%。在结肠镜报告中须描述肠道准备情况。

(2) 盲肠插镜率>95%。

(3) 退镜时间应至少保证6分钟。

(4) 腺瘤检出率(adenoma detection rate,ADR):在50岁以上首次就诊的无症状平均风险人群中,ADR应>20%,男性>25%,女性>15%。

(5) 穿孔率<1‰,息肉切除术后出血率<1%。

第三节 结直肠癌病理诊断规范

一、活检病理诊断规范

(一) 取材方法及取材内容

1. 取材标本固定要求　活检标本来源于肠镜、穿刺等诊断方法。标本取材前应按照相应标准进行固定:①固定液推荐使用10%中性甲醛固定液,避免使用含有重金属的固定液;②固定液的体积必须≥所固定标本体积的5~10倍;③固定温度保持在室温即可;④固定时间:原则上标本应尽快固定,离体到开始固定的时间不宜超过30分钟,建议固定操作由病理科医师进行,推荐内镜下切除标本或活体标本固定6~48小时。

2. 固定方法　标本固定建议由临床医师规范化处理。活检标本离体后,应由内镜医师及时将活检黏膜组织基底面黏附于滤纸上,立即浸入固定液中固定。内镜下黏膜切除标本离体后,内镜医师展开标本,黏膜面向上,使用大头针固定于软木板或泡沫板,标示口侧缘和肛侧缘,翻转令黏膜面朝下放入固定液中。息肉切除标本,有蒂息肉可直接放入固定液中,无蒂息肉用墨汁标记好切缘后放入固定液中。

3. 取材要求　建议记录标本大小、形态及各方位距切缘的距离。活检标本的取材根据标本的类型分为几大类。

(1) 活检标本:送检黏膜全部取材,应将黏膜放置于纱布或透水纸中包裹以免标本丢失,可滴加适量伊红染液标记标本。每个蜡块内包埋≤5粒活检标本,并依据组织大小进行适当调整。

(2) 内镜下息肉切除标本:①带蒂息肉:建议用墨汁涂蒂切缘,根据息肉大小取材,需保证有基底部组织。有蒂息肉当蒂切缘直径>2 mm 时,略偏离蒂切缘中心处垂直于蒂切缘平面切开标本,再平行此切面,间隔2～3 mm 将标本全部取材(图 5-2A);蒂切缘直径≤2 mm 时,垂直于蒂切缘平面间隔 2～3 mm 将全部标本取材,使蒂部作为一个单独的蜡块(图 5-2B)。②无蒂息肉:建议用墨汁涂烧灼切缘,以明确烧灼切缘,垂直于烧灼面每隔 2～3 mm 向左、右两侧切开,将标本全部取材(图 5-2C);推荐按照同一方向包埋,记录组织块对应的方位。

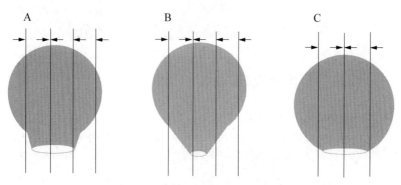

图 5-2　内镜下息肉切除标本取材

注:A. 宽蒂(直径>2 mm)的有蒂息肉取材。取材应垂直于蒂切缘平面,间隔 2～3 mm 将标本全部取材。B. 宽蒂(直径<2 mm)的有蒂息肉取材。取材应垂直于蒂切缘平面,间隔 2～3 mm 将全部标本取材,使蒂部作为一个单独的蜡块。C. 无蒂息肉取材。取材应以切缘基底部中心平行切开,向左、右两侧全部取材。箭头方向为推荐包埋方向。

(3) 内镜下黏膜切除术和内镜下黏膜剥离术标本:由于肿块距切缘距离一般较近,切缘评估非常重要。建议涂不同的颜料标记基底及侧切缘,以便在镜下观察时能够对切缘做出定位,并评价肿瘤切缘情况。每隔 2～3 mm 平行切开标本(图 5-3),如临床特别标记可适当调整,分成大小适宜的组织块,应全部取材按同一方向包埋。

(二) 病理报告内容和要求

1. 活检标本的病理报告内容和要求

(1) 患者基本信息及送检信息。

(2) 如有上皮内瘤变(异型增生),报告分级。对于低位直肠肿瘤诊断

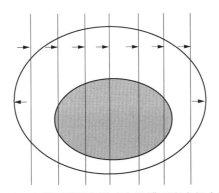

图 5-3　内镜下黏膜切除术和黏膜剥离术标本取材

注:取材时应间隔 2~3 mm 平行切开标本,全部取材并按同一方向包埋。

高级别上皮内瘤变时,因可能涉及治疗方案的决策,建议病理科医师在报告中备注说明活检组织有无达到"癌变"程度。

(3) 如为浸润性癌,区分组织学类型。

(4) 确定为结直肠癌时,推荐检测 MMR 蛋白(MLH1,PMS2,MSH2,MSH6)表达情况。确定为无法手术切除的结直肠癌时,建议检测 *KRAS* 基因、及 *NRAS* 基因、*BRAF* 基因突变情况及其他相关基因状态。

2. 内镜切除标本的病理报告内容和要求

(1) 患者基本信息及送检信息。

(2) 标本大小、肿瘤大小。

(3) 上皮内瘤变(异型增生)的分级。

(4) 如为穿透黏膜肌层浸润到黏膜下层的浸润性癌,报告癌组织的组织学分型、分级、黏膜下层浸润深度、脉管侵犯情况、神经侵犯情况、水平切缘及垂直切缘情况,推荐检测 MMR 蛋白(MLH1,MSH2,MSH6,PMS2)表达情况,建议报告肿瘤出芽分级。

二、手术病理学诊断规范

(一) 取材方法及取材内容

1. 取材标本固定要求　手术病例诊断的标本来自手术切除的结直肠癌大体标本。标本取材前应按照相应标准进行固定,如下所示。

（1）固定液推荐使用10%中性甲醛固定液，避免使用含有重金属的固定液。

（2）固定液的体积必须≥所固定标本体积的5~10倍。

（3）固定温度保持在室温即可。

（4）固定时间：原则上标本应尽快剖开固定，离体到开始固定的时间不宜超过30分钟，手术标本必需规范化剖开固定，建议由病理医师完成剖开、固定，推荐固定12~48小时。

2. 取材要求

（1）大体检查与记录：描述并记录肠管及肿瘤的大体特征。肿瘤与两侧切缘及放射状（环周）切缘的距离。推荐采用墨汁标记肿瘤对应的浆膜面和放射状（环周）切缘，以准确评估肿瘤浸润深度及距切缘距离。淋巴结取材应按淋巴引流方向进行分组。建议临床医师将淋巴结分组送检（离体后病理医师无法区分淋巴结分组）。

（2）手术标本取材：沿肠壁长轴剪开肠管、垂直于肠壁切取肿瘤标本，肿瘤组织充分取材，视肿瘤大小、浸润深度、不同质地、颜色等区域分别取材，肿瘤浸润最深处至少1块全层厚度肿瘤及肠壁组织，以判断肿瘤侵犯的最深层次。仔细观察浆膜受累情况，当肿瘤邻近或侵犯浆膜时，取材可疑侵犯浆膜的区域，以便镜下准确判断浆膜受累情况。切取能够显示肿瘤与邻近黏膜关系的组织。

切取远侧、近侧手术切缘。推荐切取系膜/环周切缘，对于可疑系膜/环周切缘阳性的病例，建议按手术医师用墨汁标记的部分切取。建议尽量对不同切缘区分标记。

切除标本若包含回盲部或肛管、肛门，应当于回盲瓣、齿状线、肛缘取材。若肿瘤累及上述部位，应切取充分显示病变程度的组织块。常规取材阑尾。

行中低位直肠癌根治术时需要完整切除直肠系膜，推荐病理医师对手术标本进行系统检查及评价，包括系膜的完整性、环周切缘是否有肿瘤侵犯，病理检查是评价直肠系膜完整性最直观的方法。

淋巴结：包埋所有检出的淋巴结，较大淋巴结应剖开包埋，未经新辅助治疗的根治术标本应至少检出12枚淋巴结。

新辅助治疗后的直肠癌手术标本，需仔细观察原肿瘤部位的改变并进行记录。如仍有较明显肿瘤,按常规进行取材。如肿瘤较小或肉眼观察无明显肿瘤,需根据治疗前肠镜检查等描述将原肿瘤所在范围全部取材。

推荐取材组织块体积:≤2.0 cm×1.5 cm×0.3 cm。

(二) 报告格式与内容

手术病例报告应包括以下内容。

(1) 患者基本信息及送检信息。

(2) 大体情况:肿瘤大小、大体类型、肉眼所见浸润深度、有无穿孔、肿瘤距两侧切缘的距离。

(3) 肿瘤分化程度(肿瘤分型、分级)。

(4) 肿瘤浸润深度(pT/ypT 分期),pT 分期或 ypT 是根据有活力的肿瘤细胞来决定的,经过新辅助治疗的标本内无细胞的黏液湖不认为是肿瘤残留。

(5) 对于Ⅰ期和Ⅱ期的结直肠癌,肿瘤出芽为预后不良因素,建议对无淋巴结转移的结直肠癌病例报告肿瘤出芽分级。肿瘤出芽是位于肿瘤浸润前缘,<5 个细胞的肿瘤细胞簇。报告 20 倍视野下,肿瘤出芽最密集的区域("热点区")的出芽数目分级。分级标准见表 5-2。

表 5-2　肿瘤出芽分级标准

分级	出芽数目(每个 20 倍野,0.785 mm^2)
低度	0~4 个
中度	5~9 个
高度	≥10 个

(6) 检出淋巴结数目和阳性淋巴结数目及淋巴结外肿瘤结节(pN 分期),后者指肠周脂肪组织内与原发肿瘤不相连的实性癌结节,镜下可见癌细胞沉积但未见残留淋巴结。无淋巴结转移、有癌结节时,报告为 pN1c 分期,并需报告癌结节数目;有淋巴结转移时,依照阳性淋巴结数目进行 pN 分期,无须考虑癌结节,但病理报告中同样需报告癌结节数目。

(7) 近端切缘、远端切缘的状况。

(8) 推荐报告系膜/环周切缘的状况。如果肿瘤距切缘很近,应当在显微镜下测量并报告肿瘤与切缘的距离,肿瘤距切缘<1 mm报告切缘阳性。

(9) 肿瘤退缩分级(TRG),用以评估肿瘤术前新辅助治疗疗效,见表5-3。

表5-3 肿瘤退缩分级

分级	退缩程度	程度描述
0	完全退缩	无肿瘤细胞残留
1	中等退缩	单个或小灶肿瘤细胞残留
2	轻微退缩	肿瘤残留,并见大量纤维化间质
3	无退缩	广泛肿瘤残留,无或少量肿瘤细胞坏死

注:肿瘤退缩分级评分仅限于原发肿瘤病灶;肿瘤细胞是指有活性的瘤细胞,不包括退变、坏死的瘤细胞;放/化疗后出现无细胞的黏液湖不是肿瘤残留。

(10) 脉管侵犯情况。以V代表血管,V1为镜下血管浸润,V2为肉眼血管浸润,L代表淋巴管。建议尽量区分血管与淋巴管浸润。

(11) 神经束侵犯情况。

(12) MMR蛋白(MLH1、PMS2、MSH2、MSH6)表达情况。建议依据免疫组织化学检测结果选择检测错配修复基因的突变状态和甲基化状态。

(13) 确定为复发或转移性结直肠癌时,推荐检测 *KRAS*、*NRAS*、*BRAF* 基因状态。如无手术切除标本可从活组织检查标本中测定。

完整的病理学报告其前提是临床医师填写详细的病理诊断申请单,详细描述手术所见及相关临床辅助检查结果并清楚标记淋巴结。临床医师与病理医师的相互交流、信任和配合是建立正确分期和指导临床治疗的基础。手术标本的病理报告格式见表5-4。

表5-4 结直肠切除标本结构式报告

姓名:	性别:	年龄:	病理号:
病案号:	送检部位:		
标本大小	长度: cm	周径: cm	
肿瘤位置	距近侧断端 cm,距远侧断端 cm		
大体类型	□ 隆起型 □ 溃疡型 □ 浸润型		

(续表)

肿瘤大小	最大径： cm 另两径： × cm
大体肿瘤穿孔	☐ 可见 ☐ 未见 ☐ 不能确定
组织学分型	☐ 腺癌,非特殊型 ☐ 腺癌,特殊型 ☐ 黏液腺癌 ☐ 印戒细胞癌 ☐ 锯齿状腺癌 ☐ 微乳头状癌 ☐ 髓样癌 ☐ 筛状粉刺型癌 ☐ 腺鳞癌 ☐ 鳞癌 ☐ 梭形细胞/肉瘤样癌 ☐ 未分化癌 ☐ 其他特殊类型： ☐ 癌,类型不能确定
组织学分级	☐ 不能确定 ☐ 低级别(高/中分化) ☐ 高级别(低/未分化)
肿瘤侵犯(浸润最深处)	☐ 不能评估 ☐ 无原发肿瘤证据 ☐ 无固有膜浸润 ☐ 黏膜内癌,侵犯固有膜/黏膜肌层 ☐ 肿瘤侵犯黏膜下层 ☐ 肿瘤侵犯固有肌层 ☐ 肿瘤侵透固有肌层达浆膜下脂肪组织或无腹膜被覆的结肠周/直肠周软组织但未延至浆膜表面 ☐ 肿瘤穿透脏层腹膜(浆膜)(包括大体肠管通过肿瘤穿孔和肿瘤通过炎性区域连续浸润腹膜脏层表面) ☐ 肿瘤粘连至其他器官或结构 ☐ 肿瘤直接侵犯附近结构
近侧端切缘	☐ 不能评估 ☐ 无上皮内瘤变/异型增生 ☐ 可见腺瘤(低级别上皮内瘤变/异型增生) ☐ 可见高级别上皮内瘤变/异型增生或黏膜内癌 ☐ 浸润性癌累及

(续表)

远侧端切缘	☐ 不能评估 ☐ 无上皮内瘤变/异型增生 ☐ 可见腺瘤(低级别上皮内瘤变/异型增生) ☐ 可见高级别上皮内瘤变/异型增生或黏膜内癌 ☐ 浸润性癌累及
环周(放射状)或系膜切缘	☐ 不适用 ☐ 不能评估 ☐ 无浸润性癌累及 ☐ 浸润性癌累及(肿瘤见于距切缘0~1 mm处)
治疗效果(新辅助治疗后癌适用)	☐ 无前期治疗 ☐ 有治疗效果 ☐ 无残存肿瘤(0级,完全退缩) ☐ 中等退缩(1级,少许残存肿瘤) ☐ 轻微退缩(2级) ☐ 未见明确反应(3级,反应不良) ☐ 不明确
肿瘤出芽	☐ 低度(0~4个/20倍视野) ☐ 中度(5~9个/20倍视野) ☐ 高度(10个或以上/20倍视野) ☐ 不可评估
脉管侵犯	☐ 未见 ☐ 可见 ☐ 不确定
神经侵犯	☐ 未见 ☐ 可见 ☐ 不确定
淋巴结	☐ 无淋巴结送检或未找到淋巴结 ☐ 检查的淋巴结　　　枚 ☐ 受累的淋巴结　　　枚
淋巴结外肿瘤结节	☐ 未见 ☐ 可见(数量：　　　) ☐ 不确定
错配修复蛋白免疫组织化学染色检测	MLH1(　　)　　PMS2(　　) MSH2(　　)　　MSH6(　　)
病理分期	☐ m(多个原发肿瘤) ☐ r(复发性) ☐ y(新辅助治疗后) T　　　N　　　M

三、免疫组化和基因检测

对活检及手术病理学检查,均推荐进行必要的免疫组织化学及基因检测。

(一) 免疫组织化学

结直肠癌在形态学上以普通型腺癌为主,它的诊断通常无须借助免疫组织化学检查。然而,一些特殊类型的结直肠癌,如低分化神经内分泌癌、绒毛膜癌及肉瘤样癌等,常需免疫组织化学标记协助确诊。同时还有一些特殊的组织学类型,如黏液腺癌、印戒细胞癌、髓样癌及微乳头状腺癌等与转移性腺癌容易混淆,需要免疫组织化学标记帮助确定来源。

1. 特殊类型结直肠癌的诊断 低分化神经内分泌癌:形态学特征与肺低分化神经内分泌癌相似,分为大细胞和小细胞两种类型,常出现多灶性或大量坏死。可选择 CKpan、Syn、CgA、CD56 等免疫组织化学指标鉴别。

微乳头状腺癌在免疫表型上具有特殊的 MUC1 染色模式;具有绒毛膜癌形态学特征的结直肠癌可标记 β-HCG 和 hPL 等进行确诊;肉瘤样癌可应用相应分化标志物进行鉴别。

2. 结直肠癌与转移性腺癌的鉴别诊断 细胞角蛋白 20(CK20)主要存在于正常的胃肠道上皮、尿路上皮和 Merkel 细胞中,在来源的肿瘤上呈阳性反应,但在乳腺癌、肺癌、卵巢非黏液性腺癌则呈阴性反应。该抗体主要用于标记胃肠道及其来源肿瘤。

尾型同源盒 2(CDX2)是一种肠特异的转录因子,能够调节肠上皮细胞的增殖和分化,对于肠上皮的正常形态和功能维持有一定作用。该抗体在结直肠腺癌中呈现较一致的强阳性细胞核表达,具有高度敏感性和特异性,主要用于结直肠腺癌与其他腺癌的诊断与鉴别。

特异 AT 序列结合蛋白 2(SATB2)是与核基质结合区结合的转录因子,在转录调控和染色质重组等过程中具有重要作用。SATB2 在成人下消化道、阑尾、结直肠等上皮细胞和大脑皮质的神经细胞呈强阳性表达,同时 SATB2 也是成骨细胞分化的重要标记物。SATB2 在结直肠癌中有很好的阳性率,其敏感性及特异性较高。

3. MMR 检测　DNA 错配修复系统(MMR)是指能修复 DNA 碱基错配的安全保障体系，*MMR* 基因通过其编码的 MMR 蛋白，形成各种不同的异源二聚体，其相互作用识别并修复微卫星 DNA 在复制过程中的错误和损伤，可以保证遗传物质的完整性和稳定性，以避免遗传物质发生突变。目前，主要联合使用 MLH1、MSH2、MSH6、PMS2 等抗体来判断疾病的错配修复状态。MMR 蛋白检测主要用于对林奇综合征的筛查，对于符合家系诊断标准的先证者的正常细胞进行 MMR 蛋白检测，如果出现蛋白表达丢失则须进行 DNA 外显子测序或 DNA 片段缺失分析。对于出现突变的病例家系成员进行遗传突变检测，有遗传突变的成员则需要进入突变携带者的管理流程，无突变的则参考一般人群筛查。在预后判断方面，与微卫星稳定(MSS)患者相比，高度微卫星不稳定(MSI-H)患者死亡风险降低 35%，且 dMMR/MSI-H 型Ⅱ期结直肠癌患者预后较好。MMR 蛋白检测也可用来指导治疗，但 dMMR/MSI-H 型Ⅱ期结直肠癌患者不能从 5-FU 的辅助治疗中获益。此外，免疫治疗已经成为结肠直肠癌治疗领域的研究热点。对于 dMMR/MSI-H 的转移性结直肠癌患者而言，单独阻滞细胞程序性死亡配体-1(PD-1)或联合使用抗细胞毒性 T 淋巴细胞相关蛋白(anti-CTLA-4)的治疗均能够实现持久的响应，并建议 PD-1 抑制剂应当作为 dMMR/MSI-H 的转移性结直肠癌患者的一线标准治疗方案。

免疫组织化学检测 MMR 蛋白：①阳性内对照：纤维和成纤维细胞，淋巴细胞，正常肠黏膜上皮细胞；②阳性定位：细胞核；③阴性结果的判定：内对照阳性，肿瘤细胞核不着色；④不可判读：内对照阴性。

4 个蛋白的表达方式和判读方法一致，任何 1 个蛋白表达缺失为 dMMR(错配修复功能缺陷，相当于 MSI-H)，所有 4 个蛋白表达均阳性为 pMMR(错配修复功能完整，相当于 MSI-L 或 MSS)。

4. HER-2 检测　HER-2 蛋白是表皮生长因子受体(EGFR)/ErbB 家族中的成员之一，是参与细胞生长和分化的信号转导。目前，在乳腺癌和胃癌患者中，抗 HER-2 治疗的发展比较迅速，在结直肠癌患者中也有一定的研究进展。有研究显示对于 KRAS 2 号外显子(12 和 13 号密码子)野生型且 HER-2 扩增，并且难以从标准治疗方案中获益的转移性结直肠癌患者，抗 HER-2 治疗具有较好的疗效。但是目前结直肠癌

HER-2的检测和判断标准来自临床研究方案,尚未建立经过权威机构认证作为伴随诊断的检测流程和判读标准。

HER-2阳性定义为:①IHC 3+:>50%的肿瘤细胞呈现细胞膜的基底和侧边或侧边或整个胞膜强阳性着色;②HER-2评分为2+的患者应行FISH检测进一步明确 HER-2 基因状态;③HER-2 基因扩增阳性:>50%的肿瘤细胞 HER-2/CEP17 比值≥2.0。

5. NTRK检测 对于NTRK检测,NTRK抑制剂仅对携带 NTRK 融合的患者有效,而对突变患者无效。NTRK 基因融合在结直肠癌中非常罕见,发生率约为0.35%,仅限于 RAS 和 BRAF 野生型的结直肠癌,且绝大多数为dMMR/MSI-H的结直肠癌。检测 NTRK 基因融合的方法从总体敏感性和特异性看,DNA-NGS 分别为81.1%和99.9%,IHC分别为87.9%和81.1%。免疫组织化学染色是一种快速、经济的初筛方法,但有临床研究提示因其存在假阳性的病例,IHC阳性的肿瘤需使用FISH或NGS方法进一步验证。

(二)基因检测

在结肠癌与直肠癌的《美国NCCN指南》中,强烈推荐所有诊断为Ⅳ期的转移性患者都应行肿瘤组织的 RAS(KRAS、NRAS)及 BRAF 基因状态检测。RAS 基因突变分析应包括 KRAS 和 NRAS 中第2号外显子的第12、13位密码子,第3号外显子的第59、61位密码子,以及第4号外显子的第117和146位密码子。RAS 及 BRAF 基因状态的检测对临床治疗有巨大意义。已知 KRAS/NRAS 突变的患者,均不应接受西妥昔单抗或帕尼单抗的治疗,不管单药还是与化疗联合。大约5%~9%的结直肠癌会出现 BRAF 基因的特异性突变(V600E),BRAF V600E 突变的患者,无论采用何种治疗,预后均很差。

VEGFR 及 EGFR 的表达水平检测也有一定的价值,可以对 EGFR 的单克隆抗体(西妥昔单抗、帕尼单抗)和针对VEGF的单克隆抗体(贝伐珠单抗、雷莫芦单抗)的靶向药物的疗效进行评估。

PIK3CA 在西方结直肠癌患者中有较高的突变频率。在中国人中 PIK3CA 突变率较低(4.9%~8.2%)。PIK3CA 基因在右半结肠癌患者中的突变率明显高于左半结肠癌及直肠癌患者。也有研究报道,PIK3CA 突变与结直肠癌的临床病理特征包括部位和分期无关。而国内有研究显示，PIK3CA 突变与结直肠癌远处转移密切相关。结果的不一致可能与东西方人群 PIK3CA 突变率存在差异及样本量不同有关。

四、结直肠癌 AJCC 分期

根据《常见肿瘤 AJCC 分期手册第八版》，适用于腺癌、高级别神经内分泌癌及鳞状细胞癌（表 5-5）。

1. T 原发肿瘤

(1) Tx 原发肿瘤无法评估。

(2) T0 无原发肿瘤的证据。

(3) Tis 原位癌，黏膜内癌（侵犯固有层，未穿透黏膜肌层）。

(4) T1 肿瘤侵及黏膜下层。

(5) T2 肿瘤侵及固有肌层。

(6) T3 肿瘤穿透固有肌层，至浆膜下。

(7) T4：①T4a 肿瘤穿透脏层腹膜（包括通过肿瘤的肠穿孔和通过内脏腹膜表面的炎症区域的连续侵入）；②T4b 肿瘤直接侵入或黏附于邻近器官和结构。

2. N 区域淋巴结

(1) Nx 区域淋巴结不能评价。

(2) N0 无区域淋巴结转移。

(3) N1 1~3 个区域淋巴结转移（转移灶≥0.2mm）；或者任何数量的癌结节存在且所有可识别的淋巴结均阴性。①N1a 1 个区域淋巴结阳性；②N1b 2~3 个区域淋巴结阳性；③N1c 无区域淋巴结阳性，但是在浆膜下、肠系膜或者无腹膜覆盖的结直肠周围组织中发现癌结节。

(4) N2 ≥4 个区域淋巴结转移。①N2a 4~6 个区域淋巴结转移；②N2b 7 个以上区域淋巴结转移。

3. M 远处转移

(1) M0 无远处转移（影像学证实的）。

(2) M1：①M1a 有 1 个位置或 1 个器官转移，无腹膜转移；②M1b 有 2 个或更多的位点/器官转移，无腹膜转移；③M1c 有腹膜转移，伴/不伴其他器官转移。

表 5-5 结直肠癌 AJCC 分期

分期	T	N	M
0 期	Tis	N0	M0
Ⅰ 期	T1,T2	N0	M0
Ⅱ A 期	T3	N0	M0
Ⅱ B 期	T4a	N0	M0
Ⅱ C 期	T4b	N0	M0
Ⅲ A 期	T1-2	N1/N1c	M0
Ⅲ A 期	T1	N2a	M0
Ⅲ B 期	T3-T4a	N1/N1c	M0
Ⅲ B 期	T2-3	N2a	M0
Ⅲ B 期	T1-2	N2b	M0
Ⅲ C 期	T4a	N2a	M0
Ⅲ C 期	T3-T4a	N2b	M0
Ⅲ C 期	T4b	N1-N2	M0
Ⅳ A 期	任何 T	任何 N	M1a
Ⅳ B 期	任何 T	任何 N	M1b
Ⅳ C 期	任何 T	任何 N	M1c

《常见肿瘤 AJCC 分期手册第八版》是结直肠癌分期的主要依据,结直肠癌的治疗方案选择主要参考 TNM 分期。由于同分期的结肠癌与直肠癌预后类似,故共用一套分期系统。

T 分期在判断结直肠癌预后中起到至关重要的作用。研究表明 T4,N0 患者的生存明显差于 T1~2,N1~2 的患者。此外,一项基于 SEER 数据库、纳入了 1992—2004 年 109 953 位侵袭性结直肠癌患者的研究表明,同为淋巴结阴性的患者,T4a 人群的 5 年生存率(经年龄相关发病率校正后)显著高于 T4b 人群。

若 T 分期相同,N 分期(N0,N1a,N1b,N2a 和 N2b)越高,预后越差。

M1c,即发现有腹膜转移的患者,其无进展生存率和总生存率均差于无腹膜转移的患者。

除了 TNM 分期外,另有 8 项指标在肠癌治疗方案选择与判断预后中起到重要的作用。

1. 癌胚抗原（CEA） 癌胚抗原，又称 CEACAM5，主要是肠道上皮细胞的产物，几乎全身各处的腺癌、大部分的肺癌和其他部位的鳞状上皮细胞癌均可产生 CEA。血清中的 CEA 主要经肝细胞、肺细胞清除，故 CEA 的升高提示了肿瘤在肝脏和肺的亚临床转移（影像学未显示的转移）。对于潜在可治愈性切除的患者（Ⅰ～Ⅲ期），CEA 被推荐术前评估 1 次，术后 2 年每 3～6 个月评估 1 次，之后每年 1 次直到 5 年。对于Ⅳ期患者，CEA 可作为反映疗效的标志物每个月评估。

2. 肿瘤退化评分 肿瘤对放疗（直肠癌）、放化疗（直肠癌）和化疗（结直肠癌）的病理学反应与预后密切相关。肿瘤对放化疗的退化反应越大，预后就越好，而对新辅助治疗无反应则被认为是一项不好的预后因素。

3. 环周切缘（CRM） 环周切缘被定义为原发肿瘤浸润的最大深度到切除的腹膜后或系膜组织边缘距离。0～1 cm 的环周切缘距离被认为是一项肿瘤复发的高危因素，且与减少的生存时间相关，称为切缘阳性；而＞1 cm 的环周切缘则显著降低了复发的概率，生存也有所改善，称为切缘阴性。

4. 脉管侵犯（LVI） 原发肿瘤对大、小脉管的侵犯，均是一项不好的预后因素。小脉管的侵犯与淋巴结转移相关，而静脉的侵犯则是肠癌肝转移的风险因素。

5. 外周神经侵犯（PNI） 癌内或癌旁的外周神经侵犯是一项不好的预后因素，因为这常常代表着肿瘤的强侵袭性，与脉管侵犯的重要性类似。约有 20% 的结直肠癌有外周神经侵犯，然而这一点却常常被忽略。

6. 微卫星不稳定（MSI） 微卫星不稳定由错配修复基因的功能缺失导致，详见表现为微卫星序列（重复的 1～6 个核苷酸序列）长度的改变。约 15% 的结直肠癌表现为微卫星高度不稳定（MSI-H），与肿瘤原发于右半结肠、分化差、黏液癌相关，但同时也与好的预后相关。同时，MSI-H 也象征着肿瘤对氟尿嘧啶化疗的不敏感。然而，奥沙利铂的使用（FOLFOX 方案）则扭转了这一不良现象。研究表明，*BRAF* 突变与 MSI-H 相关，两者共同突变预示着Ⅲ期、Ⅳ期患者更差的预后，MSI-H 同时也与林奇综合征相关。

7. RAS 突变　KRAS 和 NRAS 是生长受体通路中重要的中间因子,与细胞的增殖、生存相关。当 EGFR 结合 EGF 或类似的生长因子后,RAS 基因被激活,随之激活 RAF 或 PIK3CA 蛋白。RAS 的突变会导致细胞不断增殖,并阻止细胞的死亡,这构成了结直肠癌成癌过程中的基本环节。RAS 基因的突变是Ⅱ～Ⅳ期肿瘤差的预后因素,RAS 的突变也意味着晚期肿瘤对抗 EGFR 抗体靶向治疗的不敏感。

8. BRAF 突变　BRAF 是一种丝氨酸-苏氨酸激酶,位于 KRAS 或 NRAS 的下游,介导细胞的增殖与生长。6%～10%的肠癌存在 BRAF V600E 突变,Ⅲ期、Ⅳ期患者的 V600E 突变意味着更高的复发率与更差的预后。MSI 与 BRAF 突变相互作用显著,尽管 BRAF 代表更差的预后,但如果同时存在 MSI,患者的预后则有所好转。总的来说,仅有 MSI 代表着好的预后,合并了 BRAF 突变则生存稍差,这两者预后均好于仅有 MSS,而 MSS 合并 BRAF 突变的预后最差。

第四节　结直肠癌的治疗

一、内镜治疗

(一) 适用人群

内镜治疗的适应证包括应用超声内镜、CT 等检查评估肿瘤浸润未累及肠壁固有肌层,且排除区域淋巴结或远处转移的早期结直肠癌,而且根据肿瘤的大小和部位预计能够一次性切除。评判肿瘤浸润深度,可综合应用窄带成像(NBI)内镜下分型、黏膜下注射生理盐水是否有抬举征及超声内镜等检查。

(二) 治疗方式

根据肿瘤大小和形态选择不同的内镜切除方法。

(1) 直径 5 mm 以下的病变,使用活检钳钳除或者圈套器切除。

(2) p 型、Ⅰsp 型及Ⅰs 型隆起型病变,使用圈套器冷切或电切治疗。

(3) 可一次性完全切除的Ⅱa 型、Ⅱc 型及一部分Ⅰs 型病变,使用内镜下黏膜切除术(EMR)治疗。原则上,EMR 一次性切除肿块的最大直径不超过 20 mm。

(4) 最大直径超过 20 mm 且 EMR 难以一次性切除的病变、直径>10 mm 的 EMR 残留或复发再次行 EMR 困难的病变、抬举征阴性的病变及反复活检不能证实为癌的病变，使用内镜下黏膜下层剥离术（ESD）治疗。当 ESD 因技术难度较大难以开展时，最大直径超过 20 mm 的病变可考虑分块 EMR 技术（EPMR）。

（三）术后处理

内镜切除的标本需要进行严格的病理学评估，判断是否需要追加外科手术。如内镜术后病理学提示标本完整切除，切缘阴性，且组织学特征良好（高/中分化，无血管/淋巴管浸润），建议定期随访。如内镜术后病理学检查提示基底切缘阳性、组织学分化差（低分化腺癌、印戒细胞癌、黏液腺癌等）、黏膜下浸润深度≥1 000 μm（SM1）、血管/淋巴管浸润、肿瘤出芽 G2/G3 等，建议追加外科手术。

对于部分切缘无法判断阴性还是阳性患者，建议在 3~6 个月内复查内镜。其中部分高龄或低位直肠癌保肛意愿强烈而不愿接受手术患者，考虑提交多学科团队（MDT）讨论后，行补救性放化疗等治疗。

二、外科治疗

（一）结肠癌的外科治疗

1. **适用人群** 对于无法内镜下切除或内镜治疗后需要追加外科手术的非转移性结肠癌患者，应行根治性手术。对于转移性结肠癌患者，如原发灶和转移灶都可切除，建议一期同步切除或二期分阶段切除。如原发灶和转移灶不可切除，而原发灶出现出血、梗阻症状或穿孔时，建议在 MDT 指导下，先放置肠梗阻支架，或切除结肠原发灶，再行综合治疗。

2. **手术范围** 腹盆腔由远及近进行全面探查。结肠癌根治性手术范围包括肿瘤全部及其两端足够肠段和周围可能被浸润的组织和器官，以及相关系膜、主要供应血管和淋巴引流区。具体手术方式依照肿瘤部位不同而异，但均应遵循完整结肠系膜切除（CME）原则，进行整块切除，常规清扫两站以上淋巴结。术中发现存在切除范围外的可疑淋巴结，应进行术中活检或切除。建议使用锐性分离技术，遵循无瘤手术原则。

3. **手术方式** 腹腔镜、机器人等微创手术对比开腹手术，具有更好的短期结局及相似的远期生存，因此逐渐取代开腹手术。然而，微创手术要求手术医师有丰富的腹腔镜结直肠手术经验,不存在急性肠梗阻、穿孔,能够进行彻底的腹腔探查,而且必要时需要对病灶术前定位。

经自然腔道取标本手术(NOSES)与传统手术主要区别在于经自然腔道(阴道、直肠或口腔)取出标本,而腹壁无辅助切口。主要适应证包括肿瘤临床分期 T1-3N0-1M0,肿块直径<5 cm,肿块占据管腔<2/3 周,BMI≤30 kg/m^2。NOSES 并非完全绝对追求无辅助切口,但必须严格遵循无菌和无瘤原则。

4. 术后处理　结肠癌患者围手术期建议采用促进术后恢复综合方案(ERAS),又称快通道,即优化围手术期处理的一系列优化措施,以减少手术所致的生理及心理的创伤应激,实现快速康复。ERAS 具体包括术前充分沟通、无须常规肠道准备、优化麻醉与术后镇痛、加强围手术期口服营养支持、术后早期离床活动、常规预防性抗凝等。

(二) 直肠癌的外科治疗

1. 适用人群　同结肠癌手术适用人群。

2. 治疗范围　直肠癌根治性手术范围应包括肿瘤全部及其两端足够肠段、周围可能被浸润的组织和器官及相关的肠系膜和淋巴结。直肠中下段的肿瘤应遵循全直肠系膜切除(TME)原则,锐性游离直肠系膜,保证环周切缘阴性,肠壁远切缘距离肿瘤至少 1~2 cm,直肠系膜远切缘距离肿瘤≥5 cm 或切除全直肠系膜,必要时可行术中冰冻病理学检查,确定切缘阴性。在根治肿瘤的前提下,尽可能保留肛门括约肌和盆腔自主神经。

3. 手术方式　基本同上述结肠癌手术方式。对于部分低位及超低位直肠癌患者,可选经括约肌间切除术(ISR)保肛。主要适应证包括直肠肿瘤距离肛缘<5 cm,未侵及肛门外括约肌,肿瘤分化相对较好,恶性度低。施行 ISR 术时,要保证远端切缘阴性并建议常规末端回肠预防性造口。术后患者肛门排便和控便功能会受到一定程度的影响。对于部分中低位直肠癌可选择经肛门全直肠系膜切除术(TaTME),适应证主要包括盆腔狭小、肥胖、男性、肿瘤较大的困难病例,可以方便显露中下段直肠系膜间隙,但要求自下而上把握解剖层面、且学习曲线需要摸索,故建议谨慎开展探索。

4. 术后处理　同结肠癌术后处理。

三、辅助和新辅助治疗

(一) 中低位直肠癌(肿瘤下缘距肛缘 12 cm 以下者)的新辅助放化疗

1. 适用人群　术前诊断为 T3 期及以上或任何 T、淋巴结阳性的中低位直肠癌,在不伴有明显出血、梗阻症状、无穿孔及其他远处转移等情况时,建议应用新辅助放化疗。

2. 新辅助放化疗方案

(1) 联合放化疗:总剂量 45~50.4 Gy,采用常规分割剂量(通常每周 5 天,共 5 周),并应用以 5FU 或卡培他滨为主的化疗。放化疗治疗结束后 6~8 周行直肠癌根治性手术。放疗作用于局部使肿瘤降期甚至缓解,化疗可在术前杀灭微转移灶预防肿瘤远处转移,还能提高放疗的敏感性。

(2) 单纯短程放疗:直肠癌肿瘤部位及淋巴引流区短程(5 天)总剂量 25Gy 的放疗,并于放疗后 1 周内行根治性手术。短程放疗较联合放化疗更少出现急性的毒性反应,但短程放疗不能降期,更适合于可手术切除的Ⅱ/Ⅲ期直肠癌。短程放疗后再手术的晚期并发症发生率较高,应予以重视。

(3) 全程新辅助治疗(TNT):将直肠癌术后辅助化疗提至术前,即术前进行新辅助化疗和同步放化疗,可获得更高的完全缓解率,有助于器官保留,还可以降低远处转移发生,改善长期生存。

(4) 肝动脉和肿瘤区域动脉联合灌注化疗:对于术前分期Ⅲ期,且不伴有出血、梗阻症状或无穿孔的患者,在有条件的单位可考虑应用。5FU (或其前体药物)并可联合奥沙利铂,经肝动脉和肿瘤区域动脉分别灌注,化疗后 7~10 天施行根治性切除术。目前的临床研究表明该方案虽不能明显降期,但对Ⅲ期结直肠癌患者有预防肝转移的作用,建议在有条件的单位开展,不作为常规推荐。

(5) 术中门静脉化疗、腹腔化疗:对于该治疗方案的探讨目前有了一些令人鼓舞的数据,如能联合术后辅助化疗,将可以减少肝转移的发生。但这一结果仍需进一步临床研究证实,故不作为常规手段推荐,临床研究可关注。

(二) 辅助治疗

(1) 对于Ⅲ期结肠癌,术后辅助化疗能延长 5 年无病生存率及总生存率,因此上述结肠癌患者在手术治疗后应进行 3～6 个月的辅助化疗,可选择的治疗方案有 FOLFOX,CapeOX,5-FU/LV 或卡培他滨单药。

(2) Ⅱ期不存在复发转移高危因素(T4、组织分化差、肿瘤周围淋巴管神经侵犯、肠梗阻、T3 伴有局部穿孔、切缘不确定或阳性、淋巴结活检数量少于 12 个)的患者,术后两药联合的辅助化疗在许多临床研究中获益不显著,故建议接受临床观察和随访,或建议氟尿嘧啶单药治疗(除外 MSI-H 患者)。但对于高危Ⅱ期患者应予以辅助化疗,方案参照Ⅲ期患者。

(3) T3 及以上和任何 T,淋巴结阳性的中低位直肠癌患者如术前没有进行放化疗,术后辅助化疗或放化疗能提高 3 年无病生存率及降低局部复发率,但关于能否减少直肠癌肝转移方面的研究有限,和辅助治疗的结合方式也需更多临床试验验证。术前接受过放疗或联合放化疗的患者,术后也应接受辅助治疗,但尚无充分的循证医学证据。

第五节　结直肠癌的随访

一、随访目的

结直肠癌患者术后应定期随访,了解患者术后并发症、术后恢复情况、生活质量,以及术后辅助治疗的依从性和不良反应等。及时评估疾病是否复发转移,对于复发转移患者,应指导其进一步诊疗。

二、随访内容及时间

1. 病史、体格检查、肿瘤标志物(CEA、CA19-9)　每 3 个月 1 次至术后 2 年;此后每 6 个月 1 次至术后 5 年;5 年后每年 1 次。

2. 胸腹盆腔 CT 或 MRI 检查　每半年 1 次至术后 2 年;此后每年 1 次至术后 5 年。

3. 肠镜检查　术后 1 年内检查,如有异常,1 年内再次复查;如未见息肉,3 年内复查;此后每 5 年 1 次,随诊检查出现的结直肠腺瘤均推荐切除。此外,如术前肠镜未完成全结肠检查,建议术后 3～6 个月检查。

三、特殊随访项目

PET-CT 不作为常规推荐随访项目,仅对确诊或疑似复发转移患者,可考虑 PET-CT 检查,以排除复发转移或评估全身其他部位复查转移情况。

第六节 转移性结直肠癌诊疗概述

约半数的结直肠癌患者发生肝转移,而且肝转移也是结直肠癌患者最主要的死亡原因。肺仅次于肝脏,成为结直肠癌的第二常见转移部位。建议转移性结直肠癌患者都进入 MDT 治疗模式。MDT 以患者为中心,成员应包括胃肠外科、肝外科、肿瘤内科、放疗科、放射和超声影像科及其他相关专业有一定资质的医师,根据患者的体力状况、年龄、器官功能、合并症等进行评估,针对不同的治疗目标,给予最合理的检查和最恰当的综合治疗方案。建议转移性结直肠癌患者均进行 RAS 基因、BRAF V600E 突变、错配修复基因(MMR)/微卫星不稳定性(MSI)检测等,可更精准地制订治疗策略。而 UGT1A1、HER-2、NTRK 融合基因等检测,也可作为潜在的预测免疫治疗或靶向药物治疗疗效的生物学标志物。此外,对于无法获取肿瘤组织进行检测时可考虑液态活检技术。

手术完全切除转移灶仍是目前能治愈转移性结直肠癌的最佳方法,故符合条件的患者均应在适当的时候接受手术治疗。除了手术切除转移灶外,射频消融、微波消融、立体定向体部放疗等治疗手段也能使病灶发生彻底毁损,所以对于手术切除难度较大的个别转移灶应积极联合此类手段,以使更多患者有机会达到无疾病证据(NED)状态,提高 5 年生存率。

然而,绝大多数转移性结直肠癌患者转移灶初始无法获得根治性切除或 NED。部分初诊无法达到 NED 的肝转移患者,经过系统的综合治疗即转化治疗后,可转为适宜手术切除或达到 NED。其术后 5 年生存率与初始肝转移灶手术切除的患者相似。因此,此类患者应当采取较为积极的诱导方案,应用有效的强烈化疗,并考虑联合肝动脉灌注化疗及分子靶向药物治疗。而对于肝转移灶始终无法达到 NED 的患者,综合治疗也可明显延长中位生存期,控制疾病快速进展,明显改善生存质量。因此,积极的综合治疗对于适合强烈治疗的晚期结直肠癌肝转移患者同样意义重大。此外,对于经过肝切除、局部消融治疗、系统性化疗、介入治疗、分子靶向治疗等多种方法的联合或序贯治疗仍无法达到 NED 但仍局限于肝转移的患者,可酌情谨慎选择肝脏移植。

现有研究表明对于 MSI-H/dMMR 的转移性结直肠癌患者,PD-1 单抗免疫治疗用于二线及以上治疗,显示出令人鼓舞的效果。另外,也有研究结果提示在转移性结直肠癌的一线治疗中 PD-1 单抗治疗后无进展生存明显优于标准化疗±靶向治疗。但目前 PD-1 单抗尚无转移性结直肠癌的明确适应证,建议有条件的单位试用。

(编者:任黎;评审专家:丁克峰　黄忠诚)

附1:结肠癌防诊治质控标准

1. 结肠癌住院质量控制指标

(1) 手术前实施临床分期检查。

(2) 手术前尽量明确病理诊断。

(3) 手术中探查并记录肿瘤部位、大小及肝脏、盆腔、主要血管周围淋巴结浸润情况。

(4) 病理检查采用 10% 中性甲醛固定液。

(5) 切除病灶的病理报告应当包括肿瘤大体观、分化情况、浸润深度及切缘、脉管神经浸润的;根治性手术术后病理报告应当包括活检淋巴结和淋巴结外肿瘤结节(tumor deposit,TD)个数及阳性淋巴结个数;错配修复(MMR)蛋白表达情况。确定为复发或转移性结直肠癌时,推荐检测 *KRAS*、*NRAS*、*BRAF*、*HER-2* 基因状态。如无手术切除标本可从活检标本中测定。

(6) 术后并发症发生率。

(7) 预防性/治疗性抗菌药物选择和应用适当。

(8) 有血栓形成高危因素时可选用抗凝药物(无禁忌证)。

(9) 为患者提供结直肠癌的健康教育。

(10) 符合出院标准及时出院。

(11) 患者住院天数与住院费用。

2. 结肠癌手术质量评分标准

指标	主要评审点	分值	得分
医疗机构基本条件（25）	普通外科床位≥40张或设置独立的结直肠外科	5	
	手术室≥5间	5	
	具备新辅助化疗条件[1]	3	
	具备术中冰冻病理检查条件	3	
	完善的输血保障	3	
	具备肠镜、CT、超声等设备	3	
	具备腹腔镜手术相关设施	3	
人员和手术量（15）	具有结肠癌根治性切除术临床应用能力的本院在职医师≥2人	5	
	上一条款中本院在职医师获得副教授资格者≥2人	3	
	全科年收治结肠癌手术病人≥200例[2]	5	
	人均年收治结肠癌手术病人≥40例[3]	2	
术前准备（10）	术前分期检查（全腹部增强CT）比例≥80%[4]	4	
	治疗方式选择是否合理（包括新辅助治疗选择等）	6	
手术质量（30）	符合结肠全系膜切除术要求（通过手术记录、手术时间及远切缘距离等指标综合判断）	10	
	淋巴结检出≥12枚	4	
	术中平均出血量＜150 ml	4	
	手术并发症发生率＜5%	4	
	非计划二次手术率＜0.5%	4	
	近2年无结肠癌手术相关医疗事故	4	
围手术期处理规范（10）	抗生素规范应用（种类及应用时间）	4	
	平均住院天数＜15天	3	
	药占比＜38%	3	
医疗文书及随访（10）	医疗文书书写规范严谨	5	
	建立随访制度，随访资料齐全	5	
总分		100	

注：1）拥有具备新辅助化疗条件的协作单位亦可；2）超过200例评5分，160例评4分，120例评3分，120例以下0分；3）超过40例评2分，30例评1分，40例以下0分；4）超过80%评4分，超过50%评3分，50%以下评0分；术前检查以全腹部增强CT为首选检查。

附2：直肠癌防诊治质控标准

1. 直肠癌住院质量控制指标

（1）手术、化疗或放疗前实施临床分期检查。

（2）化疗、放疗前明确病理学诊断。

（3）手术中探查并记录肿瘤部位、大小及肝脏、盆腔、主要血管周围淋巴结浸润情况。

（4）病理检查采用10%中性甲醛固定液。

（5）切除病灶的病理报告应当包括肿瘤大体观、分化情况、浸润深度及切缘（系膜/环周切缘的状况）、脉管神经浸润的；根治性手术术后病理报告应当包括活检淋巴结和淋巴结外肿瘤结节个数及阳性淋巴结个数；错配修复（MMR）蛋白表达情况；肿瘤退缩分级（TRG），用以评估肿瘤术前新辅助治疗疗效；确定为复发或转移性结直肠癌时，推荐检测 KRAS、NRAS、BRAF、HER-2 基因状态。如无手术切除标本可从活检标本中测定。

（6）T3 和(或)N+ 的中下段直肠癌应当接受规范的术前或术后放化疗。

（7）术后并发症发生率。

（8）预防性/治疗性抗菌药物选择和应用适当。

（9）有血栓形成高危因素时可选用抗凝药物（无禁忌证）。

（10）为患者提供结直肠癌的健康教育。

（11）符合出院标准及时出院。

（12）患者住院天数与住院费用。

2. 直肠癌手术质量评分标准

指标	主要评审点	分值	得分
医疗机构基本条件（25）	普通外科床位≥40张或设置独立的结直肠外科	5	
	手术室≥5间	5	
	具备新辅助放化疗条件[1]	3	
	具备术中冰冻病理检查条件	3	
	完善的输血保障	3	
	具备肠镜、MR、ERUS等设备（MR、ERUS两者具备其一即可）	3	
	具备腹腔镜手术相关设施	3	

(续表)

指标	主要评审点	分值	得分
人员和手术量（15）	具有直肠癌根治性切除术临床应用能力的本院在职医师≥2人	5	
	上一条款中本院在职医师获得副教授资格者≥2人	3	
	全科年收治直肠癌手术病人≥200例[2]	5	
	人均年收治直肠癌手术病人≥40例[3]	2	
术前准备（10）	术前分期检查（MR或ERUS）比例≥80%[4]	4	
	治疗方式选择是否合理（包括新辅助治疗选择等）	6	
手术质量（30）	符合全直肠系膜切除术要求（通过手术记录、手术时间、远切缘距离等指标综合判断）	10	
	淋巴结检出≥12枚	4	
	术中平均出血量<150 ml	4	
	手术并发症发生率<5%	4	
	非计划二次手术率<0.5%	4	
	近2年无直肠癌手术相关医疗事故	4	
围手术期处理规范（10）	抗生素规范应用（种类及应用时间）	4	
	平均住院天数<15天	3	
	药占比<38%	3	
医疗文书及随访（10）	医疗文书书写规范严谨	5	
	建立随访制度，随访资料齐全	5	
总分		100	

注：1)拥有具备新辅助放化疗条件的协作单位亦可；2)超过200例评5分，160例评4分，120例评3分，120例以下0分；3)超过40例评2分，30例评1分，40例以下0分；4)超过80%评4分，超过50%评3分，50%以下评0分；术前检查以盆腔MR为首选检查，ERUS为辅。

第六章

乳腺癌防诊治方案质量控制与评价

第一节 乳腺癌的影像学诊断

一、乳腺 X 线检查和报告规范

(一) 投照前准备工作

医技人员耐心向被检查者解释拍片过程及拍片时夹板压迫乳房给被检查者带来的不适,使之放松,从而使受检者理解并予以配合。

(二) 常规投照体位

正确摆位是获得高质量乳腺 X 线片的基础。乳腺 X 线摄片的常规投照体位为双侧内外 MLO 位及 CC 位。一张好的 MLO 位片显示如下:乳房被推向前上,乳腺实质充分展开。胸大肌可见,较松弛,下缘达乳头水平。乳头在切线位。部分腹壁包括在片中,但与下部乳腺分开,绝大部分乳腺实质显示在片中。一张好的 CC 位片显示如下:乳房在片子的中央,乳头切线位,小部分胸大肌可见,内侧乳腺组织充分显示,外侧乳腺组织可能不包括在片中。

(三) 乳腺 X 线报告的组成

应包括病史、检查目的、投照体位、乳腺分型、任何重要的影像发现及与既往检查片对比,最后是评估类别和建议。报告措辞应当简洁,使用术语词典里的标准词汇。应清楚描述任何一个有意义的发现,如有前片,则描述有无变化,最有意义的是新发现的病灶。如果同时有超声和乳腺 MRI 的检查,应在报告中提及。

1. 检查目的　对本次检查做一个简单的说明,如对无症状妇女的筛查、筛查后的回召检查、评估临床发现或随访等。

2. 乳腺分型　乳腺分型是对整个乳腺构成的简明描述,有助于判断X线诊断的可靠程度,即病灶隐藏在正常乳腺组织中的可能性。对X线致密型乳腺,X线片对小病灶的检出能力随着乳腺腺体致密的程度上升而下降。可分为4型:①a型:脂肪型,乳腺组织几乎完全被脂肪组织所替代;②b型:乳腺组织内有散在的纤维腺体;③c型:乳腺组织呈密度不均匀增高,很有可能遮蔽小肿块;④d型:致密型,乳腺组织非常致密,会降低乳腺X线检查的敏感性。

3. 清晰描述任何重要的发现

(1) 肿块:大小,形态(形状、边缘),密度,伴随的钙化,其他伴随征象,定位。

(2) 钙化:形态(典型良性或可疑钙化),分布,伴随征象,定位。

(3) 结构扭曲:伴随钙化,其他伴随征象,定位。

(4) 不对称征象:伴随钙化,其他伴随征象,定位。

(5) 乳内淋巴结:定位。

(6) 皮肤病变:定位。

(7) 单个扩张的导管:定位。

4. 与前片比较　本次检查结果需与前片比较。

5. 评估分类　应给每1个病变做完整的评估和分类,常用的是BI-RADS分类法。

(1) 评估是不完全的:BI-RADS 0:需要召回补充其他影像检查,进一步评估或与前片比较。常在普查情况下应用,作为最终诊断仅用于需要对比前片的情况。推荐的其他影像检查方法包括局部加压摄影、放大摄影、特殊投照体位和超声等。在我国,一些妇女乳房内脂肪较少,实质丰富,乳腺组织缺乏自然对比,可采用其他影像学方法(如超声、乳腺X线断层摄影、对比增强乳腺X线摄影和MRI)进一步检查,也可将其归为0类。

(2) 评估是完全的:最后分类。

1) BI-RADS 1:阴性,无异常发现。乳腺是对称的,无肿块、结构扭曲和可疑钙化可见。恶性的可能性为0。

2) BI-RADS 2:也是"正常"的评价结果,但有良性发现,如钙化的纤维腺瘤、皮肤钙化、金属异物（活检或术后的金属夹）及含脂肪的病变（积乳囊肿、脂肪瘤及混合密度的错构瘤）等。乳腺内淋巴结、血管钙化、植入体及符合手术部位的结构扭曲等也归为此类。总体而言，并无恶性的 X 线征象。恶性的可能性为 0。

3）BI-RADS 3：只用于几乎可能确定的良性病变。有很高的良性可能性，放射科医师期望此病变在短期（小于 1 年，一般为 6 个月）随访中稳定或缩小来证实他的判断。这一类的恶性可能性为 0~2%。包括不可触及的边缘清楚的无钙化的肿块、局灶性不对称、孤立集群分布的点状钙化。对 3 类的常规处理为首先 X 线摄片短期随访（一般为 6 个月），6 个月后再常规随访 12 个月至 2 年以上，经过连续 2~3 年的稳定可将原先的 3 类判读（可能良性）定为 2 类判读（良性）。如果短期随访后病灶缩小或消失，可以直接改判为 2 类或 1 类，随后常规随访。

4）BI-RADS 4：广泛运用于绝大部分需要介入性诊断的影像发现。其恶性的可能性为 2%~95%。可再继续分成：①4A：其恶性的可能性为 2%~10%，包括一组介入手段干预但恶性可能性较低的病变。对活检或细胞学检查为良性的结果比较可以信赖，可以常规随访或 6 个月后随访，此类病变包括一些可触及的、部分边缘清楚的实性肿块，如超声检查提示的纤维腺瘤、可扪及的复杂囊肿或可疑脓肿。②4B：其恶性的可能性为 10%~50%。需要对病理学检查结果和影像学表现严格对照，良性病理学检查结果的决策取决于影像和病理学对照的一致性，如果病理学检查结果和影像学表现符合，且病理学检查结果为具有排他性的典型良性病变，如纤维腺瘤、脂肪坏死及肉芽肿性病变等，则可进行观察；如穿刺病理学诊断结果为乳头状瘤、不典型增生等，进一步的切除活检是必须的。③4C：更进一步怀疑为恶性，但还未达到 5 类那样典型的一组病变，其恶性的可能性为 50%~95%。此类中包括边界不清、形态不规则的实性肿块或新出现的微细线样钙化。此类病理结果往往是恶性的，对于病理结果为良性的病例，需要与病理科协商，做进一步的分析。

5）BI-RADS 5：高度怀疑恶性（几乎肯定的恶性），临床应采取适当措施。这一类病变的恶性可能性≥95%。常为形态不规则星芒状边缘的高密度肿块、段样和线样分布的细小线样和分支状钙化、不规则星芒状肿块伴多形性钙化。

6) BI-RADS 6:已活检证实为恶性,应采取积极的治疗措施。用来描述活检已证实为恶性的影像学评估,主要是评价先前活检后的影像学改变,或监测术前治疗的影像学改变。根据 BI-RADS 的描述,BI-RADS 6 不适合用来对恶性病灶完全切除(肿块切除术)后的随访。手术后没有肿瘤残留不需要再切的病例,其最终的评估应该是 BI-RADS 3(可能良性)或 2(良性);与活检不在一个区域的可疑恶性病变应单独评估。其最终的评估应该是 BI-RADS 4(可疑恶性)或 5(高度提示恶性),可建议活检或手术干预。

本规范的制定,来源于美国放射学会的《第 5 版 BI-RADS》的内容。

二、乳腺超声检查和报告规范

(一) 超声检查的仪器

常规的检查采用彩色多普勒超声仪的实时线阵高频探头,探头频率为 7.5~10.0 MHz,有条件可用 10.0~15.0 MHz,但对于乳腺组织过厚或有假体时,可适当降低探头频率。超声探头和频率的选择原则是在保证足够探查深度的前提下,尽量提高频率,从而保证超声图像的分辨率。

(二) 超声检查的方法

检查前一般无须特殊准备,有乳头溢液者最好不要将液体挤出。根据需要,患者取仰卧或侧卧位。如果患者自觉特殊体位有肿块的感觉,可以让患者采用特殊体位进行超声检查,如直立或坐位等。检查时患侧手臂尽量上抬外展,充分暴露乳房及腋下,探头直接放在乳房表面,对乳头、乳晕及乳房外上、外下、内上及内下 4 个象限进行全面扫查。次序可由操作者自行确定,扫查方式包括放射状、反放射状、旋转式和平行移动等,可根据检查者的习惯选择。注意检查范围全面,不要漏检,同时应检查腋下淋巴结情况。

(三) 乳腺超声评估分类

超声检查对病灶特征描述的专业术语要有统一的规范标准。超声描述的专业术语需要体现对病灶良恶性的判断和分类的影响,且对多个特征指标进行综合分析优于单个指标的判断。随着超声技术的发展,相应的专业术语内涵也将会有所改变。本指南分类标准参照 2013 年美国放射学会的 BI-RADS,并结合我国的实际情况制定了以下分类标准。

1. 评估是不完全的 BI-RADS 0:需要其他影像学检查(如乳腺 X 线或 MRI 检查等)进一步评估。

在多数情况下,超声检查可对乳腺进行全面评估。当超声作为初次检查时,下列情况则需要进一步做其他检查:一种情况是超声检查乳腺内有明显的病灶而其超声特征又不足以做出评价,此时必须借助乳腺 X 线检查或 MRI 检查;另一种情况是临床有阳性体征,如触及肿块、浆液性溢液或乳头溢血、乳腺癌术后及放疗后瘢痕需要明确是否复发等,超声检查无异常发现,也必须借助乳腺 X 线或 MRI 检查对乳腺进行评估。

2. 评估是完全的 最后分类。

(1) BI-RADS 1:阴性。临床上无阳性体征,超声影像未见异常,如无肿块、无结构扭曲、无皮肤增厚及无微小钙化等。

(2) BI-RADS 2:良性病灶。基本上可以排除恶性病变。根据年龄及临床表现可每 6～12 个月随诊。如单纯囊肿、乳腺假体、脂肪瘤、乳腺内淋巴结(也可以归类 1 类)、多次复查图像无变化的良性病灶术后改变及有记录的经过多次检查影像变化不大的结节可能为纤维腺瘤等。

(3) BI-RADS 3:可能为良性病灶。建议短期复查(3～6 个月)及其他进一步检查。根据乳腺 X 线检查积累的临床经验,超声发现明确的典型良性超声特征如实性椭圆形、边界清、平行于皮肤生长的肿块,很大可能是乳腺纤维腺瘤,它的恶性危险性应该小于 2%,如同时得到临床、乳腺 X 线检查或 MRI 的印证更佳。新发现的纤维腺瘤、囊性腺病、瘤样增生结节(属不确定类)、未扪及的多发复杂囊肿或簇状囊肿、病理学检查结果明确的乳腺炎症及恶性病变的术后早期随访都可归类于此类。

(4) BI-RADS 4:可疑的恶性病灶。此级病灶的恶性可能性为 2%～95%。评估 4 类即建议组织病理检查:细针抽吸细胞学检查、空芯针穿刺活检、手术活检提供细胞学或组织病理学诊断。超声声像图上表现不完全符合良性病变或有恶性特征均归于该类。目前,可将其划分为 4A、4B 及 4C。4A 类更倾向于良性可能,不能肯定的纤维腺瘤、有乳头溢液或溢血的导管内病灶及不能明确的乳腺炎症都可归于该类,此类恶性符合率为 3%～10%;4B 类难以根据声像图来明确良恶性,此类恶性符合率为 11%～50%;4C 类提示恶性可能性较高,此类恶性符合率为 51%～94%。

(5) BI-RADS 5：高度可能恶性，应积极采取适当的诊断及处理措施。超声声像图恶性特征明显的病灶归类于此类，其恶性可能性≥95%，应开始进行积极的治疗，经皮穿刺活检（通常是影像学引导下的空芯针穿刺活检）或手术治疗。

(6) BI-RADS 6：已经活检证实为恶性。此类用于活检已证实为恶性，但还未进行治疗的影像学评估。主要是评价先前活检后的影像学改变，或监测手术前新辅助化疗的影像改变。

(四) 乳腺超声报告的组成

报告用词应当具体而简洁，使用不加修饰的术语；各项术语的定义、阐释性用语不需出现在报告中；报告内容应当尽量详细，包含全部标准的描述；数据测量应该遵守前述规范。包括下列内容。

1. 患者信息的记录　患者信息的记录包括姓名、年龄和医疗号码等。

2. 双侧乳腺组织总体声像图描述　按乳腺回声组成情况，分为均质的脂肪组织回声、均质的纤维腺体回声和混杂回声 3 种类型。

3. 有意义的异常及病灶的声像图描述

(1) 记录病灶：一般信息记录病灶所在侧、位置（需要一致的和可以重复的系统定位，诸如钟表定位、距乳头的皮肤距离）和大小（至少 2 个径线，大者最好 3 个径线），同性质的病灶较多时可选取较大及有特征的病灶测量，没有必要测量所有病灶。

(2) 病灶声像图的描述：应按照 BI-RADS 分类内容标准逐一进行，包括病灶的外形、边界、边缘、内部及后方回声、周围组织、病灶及周围的钙化、血流及各种特殊技术所见的各项特征，尽量用术语描述，并尽量注意保持与病灶诊断和分类的一致性。

(3) 结论：结论部分包括乳腺正常或异常、发现病灶的物理性质、对应的诊断分类及相应的处理建议（在分类中默认），如可能尽量做出适当的临床诊断。

4. 病灶存储　病灶应当存储 2 个垂直切面以上的声像图，声像图上有完整的各种条件及位置标识。

5. 报告范例　超声描述：左乳头上方（2 点，距乳头 10 mm 处）腺体表面探及弱回声，大小为 8 mm×6 mm，边界清楚，边缘光整，形态规则，内部见散在强回声，后方声影不明显，彩色超声检查未见明显异常血流信号。

超声检查提示：双乳增生伴左乳实质占位（BI-RADS 3），可能为良性病变，建议短期随访或复查。

三、常规乳腺 MRI 检查和报告规范

（一）乳腺 MRI 检查适应证

1. 乳腺癌的诊断　当乳腺 X 线摄影或超声检查不能确定病变性质时，可以考虑采用 MRI 进一步检查。

2. 乳腺癌的分期　由于 MRI 对浸润性乳腺癌的高敏感性，有助于发现其他影像学检查所不能发现的多灶病变和多中心病变，有助于显示和评价肿瘤对胸肌筋膜、胸大肌及胸壁的浸润等。考虑保乳治疗时可行乳腺增强 MRI 检查。

3. 新辅助化疗疗效的评估　对于确诊乳腺癌需进行新辅助化疗的患者，在治疗前、治疗中和治疗结束时，MRI 检查有助于对病变治疗反应进行评估，以及对治疗后残余病变范围的判断。

4. 腋窝淋巴结转移，原发灶不明者　对于腋窝转移性淋巴结，临床检查、X 线摄影及超声都未能明确原发灶时，乳腺 MRI 检查有助于发现乳房内隐匿的癌灶，确定位置和范围，以便进一步治疗。

5. 保乳术后复发的监测　对于乳腺癌保乳手术（包括成形术）后，临床检查、乳腺 X 线摄影或超声检查不能确定是否有复发的患者，MRI 检查有助于鉴别肿瘤复发和术后瘢痕。

6. 乳房成形术后随访　对于乳房假体植入术后者，MRI 检查有助于乳腺癌的诊断和植入假体完整性的评价。

7. 高危人群筛查　MRI 检查在易发生乳腺癌的高危人群中能发现临床检查、乳腺 X 线摄影及超声检查阴性的乳腺癌。

8. MRI 引导下的穿刺活检　MRI 引导下的穿刺活检适用于仅在 MRI 上发现的病灶，并对此靶病灶行超声和 X 线片的再次确认仍不能发现异常者。

（二）乳腺 MRI 检查的禁忌证

（1）妊娠期妇女。

（2）体内装有起搏器、外科金属夹子等铁磁性物质及其他不得接近强磁场者。

(3) 幽闭恐惧症者。

(4) 有对任何钆螯合物过敏史的患者。

(三) 乳腺 MRI 检查技术规范

1. 检查前准备

(1) 临床病史。了解患者发病情况、症状、体征、家族史、高危因素、乳腺手术史、病理结果及手术日期,注明绝经前或后及月经周期,有无激素替代治疗或抗激素治疗史,有无胸部放疗史,询问患者有无前片及其他相关检查(包括乳腺 X 线摄影、乳腺超声检查)。

(2) 检查前做好乳腺 MRI 检查注意事项的解释和安抚患者的工作。选择最佳检查时间,由于正常乳腺组织强化在月经周期的分泌期最为显著,因而推荐 MRI 检查尽量安排在月经周期第 2 周(第 7~14 天)进行。

2. 乳腺 MRI 报告的组成　乳腺的 MRI 报告应包括病史、与既往检查片对比、扫描技术、乳房的纤维腺体构成、背景强化及任何相关的影像发现,最后是评估分类和处理建议。报告措辞应当简洁,使用术语词典里的标准词汇。

(1) 评估是不完全的。BI-RADS 0:需要进一步影像学评估。一般 MRI 检查后较少用这个级别。但在一些特殊的情况下,如使用合适的扫描技术再做 1 次 MRI 检查,结合外院的乳腺 X 线和超声检查结果,或与乳腺既往病史相结合等情况可以用这个评估。

(2) 评估是完全的。①BI-RADS 1:阴性。②BI-RADS 2:良性病变,如无强化的纤维腺瘤、囊肿、无强化的陈旧性瘢痕、乳腺假体,以及含脂肪的病变如油性囊肿、脂肪瘤及错构瘤等。无恶性征象发现。③BI-RADS 3:可能是良性病变,建议短期随访,恶性的可能性非常低,小于 2%。良性可能性非常大,但需要通过随访确认其稳定性。较可疑者可 3 个月后随访,一般是 6 个月后复查。④BI-RADS 4:可疑恶性,要考虑活检。不具有乳腺癌的典型表现,但不能排除乳腺癌的可能性,建议做活检。此类病灶的恶性可能性为 2%~95%。⑤BI-RADS 5:高度怀疑恶性,应进行临床干预(恶性可能性≥95%)。⑥BI-RADS 6:已活检证实为恶性,但是还需要再做扩大手术的病例,MRI 检查的目的是评估是否有残存病灶。

本规范的制定,来源于美国放射学会的《第 5 版 BI‑RADS》的内容。

四、影像学引导下的乳腺组织学活检

(一) 适应证

1. 乳腺超声影像引导下乳腺活检

(1) 乳腺超声发现未扪及的可疑乳腺占位性病变,BI‑RADS≥4 类或部分 3 类病灶,若有必要时也可考虑活检。

(2) 可扪及乳腺肿块,且超声检查提示相应部位有乳腺内占位性病变,需要行微创活检或微创切除以明确诊断。

2. 乳腺 X 线影像引导下乳腺活检

(1) 乳腺未扪及肿块,而乳腺 X 线检查发现可疑微小钙化病灶,BI‑RADS≥4 类。

(2) 乳腺未扪及肿块,而乳腺 X 线发现其他类型的 BI‑RADS≥4 类的病灶(如肿块、结构扭曲等),并且超声下无法准确定位。

(3) 部分 3 类病灶,如果患者要求或临床其他考虑,也可考虑活检。

(4) 乳房体检扪及肿块,而乳腺 X 线检查提示相应位置有占位性病变,需要行微创活检或微创切除以明确诊断。

(二) 影像引导下钢丝定位手术活检

1. 禁忌证　有重度全身性疾病及严重出血性疾病者。

2. 术前准备

(1) 签署知情同意书。

(2) 核对和确认影像学资料,建议临床医师用记号笔在乳腺 X 线片或乳房上勾画出病灶大致的部位,在保乳手术和保留皮肤全乳切除患者中,可标记手术切口。

(3) 检查影像定位设备,确保精度和准度。

(4) 术前血常规和凝血功能化验指标。

3. 术中注意事项

(1) 手术操作在影像引导下放置定位钢丝至病灶中央部位;如有必要,可考虑在病灶周围放置多根钢丝,以利于精确定位。

(2) 摄片或录像记录影像定位下病灶和穿刺针的位置,留档。

(3) 组织活检穿刺针道和定位钢丝插入点尽量位于外科医师标记的

手术切口内。

（4）术中切除以定位钢丝顶端为中心至少半径 2 cm 范围内的乳腺组织（2 cm 并非绝对，具体切除活检范围应该根据病灶大小、临床医师判断恶性风险决定）。标本离体时，也可考虑使用金属标记物标记标本切缘的 4 个方向再进行摄片，以利于在 X 线片上评估钙化灶在标本上的确切位置并用以确定补充切除的方向。

（5）微小钙化灶的活检标本应当立即摄片，待手术者确认取到病灶后，将标本片和标本一起送病理学检查。

（三）影像学引导下的乳腺微创活检

1. 禁忌证　有重度全身性疾病及严重出血性疾病者。

2. 术前准备

（1）签署知情同意书。

（2）核对和确认影像学资料，乳腺 X 线和乳腺超声再次定位，并做相应标记。

（3）检查影像学引导设备和微创活检设备（活检枪、真空辅助乳腺定向活检系统等），确保精度和准度。

（4）术前血液检验指标：血常规和凝血功能。

3. 术中注意事项

（1）选择切口，采用就近原则。

（2）摄片或录像记录影像定位下病灶和穿刺针的位置，留档。

（3）取材足量，保证病理学诊断。有条件的中心，应该在活检部位放置金属标记。

（4）活检结束后压迫手术部位 5~15 min。

4. 术后乳房和标本的处理

（1）术后应加压包扎至少 24 小时。若出现瘀血斑或血肿可延长包扎 1~2 天，一般 2~4 周后瘀血斑或血肿可消退。

（2）微小钙化灶的活检标本应当立即行乳腺 X 线摄片以确认是否取到病灶。

（3）将含有钙化的标本条与不含钙化的标本条分装不同的容器内，用 4% 甲醛溶液固定，送检。

第二节 乳腺癌术后病理学诊断报告规范

一、乳腺癌术后病理学诊断报告的基本原则

(1) 乳腺浸润性癌的病理学诊断报告应尽可能包括与患者治疗和预后相关的所有内容,如浸润性癌的大小、组织学类型、组织学分级、有无并存的 DCIS、有无脉管侵犯、切缘和淋巴结情况等。若为治疗后乳腺癌标本,则应对原发灶和淋巴结治疗后反应进行病理学评估。

(2) 应对所有乳腺浸润性癌病例进行 ER、PR、Ki-67 及 HER-2 免疫组织化学染色,HER-2(2+)病例应进一步行原位杂交检测。

(3) 应准确报告组织病理学类型,如黏液癌、小管癌和浸润性微乳头状癌等。

(4) DCIS 的病理学诊断报告应报告级别(低、中或高级别)、有无坏死(粉刺样坏死或点状坏死)、手术切缘情况及是否发现微浸润等。

(5) 保乳标本的取材和报告参照保留乳房治疗临床指南部分。

(6) 报告癌旁良性病变的名称或类型。

二、病理学诊断报告书的内容和规范

1. 一般项目

(1) 病理号(检索号)。

(2) 患者姓名、出生年月(年龄)、性别、床位号及住院号。

(3) 手术日期、病理取材日期。

2. 手术标本情况

(1) 左、右侧。

(2) 标本类型:如保乳手术标本、改良根治术标本、乳腺局部扩大切除术加腋窝淋巴结清扫术标本及新辅助化疗后改良根治术标本等,对新辅助化疗后的患者,为确保病理取材准确,建议在新辅助化疗前,先对患者病灶进行定位;有条件的单位,建议对不可触及病灶的标本,包括含有恶性特征钙化灶、结构扭曲等进行标本 X 线摄片。病理学评估参考我国《乳腺癌新辅助化疗后的病理诊断专家共识(2015 版)》。

(3) 巨检：包括肿瘤大小或范围、质地、边界及颜色等。

(4) 组织病理学诊断内容。

1) 原发灶：

A. 组织学类型：包括乳腺癌的组织学类型及癌周乳腺组织存在的其他病变。

B. 组织学分级：根据是否有腺管形成、细胞核的形态及核分裂象3项指标进行分级，建议采用改良的Scarff-Bloom-Richardson分级系统。

C. 肿瘤大小：乳腺癌分期中涉及的肿瘤大小是指浸润性癌的大小。测量时需注意：①如果肿瘤组织中有浸润性癌和原位癌两种成分，肿瘤的大小应该以浸润性成分的测量值为准。②DCIS伴微浸润：出现微浸润时，应在报告中注明，并测量微浸润灶最大径；如为多灶微浸润，浸润灶大小不能累加，但需在报告中注明多灶微浸润，并测量最大浸润灶的最大径。③通过肉眼和镜下能确定的发生于同一象限的两个及以上肿瘤病灶，应在病理学报告中注明为多灶性肿瘤，并分别测量大小。④对于肉眼能确定的发生于不同象限的两个及以上肿瘤病灶，应在病理学报告中注明为多中心性肿瘤，并分别测量大小。⑤如果肿瘤组织完全由DCIS组成，也应尽量准确地测量其范围。

D. 肿瘤累及范围及手术切缘：肿瘤累及范围包括乳头、乳晕、皮肤、脉管和胸肌等。切缘包括溃疡周围切缘、皮肤侧切缘和基底侧切缘。

2) 淋巴结状态：

A. 区域淋巴结报告送检各组淋巴结的总数和转移数。

B. 前哨淋巴结活检。如淋巴结内有癌细胞转移，应尽可能报告转移癌灶的大小，确定为孤立肿瘤细胞（isolated tumor cells，ITC）、微转移及宏转移，需注意仅含有ITC的淋巴结不计入阳性淋巴结数目中，而应计为$pN_{0(i+)}$。

(5) 免疫组织化学检测内容。

1) 应对所有浸润性乳腺癌进行ER、PR、Ki-67及HER-2免疫组织化学染色，HER-2为2+的病例应进一步行原位杂交检测。对所有DCIS也需进行ER、PR及HER-2免疫组织化学染色。ER、PR检测参考我国《乳腺癌雌、孕激素受体免疫组织化学检测指南（2015版）》。HER-2检测参考我国《乳腺癌HER-2检测指南（2014版）》。

2) 应对所有乳腺浸润性癌进行 Ki-67 检测,并对癌细胞中阳性染色细胞所占的百分比进行报告。

3) 开展乳腺癌免疫组织化学和分子病理学检测的实验室应建立完整有效的内部质量控制和认证体系,不具备检测条件的单位应妥善准备好标本,提供给具有相关资质的病理学实验室进行检测。

(6) 病理科医师签名、报告日期。

第三节 浸润性乳腺癌保乳治疗临床指南

一、浸润性乳腺癌保乳治疗的外科技术

1. 开展保乳治疗的必要条件

(1) 开展保乳治疗的医疗单位应该具备相关的技术和设备条件,以及外科、病理科、影像诊断科、放疗科和内科的密切合作(上述各科也可以分布在不同的医疗单位),并有健全的随访机制。

(2) 患者在充分了解全乳腺切除治疗与保乳治疗的特点和区别之后,了解保乳后可能的局部复发风险,具有明确的保乳意愿。

(3) 患者客观上有条件接受保乳手术后的放疗及相关的影像学随访,如乳腺 X 线、B 超或 MRI 检查等(必须充分考虑患者的经济条件、居住地的就医条件及全身健康状况等)。

2. 保乳治疗的适应证和禁忌证 主要针对具有保乳意愿且无保乳禁忌证的患者。

(1) 临床 Ⅰ 期、Ⅱ 期的早期乳腺癌。肿瘤大小属于 T_1 和 T_2 分期,且乳房有适当体积,肿瘤与乳房体积比例适当,术后能够保持良好的乳房外形的早期乳腺癌患者。对于多灶性乳腺癌(同一个象限的多个病灶,假定是来源于同一个肿瘤),也可以进行保乳手术。

(2) Ⅲ 期患者(炎性乳腺癌除外)经术前化疗或术前内分泌治疗降期后达到保乳手术标准时也可以慎重考虑。

(3) 保乳治疗的绝对禁忌证。

1) 妊娠期间放疗。对于妊娠期间妇女,保乳手术可以在妊娠期完成,放疗可以在分娩后进行。

2) 病变广泛或弥漫分布的恶性特征钙化灶,且难以达到切缘阴性或理想外形。

3) 肿瘤经局部广泛切除后切缘阳性,再次切除后仍不能保证病理切缘阴性者。

4) 患者拒绝行保留乳房手术。

5) 炎性乳腺癌。

(4) 保乳治疗的相对禁忌证。

1) 活动性结缔组织病,尤其是硬皮病和系统性红斑狼疮或胶原血管疾病者,对放疗耐受性差。

2) 同侧乳房既往接受过乳腺或胸壁放疗者,需获知放疗剂量及放疗野范围。

3) 肿瘤直径>5 cm 者。

4) 侵犯乳头(如乳头 Paget 病)。

5) 影像学检查提示多中心病灶(多中心病灶指在 2 个或 2 个以上象限存在 1 个及以上病灶,或病理学类型和分子分型完全不一样的两个乳腺病灶)。

6) 已知乳腺癌遗传易感性强(如 $BRCA1/2$ 突变),保乳后同侧乳房复发风险增加的患者。

3. 保乳治疗前的谈话

(1) 经大样本临床试验(超过 1 万例患者)证实,早期乳腺癌患者接受保乳治疗和全乳切除治疗后生存率及远处转移的发生率相似。

(2) 保乳治疗包括保乳手术和术后的辅助放疗,其中保乳手术包括肿瘤的局部广泛切除及腋窝淋巴结清扫或前哨淋巴结活检。

(3) 术后全身性辅助治疗基本上与乳房切除术相同,但因需配合辅助放疗,可能需要增加相关治疗的费用和时间。

(4) 同样病期的乳腺癌,保乳治疗和乳房切除治疗后均有一定的局部复发率,前者 5 年局部复发率为 2%～3%(含第二原发乳腺癌),后者约为 1%,不同亚型和年龄的患者有不同的复发和再发乳腺癌的风险。保乳治疗患者一旦出现患侧乳房复发仍可接受补救性全乳切除术,并仍可获得较好疗效。

(5) 保留乳房治疗可能会影响原乳房的外形,影响程度因肿块的大小和位置而异;肿瘤整复技术可能改善保乳手术后的乳房外形和对称性。

(6) 虽然术前已选择保乳手术,但医师手术时有可能根据具体情况更改为全乳切除术(如术中或术后病理学报告切缘阳性,当再次扩大切除已经达不到美容效果的要求,或再次切除切缘仍为阳性时);应告知患者即刻或延期乳房再造的相关信息。术后石蜡病理如切缘为阳性则可能需要二次手术。

(7) 有乳腺癌家族史或乳腺癌遗传易感(如 $BRCA1$、$BRCA2$ 或其他基因突变)者,有相对高的同侧乳腺癌复发或对侧乳腺癌再发风险。

4. 保乳手术

(1) 术前准备。

1) 乳房的影像学评估,包括双侧乳腺 X 线和乳房超声检查(对绝经前、致密型乳腺者,在有条件的中心,可考虑行乳房增强 MRI 检查)。

2) 签署知情同意书。

3) 推荐在术前行病灶的组织穿刺活检,有利于与患者讨论术式的选择及手术切除的范围。空芯针活检前应与活检医师密切协商沟通,选取合适的穿刺点,以确保术中肿瘤和穿刺针道的完整切除。没有确诊时,患者可能心存侥幸,不能正确、严肃地考虑保乳和前哨的优缺点,容易在术后表现出对手术方式和复发风险的不信任。另外,术前行病灶的组织穿刺活检可以避免外上象限肿块切除活检对腋窝前哨淋巴结活检的影响。

4) 体检不能触及病灶者应在手术前行 X 线、MRI 或超声下病灶定位,必要时应在活检部位放置定位标记。

5) 麻醉宜采用全麻。

6) 其余术前准备同乳腺肿瘤常规手术。

(2) 手术过程。

1) 一般建议乳房和腋窝各取一切口,若肿瘤位于乳腺尾部,可采用一个切口。切口可根据肿瘤部位、乳房大小和下垂度及肿瘤整复技术的需要来选择。肿瘤表面皮肤可不切除或仅切除小片。如果肿瘤侵犯 Cooper 韧带,需考虑切除凹陷皮肤。

2) 乳房原发灶切除范围应包括肿瘤、肿瘤周围一定范围的乳腺组织,并根据肿瘤位置和乳腺厚度决定是否切除部分皮下组织及肿瘤深部的胸大肌筋膜。活检穿刺针道、活检残腔及活检切口皮肤瘢痕应尽量包括在切除范围内。切除乳腺组织体积达到乳房的20%～50%时，可联合采用肿瘤整复技术，改善术后乳房外观。新辅助治疗后保乳的患者，可根据新辅助治疗后肿块的范围予以切除，并推荐由经验丰富的多学科协作团队实施，推荐在术前进行精确的影像学评估。

3) 对乳房原发灶手术切除的标本进行上、下、内、外、表面及基底等方向的标记。包含钙化灶的保乳手术时，术中应对标本行X线摄片，以明确病灶是否被完全切除及病灶和各切缘的位置关系。

4) 对标本各切缘进行评估（如切缘染色或术中快速冰冻切片及印片细胞学检查），术后需要行石蜡病理切片明确诊断。

5) 乳房手术残腔止血、清洗，推荐放置4～6枚惰性金属夹（如钛夹）作为放疗瘤床加量照射的定位标记（术前告知患者），金属标记应放置在原发灶周围的腺体组织表面。逐层缝合皮下组织和皮肤。

6) 腋窝淋巴结处理：腋窝淋巴结临床阴性者行前哨淋巴结活检（sentinel lymph node biopsy，SLNB），根据活检结果决定是否进行腋窝淋巴结清扫术（axillary lymph node dissection，ALND）；腋窝淋巴结临床明显阳性者直接行ALND。

7) 若术中或术后病理学报告切缘阳性，则需扩大局部切除范围以达到切缘阴性。虽然对再切除的次数没有严格限制，但当再次扩大切除已经达不到美容效果的要求或再次切除切缘仍为阳性时，建议改行全乳切除。

二、保乳术后标本的病理检查

（1）病灶切缘的大体检查和镜下切缘距离测量，推荐同时报告最近切缘的方向、距离和肿瘤的类型。

（2）其他同常规病理学检查。

（3）保乳标本的病理学取材规范。保乳标本切缘取材主要包括两种方法：垂直切缘放射状取材（radial sections perpendicular to the margin）和切缘离断取材（shave sections of the margin）。两种切缘取材方法各有优缺点。无论采取何种取材方法，建议在取材前将标本切缘涂上染料，以便在镜下观察时能对切缘作出准确定位，并正确测量肿瘤和切缘的距离。保乳标本病理报告中需明确切缘状态（阳性或阴性）。多数指南和共识中将"墨染切缘处无肿瘤"定义为"阴性切缘",而"阳性切缘"是指墨染切缘处有 DCIS 或浸润性癌侵犯。对于切缘阴性者,建议报告切缘与肿瘤的距离,应尽量用客观定量描述,而不建议用主观描述(如距切缘近等)。

1) 垂直切缘放射状取材:根据手术医师对保乳标本做出的方位标记,垂直于基底将标本平行切成多个薄片(图 6-1),观察每个切面的情况。描述肿瘤大小、所在位置及肿瘤距各切缘的距离,取材时将大体离肿瘤较近处的切缘与肿瘤一起全部取材,离肿瘤较远处的切缘则采取抽样取材。镜下观察时准确测量切缘与肿瘤的距离。"垂直切缘放射状取材"的优点是能正确测量病变与切缘的距离,缺点是工作量较大。

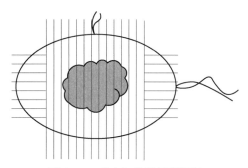

图 6-1　垂直切缘放射状取材

2) 切缘离断取材:将 6 处切缘组织离断,离断的切缘组织充分取材,镜下观察切缘的累犯情况(图 6-2)。"切缘离断取材"的优点是取材量相对较少,能通过较少的切片对所有的切缘情况进行镜下观察,缺点是不能准确测量病变与切缘的距离。

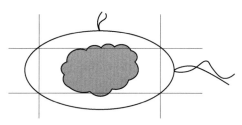

图 6-2　切缘离断取材

三、乳腺癌保乳术后的放疗

(一) 全乳放疗

1. 适应证　所有浸润性乳腺癌保乳手术后的患者通过全乳放疗都可以降低 2/3 的局部复发率，同时瘤床加量可以在全乳 45~50Gy 剂量的基础上进一步提高局部控制率，瘤床加量对于 60 岁以下的患者获益更显著。根据 CALGB9343 的研究结果，70 岁及以上、病理Ⅰ期、激素受体阳性及切缘阴性的患者鉴于绝对复发率低，全乳放疗后乳房水肿、疼痛等不良反应消退缓慢，可以考虑单纯内分泌治疗而不行放疗。根据 PRIMEⅡ的研究结果，65 岁及以上，肿块最大径不超过 3 cm 的激素受体阳性，且可以接受规范的内分泌治疗的患者也可以考虑减免术后放疗。

2. 与全身治疗的时序配合　无辅助化疗指征的患者术后放疗建议在术后 8 周内进行。由于术后早期术腔体积存在动态变化，尤其是含有术腔血肿的患者，所以不推荐术后 4 周内开始放疗。接受辅助化疗的患者应在末次化疗后 2~4 周内开始。内分泌治疗与放疗的时序配合目前没有一致意见，可以同期或放疗后开展。曲妥珠单抗治疗患者只要放疗前心功能正常可以与放疗同时使用，但一方面这些患者需要谨慎考虑内乳照射适应证，另一方面，左侧患者尽可能采用三维治疗技术，尽可能降低减少心脏照射体积。虽然目前国际上缺乏对心脏的具体体积剂量限制共识，但有资料提示，在常规分割前提下，剂量照射体积百分比 $V_{25}<10\%$ 可以有效预防长期的放射性心脏损伤。应该认为在现有技术下，不增加其他正常组织剂量的基础上追求心脏剂量的最低是剂量优化的重要目标。

3. 照射靶区

(1) 腋窝淋巴结清扫或前哨淋巴结活检阴性的患者照射靶区只需包括患侧乳腺。

(2) 腋窝淋巴结清扫术后有转移的患者，照射靶区除患侧乳腺外，原则上还需要行锁骨上、下淋巴引流区照射。

(3) 前哨淋巴结仅有微转移或 1~2 枚宏转移而腋窝未做清扫的患者，可以考虑采用高位或常规乳房切线野。

(4) 前哨淋巴结宏转移大于 2 枚而未做腋窝淋巴结清扫者，应在全乳照射基础上进行腋窝和锁骨上、下区域的照射。

4. 照射技术

（1）常规放疗技术：X线模拟机下直接设野，基本射野为乳房内切野和外切野。内界和外界需要各超过腺体 1 cm，上界一般在锁骨头下缘，或与锁骨上野衔接，下界在乳房皱褶下 1～2 cm。一般后界包括不超过 2.5 cm 的肺组织，前界皮肤开放，留出 1.5～2.0 cm 的空隙防止在照射过程中乳腺肿胀超过射野边界；同时各个边界需要根据病灶具体部位进行调整，以保证瘤床处剂量充分。

（2）射线和剂量分割：原则上采用直线加速器 6 MV 的 X 线，个别身材较大的患者可以考虑选用 8～10 MV 的 X 线以避免在内外切线野入射处形成高剂量，但不宜使用更高能量的 X 线，因为皮肤剂量随着 X 线能量增高而降低。全乳照射剂量 45～50 Gy，1.8～2.0 Gy/次，5 次/周。在无淋巴引流区照射的情况下也可考虑大分割方案治疗，即 2.66 Gy×16 次，总剂量 42.5 Gy，或其他等效生物剂量的分割方式。对于正常组织包括心脏和肺照射体积大或靶区内剂量分布梯度偏大的患者，不推荐采用大分割治疗。

（3）瘤床加量：大部分保乳术后患者在全乳照射基础上均可通过瘤床加量进一步提高局部控制率。在模拟机下包括术腔金属夹或手术瘢痕周围外放 2～3 cm，选用合适能量的电子线，在瘤床基底深度超过 4 cm 时建议选择 X 线小切线野以保证充分的剂量覆盖瘤床并避免高能电子线造成皮肤剂量过高。剂量为(10～16) Gy/(1～1.5)周，共 5～8 次。

（4）三维适形和调强照射技术：CT 定位和三维治疗计划设计适形照射可以显著提高靶区剂量均匀性和减少正常组织不必要的照射，尤其是当治疗涉及左侧患者需要尽可能降低心脏的照射剂量，存在射野的衔接，以及胸部解剖特殊的患者常规设野无法达到满意的正常组织安全剂量时，三维治疗计划上优化尤其体现出优势，是目前推荐的治疗技术。其中全乳靶区勾画要求如下：上界为触诊乳腺组织上界上 5 mm，下界为乳腺下皱褶下 1 mm，内界一般位于同侧胸骨旁，参照临床标记点，外界位于触诊乳腺组织外界外 5 mm。前界为皮肤下方 5 mm，包括脂肪组织，后界为肋骨前方。可以采用楔形滤片技术，正向或逆向调强技术进行剂量优化，其中逆向调强技术对各方面技术要求均较高，需要在条件成熟的单位内开展。

(5) 区域淋巴结放疗技术见第 9 章乳腺癌全乳切除术后放疗临床指南。

(6) 除外 50 Gy(5 周,25 次)序贯瘤床加量至 60～66 Gy 的传统方案,腋窝淋巴结阴性患者可以考虑缩短疗程的全乳大分割治疗,如 2.66 Gy×16 次的方案。

(二)部分乳腺短程照射

1. 适应证　关于 APBI(accelerated partial breast irradiation,APBI)的初步研究显示,对于某些早期乳腺癌患者,保乳术后 APBI 可能获得与标准的全乳放疗相当的局部控制率,同时具有大幅度缩短疗程,减少正常组织照射体积剂量的优势,但也有报道提示 APBI 后局部纤维化的影响,美观效果可能略差,随访和大样本前瞻性研究尚在进行中。可能通过 APBI 治疗获得和全乳照射相似的局部控制率的患者应该是属于低复发风险的亚群,如根据美国肿瘤放射治疗学会(American Society of Radiation Oncology,ASTRO)的共识,严格符合"合适"标准的患者必须同时具备下列条件:年龄≥50 岁,无 $BRCA1/2$ 基因突变,浸润性癌≤2 cm,T_{is} 或 T_1,单中心单病灶,未接受新辅助治疗,切缘阴性,无脉管受侵,无广泛导管内癌成分,激素受体阳性的浸润性导管癌或其他预后良好乳腺癌。虽然不同的共识对真正"合适"的定义不完全一致,但目前尚不推荐在临床试验以外将 APBI 作为常规治疗。

2. 技术选择　无论何种技术,APBI 的核心都包括原发肿瘤床及周围一定范围的正常乳腺作为临床肿瘤靶区(clinical target volume,CTV),而不是传统的全乳。技术上可行性最高的是三维适形外照射,可以参照 RTOG0413 的剂量进行分割:38.5 Gy/10 次,每天 2 次,间隔大于 6 小时;也可以采用其他生物等效剂量相似的分割方案。其他技术选择包括 34.5 Gy/10 次,每天 2 次的近距离照射。术中放疗,无论采用电子线还是千伏 X 线的技术,由于随访结果都提示 5 年的局部复发率明显高于全乳放疗,需要谨慎应用。

第四节　乳腺癌前哨淋巴结活检临床指南

循证医学 I 级证据证实,乳腺癌前哨淋巴结活检(sentinel lymph

node biopsy，SLNB)是一项评估腋窝分期的活检技术,可准确评价腋窝淋巴结病理学状态,对于腋窝淋巴结阴性的患者,可安全有效地替代腋窝淋巴结清扫(axillary lymph node biopsy,ALND),从而显著降低手术并发症,改善患者的生活质量;对于前哨淋巴结(sentinel lymph node,SLN)1~2枚转移的保乳患者,也可有条件地安全替代 ALND。

乳腺癌 SLNB 的流程包括适应证的选择、示踪剂的注射和术前淋巴显像,术中 SLN 的检出,SLN 的术中及术后组织学、细胞学和分子病理学诊断,SLN 阳性患者的腋窝处理及 SLN 阴性替代 ALND 患者的术后随访等。

(一) 开展 SLNB 的必要条件

1. *多学科协作* SLNB 需要外科、影像科、核医学科和病理科等多学科的团队协作。开展 SLNB 的医疗单位应该尽量具备相关的技术和设备条件。上述科室应密切协作。

2. *学习曲线* 完整的学习曲线对于提高 SLNB 的成功率、降低 SLNB 的假阴性率非常重要。开展 SLNB 替代 ALND 的医疗单位必须通过资料收集和结果分析,以确保整个团队熟练掌握 SLNB 技术。目前,建议在采用 SLNB 替代 ALND 前,应完成一定数量(如 40 例以上)的 SLNB 和 ALND 一致性的研究病例,使 SLNB 的成功率达到 90% 以上,假阴性率低于 10%。

3. *知情同意* 患者术前应充分了解 SLNB 的成功率和假阴性率及相关的复发风险,自愿接受 SLNB 替代 ALND,并且理解在 SLN 检出失败时将进行常规 ALND。

(二) SLNB 指征

SLNB 是早期浸润性乳腺癌的标准腋窝分期手段,具体适应证见表 6-1。随着乳腺癌 SLNB 研究的不断深入,越来越多的相对禁忌证已逐渐转化为适应证。目前认为,可手术乳腺癌患者 SLNB 的禁忌证仅包括炎性乳腺癌、腋窝淋巴结穿刺证实为转移且未接受新辅助治疗及腋窝淋巴结阳性新辅助治疗后仍为阳性的患者。

表 6-1　SLNB 指征

适应证	有争议的适应证	禁忌证
早期浸润性乳腺癌	预防性乳腺切除	炎性乳腺癌
临床腋窝淋巴结阴性*	导管内癌接受保乳手术	穿刺证实腋窝淋巴结阳性
单灶或多中心性病变	腋窝淋巴结阳性新辅助治疗后腋窝淋巴结临床阴性	腋窝淋巴结阳性新辅助治疗后仍为阳性
性别不限	妊娠患者	
年龄不限		
导管内癌接受乳房切除术		
临床腋窝淋巴结阴性新辅助治疗后		

*：临床查体和影像学检查可疑的腋窝淋巴结可以通过超声引导下的细针穿刺或空芯针活检进行评估，细胞学或病理组织学阴性患者仍可进入 SLNB 流程。

(三) SLNB 操作规范

1. 示踪剂　乳腺癌 SLNB 的示踪剂包括蓝染料和核素示踪剂。首先推荐联合使用蓝染料和核素示踪剂，可以使 SLNB 的成功率提高、假阴性率降低。荧光染料和纳米碳作为示踪剂的价值有待进一步证实。目前，专家团不建议其作为临床常规应用，但可在规范的临床试验中予以开展。经过严格的学习曲线和熟练操作后，也可以单用蓝染料或核素示踪剂。

(1) 蓝染料：国外较多使用专利蓝和异硫蓝，国内较多使用亚甲蓝，上述蓝染料示踪剂具有相似的成功率和假阴性率。

(2) 核素示踪剂：推荐使用的是 ^{99m}Tc 标记的硫胶体，要求煮沸 5~10 分钟，标记率大于 90%，标记核素强度 0.5~1.0 mCi/0.5~2.0 ml（1 mCi = 37 MBq）。是否采用 220 nm 滤网过滤标记的硫胶体并不影响 SLNB 的成功率和假阴性率。核素示踪剂对患者及医务人员均是安全的，不需要特别防护。

(3) 注射部位：蓝染料和核素示踪剂注射于肿瘤表面的皮内或皮下、乳晕区皮内或皮下及原发肿瘤周围的乳腺实质内均有相似的成功率和假阴性率。如进行内乳区 SLNB，需采用核素示踪剂并确保其注射于乳晕周围的乳腺腺体层内。

(4) 注射时间：核素示踪剂的注射时间一般要求术前 3~18 小时，采用皮内注射可以缩短到术前 30 分钟。蓝染料示踪剂术前 10～15 分钟注射。

（5）术前淋巴显像：乳腺癌 SLNB 术前可行淋巴显像，有助于确定腋窝以外的 SLN。但术前淋巴显像对于腋窝 SLN 的完全检出并非必须。

2. SLN 术中确认与检出　无论是乳房切除手术还是保乳手术，一般情况下，SLNB 应先于乳房手术。术中 SLN 的确定，因示踪剂而异。染料法要求检出所有蓝染淋巴管进入的第 1 个蓝染淋巴结。仔细检出所有蓝染的淋巴管是避免遗漏 SLN、降低假阴性率的关键。核素法 SLN 的阈值是超过淋巴结最高计数 10% 以上的所有淋巴结。术中 γ 探测仪探头要缓慢移动，有序检测，贴近计数。应用染料法和(或)核素法检出 SLN 后，应对腋窝区进行触诊，触诊发现的肿大质硬淋巴结也应作为 SLN 单独送检。

（四）SLN 的病理组织学、细胞学和分子生物学诊断

1. SLN 的术中诊断　准确、快速的 SLN 术中诊断可以使 SLN 阳性患者通过一次手术完成 ALND，避免二次手术的费用负担和手术风险。推荐使用冰冻快速病理组织学和(或)印片细胞学作为 SLN 术中诊断的检测方法。术中冰冻病理和印片细胞学两者或任一诊断阳性，均作为 SLN 阳性而进行 ALND 的依据。

由于 1～2 枚 SLN 阳性患者可以有条件地避免 ALND，SLN 的术中诊断的必要性逐渐降低，符合避免 ALND 条件的患者可以不行 SLN 的术中诊断。

2. SLN 的术后诊断　SLN 术后病理组织学诊断的"金标准"是逐层切片病理检测。推荐将 SLN 沿长轴切分成 2 mm 厚的组织块，对每个组织块进行逐层或连续切片，H－E 染色病理检测，6 层切片间距为 150 μm。建议所有单位对 SLN 进行规范取材。不推荐常规应用免疫组织化学技术以提高 SLN 微小转移灶的检出。

（五）SLN 转移灶类型判定标准、预后意义及临床处理

1. SLN 转移灶类型判定标准[《AJCC（第 8 版）乳腺癌 TNM 分期》]　转移灶的位置不影响宏转移、微转移及 ITC 的诊断　转移灶可以位于淋巴结内、突破被膜或淋巴结外脂肪侵犯；转移灶伴纤维间质反应时，转移灶大小应为肿瘤细胞和相连纤维化的长径。

（1）宏转移：淋巴结内存在 1 个以上直径＞2 mm 肿瘤病灶；仅有 ITC

的淋巴结不作为 pN 分期阳性淋巴结,但应另外记录为 ITC。仅依据 SLNB 分期或 SLN 加非前哨淋巴结(non SLN,nSLN)<6 个,加标记(sn),如 pN1(sn);SLN≥6,不再另加标记(sn)。不推荐可能含有宏转移的淋巴结接受分子诊断等其他试验或替代检测,其可能使常规病理学诊断漏诊宏转移;如果使用,应予登记。

(2) 微转移:肿瘤病灶最大径>0.2 mm,但≤2.0 mm,或单张组织切片不连续,或接近连续的细胞簇>200 个细胞。记录只发现微转移(无宏转移)的淋巴结数目,标记为 pN_{1mi} 或 $pN_{1mi(sn)}$;多个转移灶时,测量最大转移灶的最大径,不能累计。

(3) ITC:单个细胞或最大径≤0.2 mm 的小细胞簇;单张组织切片不连续或接近连续的细胞簇≤200 个细胞,淋巴结不同纵/横切片或不同组织块不能累计计数;通常没有或很少组织学间质反应;可通过常规组织学或免疫组织化学法检出。记录 ITC 受累淋巴结数目,标记为 pN0(i+)或 pN0(i+)(sn);使用分子技术(实时定量 PCR)检出组织学阴性淋巴结的微小转移灶,标记为 pN0(mol+)或行细针穿刺或空芯针活检,必要时行切开活检手术。

(4) SLN 阴性:不需行 ALND。

(5) 新辅助化疗后:①初始临床腋窝淋巴结阴性患者:SLN 阴性患者可以避免 ALND;SLN 阳性,包括宏转移、微转移及 ITC 患者,ALND 仍是标准治疗;②初始腋窝淋巴结阳性患者新辅助化疗降期后:行细针穿刺或空芯针活检,必要时行切开活检手术。

2. SLN 不同转移的预后意义及腋窝处理

(1) 宏转移:约 50% 的患者腋窝 nSLN 阳性。ALND 是标准治疗,特别是通过 ALND 进一步获得的预后资料将改变治疗决策。对于未接受过新辅助治疗的临床 $T_{1\sim2}$ 期、临床腋窝淋巴结为阴性、但病理 1~2 枚 SLN 宏转移且会接受后续进一步辅助全乳放疗及全身系统治疗的保乳患者,可免除 ALND。对于接受乳房切除术的 1~2 枚 SLN 宏转移患者,如果 ALND 获得的预后资料不改变治疗决策、且患者同意不行 ALND,腋窝放疗可以作为 ALND 的替代治疗。

(2) 微转移:约 20% 的患者腋窝 nSLN 是阳性(直径>5 mm 的浸润性导管癌),且大多数为宏转移(80%),ALND 可导致 15% 的患者分期提高,7%的患者辅助治疗改变。SLN 微转移患者接受保乳治疗(联合放疗)时,可不施行 ALND;SLN 微转移且后续仅行全乳切除无放疗时,腋窝处理同宏转移患者。

(3) ITC:腋窝 nSLN 转移的概率<8%(直径>5mm 的浸润性导管癌),ALND 可导致 4%的患者分期提高。目前认为 ITC 对患者预后有不良影响,与微转移患者一样可以通过辅助全身治疗获益,但 ITC 患者不接受腋窝治疗,其腋窝复发率并无显著升高,不推荐常规行 ALND。

(4) 初始 SLN 阴性:不需进行腋窝处理。

(5) 新辅助治疗后:①初始临床腋窝淋巴结阴性患者:SLN 阴性患者可以避免 ALND;SLN 阳性,包括宏转移、微转移及 ITC 患者,ALND 仍是标准治疗;②初始腋窝淋巴结阳性患者新辅助治疗后临床淋巴结阴性患者:SLN 阳性,包括宏转移、微转移及 ITC 患者,ALND 是标准治疗。满足以下条件的 SLN 阴性患者,经与患者充分沟通后可以避免 ALND:$cT_{1\sim3}N_1$,双示踪剂显像,检出≥3 枚 SLN,新辅助化疗前穿刺活检阳性的腋窝淋巴结放置标记夹并于术中检出。

(六) SLNB 替代 ALND 患者的随访

除常规复查项目外,常规行双侧腋窝、锁骨区超声检查,有条件的可考虑行 MRI 检查。临床或超声检查发现异常腋窝淋巴结,应在超声引导下行穿刺检查。

第五节 乳腺癌全乳切除术后放疗临床指南

一、适应证

全乳切除术后放疗可以使腋窝淋巴结阳性的患者 5 年局部-区域复发率降低到原来的 1/4~1/3。全乳切除术后,具有下列预后因素之一,则符合高危复发,具有术后放疗指征,该放疗指征与全乳切除的具体手术方式无关。

(1) 原发肿瘤最大直径≥5cm,或肿瘤侵及乳腺皮肤、胸壁。

(2) 腋窝淋巴结转移≥4 枚。

(3) 淋巴结转移 1~3 枚的 $T_{1\sim2}$,目前的资料也支持术后放疗的价值,然而对低危亚组需权衡放疗获益和风险。术后放疗可能在包含以下因素的患者中更有意义:年龄≤40岁,腋窝淋巴结清扫数目<10枚时转移比例>20%,激素受体阴性,HER-2过表达,组织学分级高,以及脉管阳性等。

(4) $T_{1\sim2}$ 乳腺单纯切除术,如 SLN 阳性,当不考虑后续腋窝清扫时,推荐术后放疗;如不考虑放疗,则推荐进一步腋窝清扫。

二、与全身治疗的时序配合

具有全乳切除术后放疗指征的患者一般都具有辅助化疗适应证,所以术后放疗应在完成末次化疗后 2~4 周内开始。个别有辅助化疗禁忌证的患者可以在术后切口愈合、上肢功能恢复后开始术后放疗。内分泌治疗与放疗的时序配合目前没有一致意见,可以同期或放疗后开展。曲妥珠单抗治疗患者只要开始放疗前心功能正常就可以与放疗同时使用;此外,左侧患者内乳区放疗适应证需严格掌握,尽可能采用三维治疗技术,降低心脏照射体积,评估心脏照射平均剂量至少低于 8 Gy。

三、照射靶区

(1) 由于胸壁和锁骨上是最常见的复发部位,占所有复发部位的约 80%,所以这两个区域是术后放疗的主要靶区;但 T_3N_0 患者可以考虑单纯胸壁照射。

(2) 内乳淋巴结复发的绝对值低,内乳放疗适应证仍有争议,对于治疗前影像学诊断内乳淋巴结转移可能性较大或经术中活检证实为内乳淋巴结转移的患者,推荐内乳野照射。原发肿瘤位于内侧象限同时腋窝淋巴结有转移的患者或其他内乳淋巴结转移概率较高的患者,在三维治疗计划系统上评估心脏剂量的安全性后可谨慎考虑内乳野照射。原则上 HER-2 过表达的患者为避免抗 HER-2 治疗和内乳照射心脏毒性的叠加,决定内乳野照射时宜慎重。

四、照射技术和照射剂量

所有术后放疗靶区原则上给予共 50 Gy(5 周,25 次)的剂量,对于影像学(包括功能性影像)上高度怀疑有残留或复发病灶的区域可局部加量至 60～66Gy。

(一) 常规照射技术

1. 锁骨上/下野　上界为环甲膜水平,下界位于锁骨头下 1cm 与胸壁野上界相接,内界为胸骨切迹中点沿胸锁乳突肌内缘向上,外界与肱骨头相接,照射野需包括完整的锁骨。可采用 X 线和电子线混合照射以减少肺尖的照射剂量。治疗时为头部偏向健侧以减少喉照射,机架角向健侧偏斜 10°～15°以保护气管、食管和脊髓。射野内上边界必要时沿胸锁乳突肌走向作铅挡保护喉和脊髓。

2. 胸壁切线野　上界与锁骨上野衔接,如单纯胸壁照射上界可达锁骨头下缘,下界为对侧乳腺皮肤皱折下 1cm。内界一般过体中线,外界:腋中线或腋后线,参照对侧腺体附着位置。同保乳术后的全乳照射,各边界也需要参考原发肿瘤的部位进行调整,保证原肿瘤部位处于剂量充分的区域,同时需要包括手术瘢痕。胸壁照射如果采用电子线照射,各射野边界可参照高能 X 线切线野边界。无论采用 X 线或电子线照射,都需要给予胸壁组织等效填充物以提高皮肤剂量至足量。

3. 腋窝照射　非常规根治术后放疗野,如腋下清扫不彻底或存在腋下肿瘤累及/包膜外侵犯等腋下高危复发因素时考虑采用,需注意手术和放疗后腋下臂丛神经损伤及上肢淋巴水肿等长期并发症的可能:①锁骨上和腋窝联合野,照射范围包括锁骨上/下和腋窝,与胸壁野衔接。腋锁联合野的上界和内界都同锁骨上野,下界在第 2 肋间,外界包括肱骨颈,需保证射野的外下角开放。采用 6MV 的 X 线,锁骨上/下区深度以皮下 3～4cm 计算,达到锁骨上区肿瘤量 50Gy(5 周,25 次)的剂量后,腋窝深度根据实际测量结果计算,欠缺的剂量采用腋后野补量至 DT 50Gy,同时锁骨上区缩野至常规锁骨上野范围,采用电子线追加剂量至 50Gy。②腋后野作为腋锁联合野的补充,采用 6MV 的 X 线,上界平锁骨下缘,内界位于肋缘内 1.5cm,下界同腋窝-锁骨联合野的下界,外界与前野肱骨头铅档相接,一般包括约 1cm 肱骨头。光栏转动以使射野各界符合条件。

4. 内乳野　常规定位的内乳野需包括第 1 至第 3 肋间,上界与锁骨上野衔接,内界过体中线 0.5～1.0cm,宽度一般为 5cm,原则上 2/3 及以上剂量需采用电子线以减少心脏的照射剂量。

(二) 三维适形照射技术

和二维治疗相比,基于 CT 定位的三维治疗计划可以显著提高靶区剂量均匀性和减少正常组织不必要的照射,提高射野衔接处剂量的合理性,所以即使采用常规定位,也建议在三维治疗计划系统上进行剂量参考点的优化、楔形滤片角度的选择和正常组织体积剂量的评估等,以更好地达到靶区剂量的完整覆盖和放射损伤的降低。胸壁和区域淋巴结靶区勾画可以参照 RTOG 标准或其他勾画指南。如果采用逆向优化计划,一定要严格控制照射野的角度,避免对侧乳腺和其他不必要的正常组织照射。

五、乳腺癌新辅助化疗、改良根治术后放疗

放疗指征暂同未做新辅助化疗者,原则上主要参考新辅助治疗前的初始分期,其中初始分期Ⅰ、Ⅱ期患者即使达到病理完全缓解(pathological complete response, pCR)也仍然有术后放疗适应证。对于新辅助治疗前后明确淋巴结持续阳性的临床分期Ⅰ、Ⅱ期患者,推荐术后放疗。放疗技术和剂量同未接受新辅助治疗的改良根治术后放疗。

对于有辅助化疗指征的患者,术后放疗应该在完成辅助化疗后开展;如果无辅助化疗指征,在切口愈合良好,上肢功能恢复的前提下,术后放疗建议在术后 8 周内开始。与靶向治疗和内分泌治疗的时间配合同保乳治疗或无新辅助化疗的改良根治术后放疗。

六、乳房重建术与术后放疗

原则上,不论采用哪种手术方式,乳房重建患者的术后放疗指征都需遵循同期别的乳房切除术后患者。无论是自体组织或假体重建术,都不是放疗的禁忌证。当采用假体重建时,由于放疗以后组织的血供和顺应性下降,Ⅱ期进行假体植入会带来更多的并发症,包括假体移位、挛缩等,所以考虑有术后放疗指征,又需采用假体的患者建议采用Ⅰ期重建。采用扩张器-永久性假体二步法重建的患者,扩张器替换成永久性假体可以在术后放疗之前或之后,该时序目前没有绝对定论,取决于整个团队对技术的熟悉程度和经验。

乳房重建以后放疗的技术可以参照保乳术后的全乳放疗。由于重建的乳房后期美容效果在很大程度上取决于照射剂量,而重建后放疗的患

者一般都有淋巴引流区的照射指征,所以尽可能提高靶区剂量均匀性,避免照射野衔接处的热点,是减少后期并发症的关键。在这个前提下,建议采用三维治疗技术,尽可能将淋巴引流区的照射整合到三维治疗计划中。

第六节 乳腺癌全身治疗指南

一、乳腺癌术后辅助全身治疗临床指南

(一)乳腺癌术后辅助全身治疗的选择

乳腺癌术后辅助全身治疗的选择应基于复发风险个体化评估与肿瘤病理分子分型及对不同治疗方案的反应性。

乳腺癌术后复发风险的分组见表6-2。该表可用于全面评估患者手术后复发风险的高低,是制订全身辅助治疗方案的重要依据。乳腺癌病理分子分型的判定见表6-3。乳腺癌术后辅助全身治疗的选择见表6-4。医师根据治疗的反应性并同时参考患者的术后复发风险选择相应治疗。

表6-2 乳腺癌术后复发风险的分组

危险度	判别要点	
	转移淋巴结	其他
低度	阴性	同时具备以下6条:标本中病灶大小(pT)≤2cm;分级Ⅰ级[a];瘤周脉管未见肿瘤侵犯[b];ER和(或)PR表达;HER-2基因没有过度表达或扩增[c];年龄≥35岁
中度		以下6条至少具备1条:标本中病灶大小(pT)>2cm;分级Ⅱ~Ⅲ级;有瘤周脉管肿瘤侵犯;ER和PR缺失;HER-2基因过度表达或扩增;年龄<35岁
	1~3枚阳性	未见HER-2基因过度表达和扩增且ER和(或)PR表达
高度		HER-2基因过度表达或扩增或ER和PR缺失
	≥4枚阳性	

注:a:组织学分级/核分级;b:瘤周脉管侵犯存在争议,它只影响腋淋巴结阴性的患者的危险度分级,但并不影响淋巴结阳性者的分级;c:HER-2的测定必须采用有严格质量把关的免疫组织化学或荧光原位杂交法(fluorescence in situ hybridization,FISH)、色素原位杂交法(chromogenic in situ hybridization,CISH)。

表6-3 乳腺癌分子分型的标志物检测和判定

分子分型	标志物	备注
Luminal A型	Luminal A样 ER/PR阳性且PR高表达 HER-2阴性 Ki-67低表达	ER、PR、Ki-67表达的判定值建议采用报告阳性细胞的百分比。Ki-67高低表达的判定值在不同病理实验中心可能不同,可采用20%~30%作为判断Ki-67高低的界值;同时,以20%作为PR表达高低的判定界值*,可进一步区分Luminal A样和Luminal B样(HER-2阴性)
Luminal B型	Luminal B样(HER-2阴性) ER/PR阳性 HER-2阴性 且Ki-67高表达或PR低表达 Luminal B样(HER-2阳性) ER/PR阳性 HER-2阳性(蛋白过表达或基因扩增) 任何状态的Ki-67	上述不满足Luminal A样条件的Luminal样肿瘤均可作为Luminal B样亚型
ERBB2+型	HER-2阳性 HER-2阳性(蛋白过表达或基因扩增) ER阴性和PR阴性	
Basal-like型	三阴性(非特殊型浸润性导管癌) ER阴性 PR阴性 HER-2阴性	三阴性乳腺癌和Basal-like型乳腺癌之间的吻合度约80%;但是三阴性乳腺癌也包含一些特殊类型乳腺癌如髓样癌(典型性)和腺样囊性癌

*:以20%作为PR表达高低的判定界值,目前仅有1篇回顾性文献支持。(参考文献,Prat A, Cheang M, Martin M, et al. Prognostic significance of progesterone receptor-positive tumor cells within immunohistochemically defined luminal A breast cancer. [J]. J Clin Oncol, 2013, 31(2):203-209.)

表6-4 不同分子分型的推荐治疗

亚型	治疗类型	备注
Luminal A样	大多数患者仅需内分泌治疗	一些高危患者需加用化疗

（续表）

亚型	治疗类型	备注
Luminal B 样（HER-2 阴性）	全部患者均需内分泌治疗,大多数患者要加用化疗	是否加用化疗需要综合考虑激素受体表达高低,复发转移风险,以及患者状态等
Luminal B 样（HER-2 阳性）	化疗+抗 HER-2 治疗+内分泌治疗	本亚型患者常规予以化疗
HER-2 阳性（非 Luminal）	化疗+抗 HER-2 治疗	抗 HER-2 治疗对象：pT_{1b} 及更大肿瘤,或淋巴结阳性
三阴性（导管癌）	化疗	
特殊类型*		
内分泌反应型	内分泌治疗	
内分泌无反应型	化疗	

*:特殊类型分为内分泌反应型(筛状癌、小管癌和黏液腺癌)和内分泌无反应型(顶浆分泌、髓样癌、腺样囊性癌和化生性癌)。

（二）乳腺癌术后辅助化疗的临床指南

1. 适应证

（1）浸润性肿瘤直径>2 cm。

（2）淋巴结阳性。

（3）激素受体阴性。

（4）HER-2 阳性(对 T_{1a} 以下患者目前无明确证据推荐使用辅助化疗)。

（5）组织学分级为 3 级。

以上单个指标并非化疗的强制适应证,辅助化疗方案的制订应综合考虑上述肿瘤的临床病理学特征、患者生理条件和基础疾患、患者的意愿及化疗可能获益与由之带来的不良反应等。免疫组织化学检测应该常规包括 ER、PR、HER-2 和 Ki-67。

2. 禁忌证

（1）妊娠期:妊娠早、中期患者,应慎重选择化疗。

（2）年老体弱且伴有严重内脏器质性病变患者。

3. 治疗前谈话

(1) 辅助化疗的目的是降低肿瘤复发率,提高总生存率。

(2) 化疗的不良反应。

(3) 年龄>70岁的患者接受化疗可能会有获益,但应慎重权衡化疗带来的利弊。

4. 治疗前准备

(1) 首次化疗前应充分评估患者的脏器功能,检测方法包括血常规、肝肾功能及心电图等。以后每次化疗前应常规检测血常规和肝肾功能,使用心脏毒性药物前应常规做心电图和(或)左室射血分数(left ventricular ejection fraction,LVEF)测定,其他检查应根据患者的具体情况和所使用的化疗方案等决定。

(2) 育龄妇女应妊娠试验阴性并嘱避孕。

(3) 签署化疗知情同意书。

5. 辅助化疗方案与注意事项

(1) 选择联合化疗方案,常用的有:①以蒽环类为主的方案,如 CAF、A(E)C、$FE_{100}C$ 方案(C:环磷酰胺,A:多柔比星,E:表柔比星,F:氟尿嘧啶),虽然吡柔比星(THP)在欧美少有大组的循证医学资料,但在我国日常临床实践中,用 THP 代替多柔比星也是可行的,THP 推荐剂量为 40~50 mg/m^2。②蒽环类与紫杉类联合方案,如 TAC(T:多西他赛)。③蒽环类与紫杉类序贯方案,如 AC→T/P(P:紫杉醇)或 FEC→T。④不含蒽环类的联合化疗方案,适用于老年、低风险、蒽环类禁忌或不能耐受的患者,常用的有 TC 方案及 CMF 方案(M:甲氨蝶呤)。

(2) 若无特殊情况,一般不建议减少化疗的周期数。

(3) 在门诊病历和住院病史中应当记录患者当时的身高、体重指数及体表面积,并给出药物的每平方米体表面积的剂量强度。一般推荐首次给药剂量应按推荐剂量使用,若有特殊情况需调整时不得低于推荐剂量的85%,后续给药剂量应根据患者的具体情况和初始治疗后的不良反应,可以1次下调20%~25%。每个辅助化疗方案仅允许剂量下调2次。

(4) 辅助化疗一般不与内分泌治疗或放疗同时进行,化疗结束后再开始内分泌治疗,放疗与内分泌治疗可先后或同时进行。

(5) 化疗时应注意化疗药物的给药顺序、输注时间和剂量强度,严格按照药品说明和配伍禁忌使用。

(6) 激素受体阴性的绝经前患者,在辅助化疗期间可考虑使用卵巢功能抑制药物保护患者的卵巢功能。推荐化疗前 1~2 周给药,化疗结束后 2 周给予最后 1 剂药物。

(7) 蒽环类药物有心脏毒性,使用时须评估左心室射血分数(LVEF),至少每 3 个月 1 次。如果患者使用蒽环类药物期间发生有临床症状的心脏毒性,或无症状但 LVEF<45% 或较基线下降幅度超过 15%,可考虑检测肌钙蛋白(cTnT),必要时应先停药并充分评估患者的心脏功能,后续治疗应慎重。

(8) 中国专家团认为三阴性乳腺癌的优选化疗方案是含紫杉和蒽环的剂量密度方案。大多数 Luminal B(*HER-2* 阴性)乳腺癌患者需要接受术后辅助化疗,方案应包含蒽环类和(或)紫杉类药物。

(三) 乳腺癌术后辅助内分泌治疗临床指南

1. 适应证　激素受体 ER 和(或)PR 阳性的乳腺癌患者。

2. 治疗前谈话

(1) 辅助内分泌治疗的目的是降低肿瘤复发率,提高总生存率。

(2) 内分泌治疗的不良反应。

3. 内分泌治疗与其他辅助治疗的次序　辅助内分泌治疗(LHRHa 除外)与化疗同时应用可能会降低疗效。一般在化疗之后使用,但可以和放疗及曲妥珠单抗治疗同时应用。

4. 绝经前患者辅助内分泌治疗方案与注意事项

(1) 辅助内分泌治疗有 3 种选择:他莫昔芬,卵巢功能抑制加他莫昔芬,卵巢功能抑制加第三代芳香化酶抑制剂。选择需要考虑两方面的因素:肿瘤复发风险高或需要使用辅助化疗;患者相对年轻(如年龄<35 岁)、在完成辅助化疗后仍未绝经的病例。

(2) 使用他莫昔芬的患者,治疗期间注意避孕,并每 6~12 个月行 1 次妇科检查,通过 B 超检查了解子宫内膜厚度。服用他莫昔芬 5 年后,患者仍处于绝经前状态,部分患者(如高危复发)可考虑延长服用至 10 年。目前,尚无证据显示,服用他莫昔芬 5 年后的绝经前患者,后续应用卵巢抑制联合第三代芳香化酶抑制剂会进一步使患者受益。托瑞米芬在绝经前乳腺癌中的价值尚待大型临床研究的确认,在我国日常临床实践中,常见托瑞米芬代替他莫昔芬。

（3）卵巢功能抑制推荐用于下列绝经前患者：①高风险患者，可与他莫昔芬或第三代芳香化酶抑制剂联合应用（TEXT 与 SOFT 试验联合分析提示卵巢功能抑制联合第三代芳香化酶抑制剂优于卵巢功能抑制联合他莫昔芬）；②接受辅助化疗的中度风险患者伴有以下风险因素时，如相对年轻（如年龄＜35 岁）、组织学高级别（Ⅲ级）等；③对他莫昔芬有禁忌者。

（4）卵巢去势有手术切除卵巢、卵巢放射及药物去势。若采用药物性卵巢去势，目前推荐的治疗时间是 2～5 年。根据 SOFT 和 TEXT 试验等循证医学数据，药物性卵巢去势对高危患者使用 5 年。对中危患者，应用卵巢功能抑制替代化疗时，使用时间是 2～3 年。

（5）高危患者应用他莫昔芬 5 年后，处于绝经后状态可继续服用芳香化酶抑制剂 5 年，未绝经可继续使用他莫昔芬满 10 年。

5. 绝经后患者辅助内分泌治疗的方案及注意事项

（1）第三代芳香化酶抑制剂可以向所有绝经后的 ER 和（或）PR 阳性患者推荐，尤其是具备以下因素的患者：①高复发风险患者；②对他莫昔芬有禁忌的患者或使用他莫昔芬出现中、重度不良反应的患者；③使用他莫昔芬 20 mg/天×5 年后的高风险患者。

（2）芳香化酶抑制剂可以从一开始就应用 5 年（来曲唑、阿那曲唑或依西美坦），高危复发患者可考虑继续使用芳香化酶抑制剂 3～5 年或改用他莫昔芬 3～5 年；在他莫昔芬治疗 2～3 年后再转用芳香化酶抑制剂满 5 年的高危患者，可继续芳香化酶抑制剂共 5 年或重新使用芳香化酶抑制剂 5 年；也可以在他莫昔芬用满 5 年之后再继续应用 5 年芳香化酶抑制剂。不同种类的芳香化酶抑制剂都可选择，药物耐受性和安全性是保障长期内分泌治疗疗效的关键。

（3）选用他莫昔芬 20 mg/天×5 年，是有效而经济的治疗方案。治疗期间应每 6～12 个月行 1 次妇科检查，通过 B 超检查了解子宫内膜厚度。

（4）也可选用他莫昔芬以外的其他雌激素受体调节剂，如托瑞米芬。

（5）绝经前患者内分泌治疗过程中，因月经状态改变可能引起治疗调整。

(6) 芳香化酶抑制剂和黄体激素释放激素类似物(luteinizing hormone-releasing hormone analogue,LHRH-a)可导致骨密度(bone mineral density,BMD)下降或骨质疏松,因此在使用这些药物前常规推荐 BMD 检测,以后在药物使用过程中,每 6 个月监测 1 次 BMD,并进行 BMD 评分(T-score)。T-score 小于-2.5,为骨质疏松,可开始使用双膦酸盐治疗;T-Score 为-2.5~-1.0,为骨量减低,给予维生素 D 和钙片治疗,并考虑使用双膦酸盐;T-score 大于-1.0,为骨量正常,不推荐使用双膦酸盐。

(四) 乳腺癌术后辅助曲妥珠单抗治疗临床指南

1. 适应证　原发浸润灶直径>1.0 cm HER-2 阳性时,推荐使用曲妥珠单抗;原发肿瘤在 0.5~1.0 cm 时,可考虑使用。中国专家团认为对直径不超过 0.5 cm 的浸润性 HER-2 阳性肿瘤,曲妥珠单抗的选择应综合考虑,如对于 HER-2 阳性 $T_{1a}N_0$ 乳腺癌,如果原发癌 ER 阴性且肿瘤大小接近 5 mm,可以考虑每周紫杉醇+曲妥珠单抗辅助治疗;淋巴结微转移的患者也应考虑曲妥珠单抗治疗。对于 ER 阳性乳腺癌且肿瘤大小接近 1 mm 的患者,当估计复发风险小于 5% 且可以选择内分泌治疗时,辅助全身化疗+抗 HER-2 的绝对获益非常微弱。

(1) HER-2 阳性是指免疫组织化学法 3+,或原位杂交法(in situ hybridization,ISH)阳性。

(2) 经免疫组织化学检测 HER-2 为 2+ 的患者应进一步作 ISH 明确是否有基因扩增。

(3) HER-2/CEP17 比值≥2.0,但平均 HER-2 绝对拷贝数<4.0 的患者采用曲妥珠单抗治疗的疗效不肯定。

2. 相对禁忌证

(1) 治疗前 LVEF<50%。

(2) 同期正在进行蒽环类药物化疗。

3. 治疗前谈话

(1) 目前,多项临床研究结果显示,对于 HER-2 蛋白过表达或基因扩增(HER-2 阳性)的乳腺癌患者,采用 1 年曲妥珠单抗辅助治疗可以降低乳腺癌的复发率。

(2) 曲妥珠单抗是一种生物靶向制剂,经 10 年以上的临床应用证实其不良反应少,但其中较严重的不良反应是当其与蒽环类药物联合应用时会增加充血性心力衰竭的机会。

(3) 曲妥珠单抗高昂的价格,HER-2 状态确认的重要性及其检测费用。

4. 治疗前准备

(1) 精确的 HER-2 检测。建议将浸润性乳腺癌组织的石蜡标本(蜡块或白片)送往国内有条件的病理科进行复查。

(2) 心功能检查(心脏超声或核素扫描,以前者应用更为普遍)。

(3) 签署治疗知情同意书。

5. 治疗方案和注意事项

(1) 曲妥珠单抗 6mg/kg(首次剂量 8mg/kg)每 3 周方案,或 2mg/kg(首次剂量 4mg/kg)每周方案。目前,暂推荐的治疗时间为 1 年,可与化疗同时使用或化疗后序贯使用。6 个月的短期疗程并未证实其疗效相当,2 年的疗程未得到更佳的预后获益,故均暂不推荐。

(2) 担心心脏毒性者可选择心脏毒性较低的 TCH 方案,低复发风险者[对应人群可参考 APT 临床试验(*N Engl J Med*, 2015, 372(2): 134-141)]可以选择紫杉醇周疗加曲妥珠单抗,部分患者也可采用 TC×4 个疗程联合 H(此处 C 为 CTX)。

(3) 首次治疗后观察 4~8 小时。

(4) 与蒽环类药物同期应用须慎重,但可以在前、后阶段序贯应用。与非蒽环类化疗、内分泌治疗或放疗都可同期应用。

(5) 每 3 个月监测 1 次 LVEF。治疗中若出现 LVEF<50% 或低于治疗前 16% 以上,应暂停治疗,并跟踪监测 LVEF 结果,直至恢复到 50% 以上方可继续用药。若不恢复,或继续恶化或出现心力衰竭症状则应当终止曲妥珠单抗治疗。

二、乳腺癌新辅助治疗临床指南

(一) 新辅助治疗的适宜人群

1. 一般适合临床 Ⅱ、Ⅲ 期的乳腺癌 过程中可能出现进展,甚至丧失手术的机会。

(1) 临床分期为 ⅢA(不含 T3、N1、M0)、ⅢB、ⅢC 期。

(2) 临床分期为ⅡA、ⅡB及ⅢA(仅 T_3、N_1、M_0)期,对希望缩小肿块、降期保乳的患者,也可考虑新辅助治疗。

2. 对隐匿性乳腺癌行新辅助治疗的可行性　对不可手术的隐匿性乳腺癌行新辅助治疗是可行的。其中隐匿性乳腺癌定义为腋窝淋巴结转移为首发症状,而乳房未能检出原发灶的乳腺癌,在排除其他部位原发肿瘤后,尽管临床体检和现有的影像学检查均不能发现乳房肿块,甚至术后病理学检查也未查及乳腺内的原发病灶,但还是可以诊断为这是一类特殊类型的乳腺癌。

(二) 新辅助治疗的禁忌证

(1) 未经组织病理学确诊的乳腺癌,推荐进行组织病理学诊断,并获得 ER、PR、HER-2 及 Ki-67 等免疫组织化学指标,不推荐将细胞学作为病理学诊断标准。

(2) 妊娠早期女性为绝对禁忌。而妊娠中后期女性患者应慎重选择化疗,为相对禁忌,国外有成功应用的个案报道。

(3) 年老体弱且伴有严重心、肺等器质性病变,预期无法耐受化疗者。

(4) 原位癌成分太多造成无法确认浸润性癌的大小或无法临床评估疗效者需谨慎使用。

(三) 新辅助治疗前的谈话

1. 新辅助治疗的定义　未发现远处转移的乳腺癌患者,在计划中的手术治疗或手术加放疗的局部治疗前,以全身系统性治疗作为乳腺癌的第一步治疗。乳腺癌的新辅助治疗包括新辅助化疗、新辅助靶向治疗及新辅助内分泌治疗。基于目前循证医学的证据,相同方案和疗程的新辅助治疗的疗效和辅助治疗的疗效是一样的,但可以使部分不能保乳的患者获得保乳的机会,部分不可手术的患者获得手术的机会;但是一部分患者(小于5%)在新辅助化疗的过程中可能出现进展,甚至丧失手术的机会。

2. 新辅助治疗的意义　①新辅助治疗是局部晚期乳腺癌或炎性乳腺癌的规范疗法,可以使肿瘤降期以利于手术,或变不能手术为能手术;②若能达到 pCR,则预示较好的远期效果;③对于肿瘤较大且有保乳意愿的患者可以提高保乳率。

3. 部分乳腺癌对新辅助治疗初始治疗方案不敏感　若2个周期化疗

后肿瘤无变化或反而增大时,应根据实际情况考虑是否需要更换化疗方案或采用其他疗法。

4. 其他　接受有效的新辅助治疗之后,即便临床上肿瘤完全消失,也必须接受既定的后续治疗,包括手术治疗,并根据手术前后病理结果决定进一步辅助治疗的方案。

(四) 新辅助治疗的实施

1. 治疗前准备

(1) 病灶基线体检。精确测量乳腺原发灶和腋窝淋巴结的最长径(多个肿块时取其最长径之和)。

(2) 基线影像学评估。乳房超声、乳腺 X 线下肿瘤的最长径(建议采用 MRI 评估)。

(3) 血常规、肝、肾功能、心电图、胸片及肝脏超声检查。局部晚期乳腺癌或炎性乳腺癌患者还需加做全身骨扫描、胸部 CT 检查。既往有心脏病史的患者建议行必要的心功能检查(如心超测 LVEF)。

(4) 治疗前必须对乳腺原发灶行空芯针活检(或真空辅助活检),诊断为浸润性癌或原位癌(可能存在组织学低估)同时伴有细针穿刺证实的同侧腋窝淋巴结转移,明确组织学诊断及免疫组织化学检查(隐匿性乳腺癌除外)。

(5) 肿大的区域淋巴结是否为乳腺癌转移,应通过穿刺获得病理学证实。

(6) 育龄妇女应妊娠试验阴性,并嘱避孕。

(7) 告知化疗的不良反应,签署化疗知情同意书。

(8) 需要在原发灶内放置标记物,或对肿瘤表面皮肤进行标记,为治疗后续手术范围提供原发灶依据。

(9) 推荐在新辅助治疗前对临床淋巴结阴性的患者进行腋窝前哨淋巴结活检,可以为后续的手术和全身治疗提供更多的信息。对新辅助化疗后 SLN 活检的安全性和价值目前仍存在争议——可能会降低部分患者的腋窝淋巴结清扫率。

2. 常用的含蒽环类和紫杉类药物的联合化疗方案及注意事项　HER-2 阳性患者建议加用曲妥珠单抗以增加 pCR 率,拉帕替尼在新辅助抗 HER-2 治疗中有一定价值。

(1) 联合化疗方案包括以下。

1) 以蒽环类为主的化疗方案,如 CAF、FAC、AC、CEF 和 FEC 方案(C:环磷酰胺;A:多柔比星,或用同等剂量的吡柔比星;E:表柔比星;F:氟尿嘧啶)。

2) 蒽环类与紫杉类联合方案,如 A(E)T、TAC(T:多西他赛)。

3) 蒽环类与紫杉类序贯方案,如 AC→P 或 AC→T(P:紫杉醇)。

4) 其他化疗方案,如 PC(C:卡铂)。

(2) 注意事项包括以下。

1) 新辅助治疗方案应包括紫杉类和(或)蒽环类药物,$HER-2$ 阳性者应加用抗 $HER-2$ 的药物。

2) 绝经后激素受体强阳性的患者可考虑单用内分泌治疗,推荐使用芳香化酶抑制剂。新辅助内分泌治疗应持续 5~8 个月或至最佳疗效。

3) 在门诊病历和住院病史中须记录患者当时的身高、体重指数及体表面积,并给出药物的每平方米体表面积的剂量强度。一般推荐首次给药剂量不得低于推荐剂量的 85%,后续给药剂量应根据患者的具体情况和初始治疗后的不良反应,可以 1 次下调 20%~25%。每个新辅助化疗方案仅允许剂量下调 2 次。

4) 在治疗有反应或疾病稳定的患者中,推荐手术前完成所有的既定周期数。

5) pCR 和早期乳腺癌长期预后相关性较强的是 TNBC 和 $HER-2$ 阳性型。

3. 疗效评估及治疗的疗程

(1) 建议在治疗第 1 个周期的最后 1 天,也即计划第 2 个周期治疗之前,进行详细的体检,初步了解治疗后的反应,如果肿瘤明确增大,要考虑早期进展的可能。

(2) 一般情况下,建议在治疗第 2 个周期末,即计划第 3 个周期之前全面评估疗效。新辅助治疗前后的检查手段应该一致,评价结果按照 RECIST 标准分为完全缓解、部分缓解、疾病稳定和疾病进展。

(3) 根据新辅助治疗中疗效评估结果决定随后的新辅助治疗方案,疾病稳定的患者建议更改治疗方案重新进入评价程序,或改变总体治疗计划,采用手术、放疗或其他全身治疗措施。

(4) 对完全缓解或部分缓解的患者,目前推荐完成既定的新辅助治疗疗程,即便肿瘤退缩明显,也应完成原计划疗程(除非不能耐受),避免因治疗有效而临时中断新辅助治疗、立即手术的情况。专家推荐对新辅助化疗患者在术前即完成辅助化疗的总疗程数(如6或8个周期),术后可不再化疗。

(5) 根据新辅助治疗结束后的疗效评估结果决定随后的辅助化疗方案,对未达到pCR的患者,特别是三阴性乳腺癌患者,可追加适当的辅助化疗。

(五) 乳腺癌经新辅助治疗降期后的处理

1. 手术分类

(1) 乳房手术:手术可根据个体情况选择保留乳房或全乳切除。

(2) 腋窝淋巴结手术:新辅助治疗前的SLN为阴性,新辅助治疗后可免去腋窝淋巴结评估。新辅助治疗前,腋窝淋巴结穿刺证实为转移或SLN有转移,需行ALND。大多数中国专家不建议对新辅助化疗前腋窝淋巴结穿刺证实为转移、通过治疗降期后行SLNB为阴性的患者免于腋窝清扫。

2. 新辅助治疗后病理学检查及病理学疗效判定

(1) pCR的定义有两种:①一般是指乳腺原发灶中找不到恶性肿瘤的组织学证据,或仅存原位癌成分;②严格意义上是指乳腺原发灶和转移的区域淋巴结均达到pCR。

(2) pCR的确定应当由病理医师完成,但临床医师有责任协助病理医师找到原病灶部位,经过多点取材检查后,才能确定pCR。

(3) 残存肿瘤的组织学分型、分级,ER、PR及HER-2等免疫组织化学结果可供参考。无论是术前还是术后获得的病理学资料,只要出现1次ER、PR或HER-2阳性,就可以给予相应的内分泌治疗或曲妥珠单抗治疗。

3. 术后辅助治疗

(1) 术后辅助化疗:目前尚有争议。一般可以根据术前化疗的周期数、疗效及术后病理学检查结果再继续选择相同化疗方案,或更换新的化疗方案或不辅助化疗。鉴于目前尚无足够证据,因此无法统一。一般新辅助化疗加辅助化疗的总周期数为6~8个周期。若新辅助化疗时已经完成了所有的辅助化疗周期,可考虑不再使用化疗。

(2) 术后辅助放疗:推荐根据化疗前的肿瘤临床分期来决定是否需要辅助放疗及放疗范围。放疗范围包括全胸壁和锁骨上和锁骨下范围。临床上,内乳淋巴结有累及或临床上高度怀疑内乳淋巴结可能会累及的需行内乳区放疗。

(3) 辅助内分泌治疗、辅助分子靶向治疗:参见《乳腺癌术后辅助全身治疗临床指南》。新辅助加辅助曲妥珠单抗的总治疗时间为1年。

(六) 术后随访指导

1. 随访意义　早期乳腺癌患者术后应定期随访,以了解患者的生存状况,评估疾病是否复发转移,以及患者对辅助治疗的依从性和不良反应等。

2. 随访时间　术后(或结束辅助化疗后)第1～2年每3个月1次,第3～4年每4～6个月1次,第5年开始每年1～2次。

3. 随访检查内容　触诊体检、肝脏超声、血生化和血常规。

4. 其他特殊检查　乳房X线(每年1次)、妇科检查(他莫昔芬治疗中每年1～2次)和BMD(芳香化酶抑制剂治疗期间)。

5. 其他　骨扫描、CT或MRI等检查可用于有症状的患者,但不推荐无症状患者常规应用。

第七节　HER-2阳性乳腺癌临床诊疗专家共识

HER-2是乳腺癌明确的预后指标和药物治疗效果的预测指标。作为第一个靶向抗HER-2的人源化单克隆抗体,曲妥珠单抗的问世改变了HER-2阳性乳腺癌患者的预后,影响了乳腺癌的诊治模式,是乳腺癌药物治疗的重要突破。2007年,拉帕替尼作为晚期乳腺癌二线治疗药物在欧美批准上市,2013年,已在中国上市。帕妥珠单抗和T-DM1也已经在国外上市,但尚未进入中国内地。为了更好地推广规范的HER-2检测,准确评估患者预后,更大地发挥抗HER-2的靶向治疗药物使用的疗效,减少治疗盲目性,使更多患者获益,中国抗癌协会乳腺癌专业委员会专家组成员,根据现有国内外研究结果讨论后达成以下共识。

一、标准 HER–2 检测和结果判定

（1）HER–2 是乳腺癌重要的预后指标，同时也是抗 HER–2 药物的预测指标。

（2）靶向抗 HER–2 药物治疗适应证是 HER–2 阳性浸润性乳腺癌。

（3）HER–2 阳性的定义，是标准免疫组织化学 3+，或 ISH 阳性。

（4）如果患者免疫组织化学检测显示 HER–2 为 3+，可以直接判断为 HER–2 阳性；如果免疫组织化学检测 HER–2 为 2+，应该再行 ISH 检测阳性以明确。如果标准实验室免疫组织化学检测结果 HER–2 为 1+ 或 HER–2 为 0，则判断为 HER–2 阴性。

（5）HER–2 阳性判断也可以通过 ISH 检测。在合格实验室进行的 ISH 检测，按照 ASCO/CAP 标准，HER–2/CEP17 比值≥2.0 或 HER–2 基因拷贝数≥6 则可判断为 HER–2 阳性；比值<2 但 HER–2 基因拷贝数为 4~6 为结果不确定，病理学专家宜增加计数细胞数量重新进行 ISH 检测，或结合免疫组织化学结果进行判断。

（6）对于 HER–2/CEP17 比值≥2.0，但平均 HER–2 拷贝数/细胞<4.0 的病例是否应该视为 ISH 阳性目前尚存争议；建议对这部分病例在报告中加以备注，提示目前的争议，建议临床医师参考免疫组织化学检测结果，并与患者进行必要的沟通。

（7）如果患者病情发展不符合 HER–2 阴性患者特点，临床认为有可能是 HER–2 阳性，或者复发转移患者治疗过程中为了争取治疗机会，建议重新检测 HER–2，可以用原发肿瘤标本，但提倡复发病灶再活检，方法可以用免疫组织化学或 ISH。

二、HER–2 阳性复发转移乳腺癌治疗原则

1. 治疗原则

（1）HER–2 阳性复发转移乳腺癌，首选治疗应该是抗 HER–2 为基础的治疗，根据患者激素受体状况、既往（新）辅助治疗用药情况，选择治疗方案，使患者最大受益。在一线治疗中，曲妥珠单抗联合化疗疗效和安全性优于拉帕替尼联合化疗。

(2) 曲妥珠单抗单药治疗 HER-2 阳性转移性乳腺癌有一定疗效，但更多临床研究显示，曲妥珠单抗与化疗药物联合效果更好。《NCCN 指南》推荐 HER-2 阳性晚期乳腺癌一线治疗为帕妥珠单抗、曲妥珠单抗双靶向联合紫杉类药物，帕妥珠单抗在中国尚未上市。其他可选方案包括 T-DM1，以及曲妥珠单抗联合紫杉醇或多西他赛。曲妥珠单抗联合紫杉醇的同时也可加用卡铂进一步提高疗效。曲妥珠单抗也可联合长春瑞滨、卡培他滨等其他化疗药物。

(3) 研究结果显示，曲妥珠单抗联合阿那曲唑一线治疗 HER-2 阳性同时 ER/PR 阳性晚期乳腺癌，无进展生存期、临床获益率和疾病进展时间均显著优于阿那曲唑单药。所以，HER-2 与激素受体均阳性的绝经后转移性乳腺癌患者，在不适合化疗或疾病发展缓慢的患者中也可以采用曲妥珠单抗[和(或)拉帕替尼]联合芳香化酶抑制剂等内分泌治疗药物。

(4) 新辅助治疗接受过曲妥珠单抗治疗的复发转移性乳腺癌患者，仍应接受抗 HER-2 治疗。推荐对停用曲妥珠单抗小于 12 个月的患者可选用二线抗 HER-2 治疗方案，对停用曲妥珠单抗大于 12 个月的患者选用一线抗 HER-2 治疗方案。

2. 曲妥珠单抗治疗后的疾病进展治疗策略 《NCCN 指南》推荐经抗 HER-2 为基础治疗进展的患者，可采用以下治疗策略。

(1) 拉帕替尼联合卡培他滨：临床研究证明，对曲妥珠单抗为基础的方案治疗失败的乳腺癌，拉帕替尼联合卡培他滨比单用卡培他滨的至疾病进展时间延长，所以曲妥珠单抗方案治疗后疾病进展 HER-2 阳性患者可以选择拉帕替尼联合卡培他滨。

(2) 曲妥珠单抗联合卡培他滨：有研究显示，疾病进展后使用曲妥珠单抗联合卡培他滨较卡培他滨单药显著提高无疾病进展时间。

(3) 还可以考虑曲妥珠单抗联合拉帕替尼的方案，尤其是对经多线治疗后的患者仍可有效。

(4) 继续使用曲妥珠单抗，更换其他化疗药物：在传统细胞毒药物治疗中，出现疾病进展意味着需要更换治疗方案。但曲妥珠单抗由于其作用机制的不同，患者曾经治疗有效而其后出现疾病进展时并不一定需要停药。临床前研究显示，持续应用曲妥珠单抗抑制 HER-2 表达有助于控制乳腺癌细胞生长,而停止曲妥珠单抗,肿瘤生长加快。多项研究显示,一线使用曲妥珠单抗疾病进展后,继续使用曲妥珠单抗比停止使用曲妥珠单抗治疗疗效更好。因此,HER-2阳性乳腺癌经曲妥珠单抗联合化疗治疗出现疾病进展后,可保留曲妥珠单抗继续使用,而非换用其他化疗药物。

三、HER-2阳性乳腺癌曲妥珠单抗辅助治疗原则

临床研究结果表明,曲妥珠单抗用于HER-2阳性早期乳腺癌术后辅助治疗,可明显降低复发和死亡。

1. HER-2阳性乳腺癌曲妥珠单抗辅助治疗用药推荐

(1) 可以用多柔比星(或表柔比星)联合环磷酰胺,每21天1次,共4个周期,序贯每周1次紫杉醇12次或多西他赛4个周期,紫杉类药物同时应用曲妥珠单抗,周疗剂量为2 mg/kg(首次剂量为4 mg/kg),或3周1次,剂量为6 mg/kg(首次剂量为8 mg/kg),共1年。或者采用剂量密集方案每2周1次的化疗方案:多柔比星(或表柔比星)联合环磷酰胺4个周期序贯紫杉醇4个周期,紫杉醇同时应用曲妥珠单抗,靶向治疗持续1年。近来,由于帕妥珠单抗在新辅助和辅助治疗中的作用得到肯定,若条件允许,推荐加入帕妥珠单抗,但帕妥珠单抗在国内尚未上市。

(2) 不适合蒽环药物的患者可以用TCH:多西他赛75 mg/m^2,卡铂AUC为6,每21天为1个周期,共6个周期,同时曲妥珠单抗治疗,化疗结束后曲妥珠单抗6 mg/kg,3周1次,至1年。

(3) 最近有研究认为,对于一些淋巴结阴性小肿瘤的早期患者,可以选用每周紫杉醇80 mg/m^2,12次,联合曲妥珠单抗1年的辅助治疗。或多西他赛联合环磷酰胺(TC)4个疗程,并联合曲妥珠单抗1年的辅助治疗。

目前认为,HER-2阳性乳腺癌曲妥珠单抗辅助治疗,推荐的用药周期为1年,6个月的短期疗程并未证实其疗效相当,2年的疗程未得到更佳的预后获益,故均暂不推荐。术后初始治疗未接受曲妥珠单抗的患者,辅助化疗结束后,处于无疾病复发的患者仍可以从延迟使用(中位延迟时间22.8个月)的曲妥珠单抗治疗中获益。

2. 曲妥珠单抗在辅助治疗中的心脏毒性　曲妥珠单抗联合化疗药物

可能增加心肌损害,严重者会发生心力衰竭。尽管 NSABP B-31、N9831 和 HERA 三项试验中心脏毒性事件数不高,并且可以恢复,但临床研究入选的病例是化疗后经过心脏功能安全筛选的。临床实践中建议在对既往史、体格检查、心电图、超声心动图左心室射血分数(LVEF)基线评估后再开始应用曲妥珠单抗,使用期间应该每 3 个月监测心功能。若患者有无症状性心功能不全,监测频率应更高(如每 6~8 周 1 次),出现下列情况时,应停止曲妥珠单抗治疗至少 4 周,并每 4 周检测 1 次 LVEF。

(1) LVEF 较治疗前绝对数值下降≥15%。

(2) LVEF 低于正常范围,并且较治疗前绝对数值下降≥10%。

如 4~8 周内 LVEF 回升至正常范围或 LVEF 较治疗前绝对数值下降≤10%,可恢复使用曲妥珠单抗。LVEF 持续下降(大于 8 周),或者 3 次以上因心肌病而停止曲妥珠单抗治疗,应永久停止使用曲妥珠单抗。

四、HER-2 阳性乳腺癌的含曲妥珠单抗新辅助治疗

多个临床试验研究证明,HER-2 阳性患者术前新辅助治疗达到 pCR 者无病生存期(disease-free survival,DFS)和 OS 均优于同样治疗未达到 pCR 的患者。曲妥珠单抗联合化疗与单用化疗相比能够显著提高 pCR 率。Buzdar 新辅助治疗试验中,曲妥珠单抗联合紫杉醇序贯 CEF 化疗的 pCR 率高达 65.2%,显著高于单纯化疗组的 26%($P=0.016$)。因此,HER-2 阳性乳腺癌的新辅助化疗应考虑曲妥珠单抗联合化疗。

对于拉帕替尼与曲妥珠单抗联合能否较单靶向治疗显著提高 pCR,不同临床试验的结论不一致。目前认为,对某些特定患者,双靶治疗能获得更好的疗效,而对有些患者,单用曲妥珠单抗即能获得良好效果,但尚无成熟工具可区分这些患者;新辅助临床研究显示帕妥珠单抗联合曲妥珠单抗联合化疗能较单靶向联合化疗提高 pCR,但帕妥珠单抗在国内不可获得。

术前新辅助治疗用过曲妥珠单抗的患者,术后辅助推荐继续使用曲妥珠单抗,治疗总疗程为 1 年。HER-2 阳性乳腺癌患者如果术前新辅助治疗未用过曲妥珠单抗,术后辅助治疗仍推荐曲妥珠单抗。

现代乳腺癌诊断和分类,应该是在标准的传统病理组织学基础上,联合更好的免疫组织化学诊断和更新的分子病理学诊断。乳腺癌的科学合

理综合治疗,有赖于病理科、影像科和临床有关学科合作,在国内外治疗指南和临床诊疗专家共识的基础上规范预后指标和预测指标的检测,合理治疗,提高患者生活质量与生存率。

第八节 乳腺癌局部和区域淋巴结复发诊治指南

一、局部和区域复发的定义

局部复发是指早期乳腺癌乳房保留治疗后同侧乳腺内,或可手术乳腺癌乳房切除术后同侧胸壁再次出现肿瘤;区域复发是指患侧的淋巴引流区,包括腋窝、锁骨上/下及内乳淋巴结区域出现肿瘤。孤立性复发是指在发现局部-区域复发时,通过常规检查未发现合并其他部位的转移。

二、诊断

完整全面地检查以明确复发时有无合并远处转移。

细针穿刺虽然可以提供复发的依据,但仍需要获得复发灶的组织诊断,并确定复发病变的生物学标志物(ER、PR 和 HER-2)状态。

胸部 CT 等影像学检查,需要覆盖完整的胸壁和区域淋巴结。如果复发患者既往曾接受术后放疗,则诊断复发时的影像学检查需要明确复发病灶在放射野内,还是在放射野外,以及距离放射野边缘的距离。此外,还需要增加对有无放射性肺损伤的评估。如接受过术后放疗的患者出现臂丛神经症状或上肢水肿,且临床无明显淋巴结肿大,推荐行增强 MRI 或正电子发射计算机断层显像(PET/CT)扫描,有助于鉴别复发和放射性纤维化。[18]FDG PET/CT 可与 CT 同时进行,有助于评估患者复发的完整范围,尤其是当胸部 CT 表现可疑或不能确定性质时,有助于评估有无远处转移,并有助于鉴别治疗后改变与复发。

三、治疗原则

无论乳房保留治疗后复发还是乳房切除术后复发,均需要多学科评估和治疗,以最大限度优化治疗原则,目的在于一方面有效地控制局部疾病，另一方面尽可能地减少或延迟复发或远处转移的发生。

1. 保乳术后同侧乳房复发

（1）单灶复发或可手术的复发患者，补救性乳房切除是最主要的局部治疗手段，可以获得60%～70%的5年局部控制率和约85%的总生存率。如果首次手术时未行腋窝淋巴结清扫，乳房切除术的同时可行Ⅰ～Ⅱ组腋窝淋巴结清扫。若以往曾经行腋窝淋巴结清扫，经临床或影像学检查发现淋巴结侵犯证据时可行腋窝手术探查或补充清扫。再次保乳手术可作为乳房切除术的替代方法，既往接受放疗者，再次保乳术后可考虑加或不加部分乳腺照射，需视既往心肺等正常组织照射剂量、放疗与复发间隔，以及乳腺纤维化、心肺损伤等综合评判而定；未接受放疗者，可考虑保乳术+放疗；临床或影像学腋窝无淋巴结可扪及，且既往未接受腋窝清扫者，可考虑前哨淋巴结活检。

（2）若复发范围广泛或累及皮肤，甚至呈现炎性乳腺癌表现，则需先行全身治疗后再考虑局部手术和（或）放疗。

（3）补救性乳房切除术后一般不考虑胸壁放疗，但如腋窝淋巴结有转移而既往未行区域淋巴结照射的患者需补充锁骨上/下淋巴结的照射。

2. 乳房切除术后复发　与保乳术后孤立乳房内复发患者相比，乳房切除术后胸壁和区域淋巴结复发的患者预后较差；同时首发胸壁复发患者，后续锁骨上淋巴结转移率较高。而首发区域淋巴结复发的患者，后续胸壁复发率也可高达30%。所以在既往没有接受过术后放疗的患者，在首次复发行放疗时，需包括易再次复发的高危区域。

3. 胸壁复发　胸壁结节可切除者，推荐局部广泛切除。但是单纯手术切除的后续再次复发率可达60%～75%，放射治疗可以显著降低再次复发率，是局部区域性复发患者综合治疗的主要手段之一。首次复发患者局部小野照射会带来高达50%以上的再次复发率，且小野照射后再次复发中有2/3位于原照射野以外，所以在既往没有接受过术后放疗的患者中照射靶区需要覆盖患侧全胸壁，并需要对锁骨上/下淋巴引流区进行预防性照射。弥漫性复发患者需要先行全身治疗，根据局部病变的退缩情况并排除远处转移后，再行胸壁和区域淋巴结的放疗。

对于以往曾经行术后放疗的患者，再次照射的价值尚未证实。若复发病变不能手术或切除不完全，在充分考虑术后放疗与复发的间隔时间，放疗后正常组织改变的程度、局部-区域复发的风险，并且平衡了再照射的风险和益处之后，可针对复发病变局部再照射。

胸壁结节较大或不可切除，如有全身治疗指征，经全身治疗后结节缩小预计有切除可能者，先全身治疗有助于增加局部治疗成功的可能性。

4. 孤立的腋窝淋巴结复发　手术切除为主要的治疗手段，若以往未行腋窝淋巴结清扫，则需要补充清扫。而腋窝淋巴结清扫后复发患者如可手术，则对复发灶行补充切除。在既往未行术后放疗的患者补充腋窝清扫后，需对锁骨上/下淋巴引流区和胸壁行预防性照射。对于复发病变未能完全切除的患者，照射范围还需包括腋窝。

5. 锁骨上淋巴结复发　如既往未行放疗，放疗靶区需包括锁骨上/下淋巴引流区和胸壁；如既往有乳房和胸壁照射史，可单独给予锁骨上/下淋巴引流区的放疗，照射野需与原照射野衔接。对既往无放疗史患者，可考虑行锁骨上淋巴结清扫术。

6. 内乳淋巴结复发　内乳淋巴结复发的治疗原则与锁骨上淋巴结复发相同。如既往无胸壁照射史，放疗范围除包括内乳区外，还需要包括患侧胸壁。但胸壁和其他区域淋巴结复发患者，在放疗靶区的选择上，原则上不需要对内乳区进行预防性照射。

7. 放射治疗技术　与二维治疗相比，基于 CT 定位的三维治疗计划可以显著提高靶区覆盖程度，并合理评估正常组织照射体积和剂量，推荐在复发患者中尽可能采用。全胸壁和区域淋巴结照射剂量达到 50 Gy(共 25 次)或相应的生物等效剂量后，对复发灶需要加量至 60 Gy，对未切除的复发灶照射剂量需要在 60 Gy 以上，但必须控制正常组织损伤。加热配合局部放疗可以在一定程度上改善局部控制率。胸壁照射时，需要加与组织等效的填充物以保证皮肤剂量及皮下组织的剂量充分。

8. 全身治疗策略　下列情况需要考虑全身治疗：局部-区域病变较大或不可切除，但经全身治疗后病变缓解有可能变得可以切除者；孤立的局部区域复发在得到有效的局部治疗后，巩固化疗有可能改善 PFS 和 OS，应考虑化疗，尤其是复发病灶对内分泌治疗不敏感或无效者；激素受体阳性患者内分泌治疗，具有可持续治疗和降低再次复发率的价值；复发灶广泛乃至放射治疗难以覆盖完整的靶区；同期放化疗可以提高局部控制率；HER-2 阳性患者可以联合靶向治疗。与其他复发转移患者的治疗原则一致,应密切跟踪治疗方案的疗效,并适时调整治疗方案。推荐局部-区域复发患者参加前瞻性临床研究。

第九节　乳腺癌的精准诊疗

乳腺癌是女性最常见的恶性肿瘤,也是导致女性癌症相关死亡的主要肿瘤类型。美国最新统计数据显示,2019年,乳腺癌新增病例数约268 600例(占女性所有新增癌症病例数的30%,位居第一),新增死亡数约41 760例(占比15%,位居第2)。

如何更精准地防治乳腺癌,更有效地维护女性健康,是全球共同面临的挑战。值得注意的是,在乳腺癌发病率居高不下的同时,乳腺癌相关病死率存在下降趋势。目前,中国乳腺癌患者的5年生存率已超过80%,这一方面是由于早期筛查的普及和全方位的健康管理,另一方面得益于乳腺癌诊断和综合治疗手段的长足进步。目前,乳腺癌的治疗模式涵盖了手术、放疗、化疗、内分泌治疗、靶向治疗及免疫治疗等。根据ER、PR、HER-2及Ki-67增殖指数的状态,将乳腺癌患者分为Luminal A型,Luminal B型,HER-2阳性型及三阴性。分子分型的提出,为个体化治疗方案的制订及预后的评估提供了参考,使得精准治疗的雏形初步显现。

2011年,美国国立癌症研究所指出,精准医学是将个体疾病的遗传学信息用于指导诊断和治疗的医学。随着多组学(基因组、转录组及蛋白质组等)分析技术的进步,生物信息学的发展及大数据的建立,人类对疾病的研究已进入到分子层面。从肿瘤分子水平探索其生物学行为给个体化治疗提供了可能。二代测序技术(next-generation sequencing,NGS)于2007年被 Nature Methods 杂志评选为生物领域影响力最大的技术。此后,NGS以高灵敏度、高精准度、高通量等特点,在分子诊断领域占据重要地位,并推动着肿瘤精准医学的发展。乳腺癌分子表达图谱的日益更新,扩展了人们对于肿瘤易感基因、驱动基因、耐药基因及信号通路的认识,推动了基础向临床的转化。例如,有研究者在8654名晚期乳腺癌患者中使用FoundationOne ® CDx检测,在6959名患者(80.4%)中发现至少一种基因突变,且可根据基因变异选择靶向治疗;研究中超过半数的乳腺癌患者可能存在的基因变异,可对信号通路抑制剂敏感。例如,磷脂酰肌醇3-激酶(phosphatidylinositol 3-kinase,PI3K)雷帕霉素靶蛋白(mammalian target of rapamyoin,mTOR)抑制剂(51%)和细胞周期蛋白激酶(cyclin-dependent kinase,CDK)CDK抑制剂(31%)等。提示该检测技术存在临床应用价值。在传统病理分型的基础上进一步联合NGS技术,对于提供更为精准的预后,指导敏感性药物的选择等方面有广阔的应用前景。美国癌症联合委员会(AJCC)在《第8版乳腺癌分期系统》中首次纳入基因检测相关的内容:①建立预后性分期的理念,以Ⅰ类证据推荐适应证人群选择Oncotype DX多基因检测;②正式纳入Oncotype DX、MammaPrint、EndoPredict、Prosigna及Breast Cancer Index(BCI)多基因检测技术。本章节重点讨论乳腺癌中精准医学相关的最新研究进展,临床应用价值及现状。

一、遗传性乳腺癌相关基因检测

5%~10%的乳腺癌具有遗传性。遗传性乳腺癌是指有明确的遗传易感基因变异的乳腺癌,通常表现为家族聚集性。相关基因检测的进展使得乳腺癌风险预测及遗传咨询更加有据可循。

BRCA1/2是最早发现并且研究较多的乳腺癌易感基因。BRCA1/2编码的蛋白参与DNA的损伤修复及转录调控,对于维持基因组稳定、避免肿瘤发生具有重要意义。迄今最大规模的流行病学调查对1937—2011年发现的31 481例BRCA1/2突变携带者的长期随访发现,超过60%的BRCA1/2突变携带者会罹患乳腺癌和卵巢癌。BRCA1/2突变携带者有50%的可能性遗传给下一代子女。

发现BRCA基因突变导致乳腺癌的科学家Mary Claire King提出,30岁以上的女性均应该检测BRCA1/2基因,将其作为乳腺癌筛查的项目之一。2016年,《NCCN基因诊断指南》中介绍了推荐进行BRCA基因检测的乳腺癌患者的纳入标准:①年龄≤45岁发病;②年龄≤50岁发病,同时伴有第二原发性乳腺癌;满足≥1项以下家族史标准:≥1血缘近亲有任何年龄发病的乳腺癌史;≥1血缘近亲有胰腺癌史;≥1亲属有前列腺癌史(Gleason评分≥7);未知或有限的家族史;③年龄≤60岁发病,同时伴有:三阴性乳腺癌;④所有男性乳腺癌;⑤任何年龄发病,与更高的 BRCA 突变频率相关人群。例如,德裔犹太人;满足≥1 项以下家族史标准:≥1 血缘近亲有年龄≤50 岁发病的乳腺癌史;≥2 血缘近亲有任何年龄发病的乳腺癌史;≥1 血缘近亲有卵巢癌史;有三级亲属患有乳腺癌和(或)卵巢癌,同时其有≥2 血缘近亲患有乳腺癌(其中至少有一例年龄≤50 岁)和(或)卵巢癌;血缘近亲有男性乳腺癌家族史;≥2 血缘近亲有任何年龄发病的胰腺癌和(或)前列腺癌(Gleason 评分≥7);有已知的家族型致病性 BRCA1/2 突变。

同时《NCCN 指南》给出了 BRCA 突变阳性携带者的处理建议:①从 18 岁开始进行乳房自检,25 岁开始定期(6~12 个月)乳腺检查;②可以考虑预防性乳房切除术降低患癌风险;③可考虑针对乳腺癌和卵巢癌的降低风险的药物,例如他莫西芬;④对 35~40 岁完成哺乳的女性建议双侧输卵管卵巢切除术(RRSO)降低患癌风险。对于 BRCA2 突变女性可以将预防性手术延迟至 40~45 岁;⑤目前研究数据并不支持进行定期卵巢检查,但可以根据医师的判断从 30~35 岁开始进行阴超和 CA125 检查。

值得注意的是,除 BRCA1/2 基因外,仍有 40% 左右的遗传性乳腺癌-卵巢癌综合征(hereditary breast-ovarian cancer syndrome,HBOC)由其他基因导致。例如,Li-Fraumeni 综合征是一种常染色体显性遗传性肿瘤综合征。TP53 突变是 Li-Fraumeni 综合征的遗传缺陷原因。Li-Fraumeni 综合征患者的急性白血病、脑、肾上腺皮质肿瘤、黑色素瘤、生殖细胞瘤、Wilm 瘤、肾、胰腺癌、肺癌,特别是绝经前乳腺癌的发病均明显增高。45 岁时累计发病风险高达 60%,70 岁时累计发病风险高达 95%。《NCCN 指南》推荐 Li-Fraumeni 综合征患者尽早进行乳腺癌筛查,20 岁起进行乳腺临床检查,20~29 岁起进行乳腺 MRI 检查等。而 Cowden 综合征是一种常染色体显性综合征。磷酸酶与张力蛋白同源缺失基因(phosphatase and tensin homolog,PTEN)、磷脂酰肌醇激酶 3 催化亚单位(phosphatidylinositol-4, 5-bisphosphate 3-kinase catalytic subunit alpha,PIK3CA)、AKT 丝氨酸/苏氨酸激酶 1(AKT serine/threonine kinase 1,AKT1)胚系突变是 Cowden 综合征的遗传缺陷原因。Cowden 综合征患者的多种癌症发病风险会升高:乳腺癌(终身乳腺癌发病风险高达 85%)、甲状腺癌(终身甲状腺癌发病风险为 10%)、子宫内膜癌、结直肠癌。终身乳腺癌发病风险高达85%、终身甲状腺癌发病风险为10%。《NCCN指南》推荐Cowden综合征患者尽早进行乳腺癌筛查,25岁起每年临床检查,30~35岁起,每年钼靶或MRI检查,或者在家族中最早诊断年龄之前开始筛查。

在进行相关风险预测及遗传咨询过程中,要规范基因检测机构的资质评审,明确在亚裔群体中有临床意义的突变,这是目前基因检测推广及解读过程中面临的难点。作为临床医师,在基因检测前咨询过程中需要明确患者咨询的目的,向患者交代遗传基因检测的风险、获益及局限性,在进行遗传性乳腺癌基因检测必要性评估的过程中,应该全面收集患者肿瘤家族病史资料,根据具体信息判断是否进行基因检测及选择哪些检测位点。此外,还要关注患者的心理状态,适时给予心理干预降低负面影响。

二、激素受体阳性乳腺癌(Luminal型)

Luminal型是乳腺癌最常见的分子分型,占新发病例数的70%~80%。其又可以分为两种类型,Luminal A型和Luminal B型。Luminal A型的特征是高表达激素受体;增殖指数较低;预后较好;对内分泌治疗非常敏感。与Luminal A型相比,Luminal B型有相对稍低的激素受体表达,增殖指数较高,预后稍差;对内分泌治疗的敏感性稍差;部分患者HER-2扩增阳性。分子分型的临床应用为预后预测及后续治疗方案提供了基石。随着对乳腺癌研究的深入,肿瘤异质性引发了人们的关注及研究。肿瘤的异质性是恶性肿瘤的特征之一,是指肿瘤在生长过程中,经过多次分裂增殖,其子细胞呈现出分子生物学或基因方面的改变,从而使肿瘤的生长速度、侵袭能力、对药物的敏感性、预后等各方面产生差异。这体现了恶性肿瘤在演进过程中的复杂性和多样性,为肿瘤的治疗带来极大的挑战,也是肿瘤研究领域亟待解决的重要科学问题。NGS技术的发展对提高预测价值,判断药物敏感性,筛选治疗方案的可能获益人群,避免过度治疗方面有广阔的发展空间。Lumnial型乳腺癌常见的多基因检测包括Oncotype DX(21基因)、MammaPrint(70基因)、Endopredict(12基因)、Prosigna(PAM50)及BCI。

三、Oncotype DX

Oncotype DX 是目前 ER+乳腺癌应用最广泛的多基因检测工具,近年来受到多个指南的推荐。该概念于 2004 年首次被提出,通过反转录-聚合酶链反应(reverse transcription PCR,RT-PCR)技术,对 16 个肿瘤相关基因及 5 个管家基因进行检测来计算复发风险评分(recurrence score,RS),赋值为 1~100,据此可将复发风险分为低(RS<18)、中(18≤RS≤30)及高(RS>30)。该工具的应用价值表明在做治疗决定时,肿瘤的基因及生物学特征也应作为考虑因素。目前,Oncotype DX 主要用于淋巴结阴性,HR+,HER-2-的早期乳腺癌远处复发风险的预测及化疗获益可能性的评估。

TAILORx 是美国癌症研究所以 21 基因检测为基础设计的前瞻性研究。该项研究入组时间为 2006 年 4 月至 2010 年 10 月,共纳入 10 273 名 ER+、HER-2-、淋巴结阴性浸润性乳腺癌患者,旨在验证 Oncotype DX 在该患者群体中的临床应用价值。首先对入组患者进行 21 基因评分,低 RS(0~10)的患者(n = 1 629)被分配至 A 组行内分泌治疗(endocrine therapy,ET),中 RS(11~25)的患者(n = 6 711)随机分为 B 组和 C 组:B 组为实验组(n = 3 399),行单纯 ET;C 组为标准组(n = 3 312),行 ET+化疗。同时对于中 RS 的患者进行了分层分析。分层因素包括绝经状态、计划的化疗、计划的放疗及 RS 值(11~15,16~20,21~25)。高 RS(26~100)的患者(n = 1 389)被分配至 D 组,行 ET+化疗。2015 年公布的研究结果表明 A 组患者 5 年 OS 为 98%,DFS 为 93.8%,RFS 为 98.7%,为 RS 低危组免于辅助化疗的临床决策提供了高水平的证据支持。而 2018 年公布的研究数据表明 RS 中危组患者单独 ET 的生存结局与 ET+化疗并无显著差异。进一步的亚组分析提示,RS 在 16~25 分且年龄≤50 岁的患者存在化疗获益;RS 在 21~25 分且年龄≤50 岁的患者使用 ET+化疗的治疗方案,IDFS 事件可减少 6%,主要包括远处复发减少。该试验结果指出,通过 Oncotype DX 的检测手段,低危组及部分中危组 ER+和 HER-2-的早期乳腺癌患者可免于辅助化疗。

四、MammaPrint

2019年,《NCCN、ASCO 和 CSCO 的乳腺癌指南》中,MammaPrint 被正式纳入乳腺癌术后辅助治疗评估推荐中。MammaPrint 是首个经 FDA 批准用于临床的多基因检测工具,其涵盖了 7 个肿瘤转移的相关通路,对于淋巴结阴性和出现 1~3 个淋巴结阳性的早期乳腺癌患者的预后判断具有重要价值。另外,有研究表明,MammaPrint 预测的低危组不能从辅助化疗中获益,而高危组辅助化疗获益显著。

2016 年《新英格兰医学杂志》发表大型前瞻性、随机、多中心临床研究 MINDACT。该实验拟解决的临床问题和尝试回答的问题包括:MammaPrint 检测能否使一部分高临床风险的乳腺癌患者安全的避免接受化疗。MINDACT 研究从 2007—2011 年入组了来自 9 个国家 112 所医院的 6 693 例浸润性乳腺癌患者,年龄在 18~70 岁之间,肿瘤分级为 T_1、T_2 或可手术的 T_3,淋巴结状态试验开始时要求入组患者为 LN0,2009 年 8 月后,标准扩大到 LN1~3。MINDACT 研究的主要目标是比较高临床风险、低基因风险的患者,不接受化疗组与接受化疗组 5 年生存结局。测量终点为无远端生存期(distant metastasis free survival,DMFS)/无远端转移间期(distant metastasis free interphase,DMFI)。MINDACT 试验通过 Online 8.0 临床风险评估系统,将入组患者分为临床低/高风险组,并通过 MammaPrint 检测将患者分为基因低/高风险组。入组患者中,两种评估都是低风险的占 41%。无论是基因检测还是 Adjuvant! Online 系统,均不建议该组患者行辅助化疗。两种评估都是高风险的患者占比 27%,推荐术后辅助化疗。临床低风险而基因高风险的患者占比 9%;临床高风险而基因低风险的患者占比 23%。对于两种风险评估结果不一致的情况,我们应该如何给予后续治疗方案的推荐呢?MINDACT 的前瞻性研究结果对此做出了解答。临床高风险、基因低风险的患者,化疗组与不化疗组 5 年 DMFS 和 DMFI 没有显著差异。因此,对于临床高风险患者,如果经过 Mammaprint 检测,评估为低基因风险,有助于避免过度治疗。随后的亚组分析结果显示无论在淋巴结阴性,还是 LN1~3 个转移的患者亚群,化疗与否不影响患者的 5 年 DMFS。该研究首次提供了淋巴结阳性队列化疗无获益的前瞻性、随机数据。同时,统计分析证实对于 T_1 和 T_2 分期的亚组,MammaPrint 低风险患者化疗组与非化疗组无 DMFS 差异。

与 21 基因检测相比,70 基因检测从数量上增加了一些预测药物治疗敏感性方面的相关基因;基因检测结果分为高/低风险组,避免了 21 基因检测"中危"风险组推荐方案选择上的困境,使其在解读与临床应用上相对简单。更重要的是,70 基因检测是目前全球唯一一个能够对有 LN1~3 个转移的病人提供风险预测及治疗方案指导的多基因检测工具。

五、内分泌治疗+靶向药物

内分泌治疗是激素受体阳性乳腺癌患者的有效治疗手段之一,然而临床上该类患者常面临内分泌治疗耐药。内分泌耐药可分为原发性和继发性(获得性)耐药。原发性耐药是指辅助内分泌治疗时间小于 2 年复发,或晚期一线内分泌治疗小于 6 个月出现疾病进展;继发性耐药是指辅助治疗时间大于 2 年且于停药后 1 年内复发,或晚期一线内分泌治疗大于 6 个月出现疾病进展。在此背景下,许多旨在通过联合靶向药物克服内分泌耐药的临床研究正在进展,"内分泌+"的治疗时代悄然到来。

相关研究表明,*ESR*1 基因突变可引起乳腺癌内分泌耐药。基于 TCGA 数据库的研究表明,该基因突变与 0.5% 的原发耐药相关;另有研究表明其与 11%~54% 的获得性耐药相关。*ESR*1 基因突变形式以错义突变为主。此外,涉及配体结合域(ligand binding domain,LBD)的融合和易位突变也会造成内分泌治疗耐药。*ESR*1 基因错义突变,以 ERα 受体蛋白的 LBD 的 Y537S/C/N 和 D538G 突变为主,占 75%。同时,研究揭示了 *ESR*1 突变是芳香化酶抑制剂(aromatase inhibitors,AIs)治疗继发性耐药的重要机制。在辅助治疗使用过 AIs,晚期一线再次使用 AI 的乳腺癌患者中,*ESR*1 突变率高达 30%~70%,突变位点主要在 LBD,可导致雌激素受体非配体依赖的持续性激活。BOLERO-2 研究证实 *ESR*1 突变的患者从内分泌治疗中获益有限。该研究共纳入 724 名既往 AIs 治疗进展的 *ER*+/*HER*-2-的局部晚期/转移性乳腺癌不能接受放疗或手术的绝经后乳腺癌患者,2∶1 的比例随机分为两组,分别给予依西美坦 25mg/天联合依维莫司 10mg/天或依西美坦 25mg/天联合安慰剂治疗,并回顾性分析 541 例入组患者 cfDNA 中的 ESR1 D583G 和 Y537S 两个位点变异与预后的关系。结果表明，其中有 156(28.8%) 例患者存在 ESR1 突变，并且 ESR1 突变的患者与 ESR1 野生型患者相比中位绝对 OS 显著缩短(20.73 月 vs. 32.1 月, $P<0.001$)。

那么，对于 ESR1 突变的患者，在内分泌治疗效果可能不理想的情况下，是否可以考虑内分泌治疗+靶向治疗的方案改变这一困局呢？相关临床研究对此进行了探索。Ⅲ期临床研究 PALOMA3 入组了 521 例既往内分泌治疗失败且 HR+/HER-2- 的局部晚期/转移性乳腺癌患者，随机分为两组，分别给予氟维司群（雌激素受体下调剂）联合帕博西林（CDK4/6 抑制剂）或氟维司群联合安慰剂治疗。研究发现，ESR1 突变患者接受氟维司群联合帕博西林治疗的疗效显著优于氟维司群联合安慰剂治疗(mPFS 分别为：9.4 月 vs. 3.6 月, $P=0.002$)，而 ESR1 野生型的患者并未发现两类方案疗效的显著差异。另一项Ⅱ期临床研究 SoFFA 入组了 723 例非甾体 AIs 治疗敏感的绝经后乳腺癌患者，入组患者随机分为 3 组，分别给予氟维司群联合阿那曲唑、氟维司群联合安慰剂、单药依西美坦治疗。研究发现，ESR1 突变的患者从含氟维司群的治疗方案中获益更多(ESR1 突变患者接受含氟维司群治疗和依西美坦治疗的 mPFS 分别为 5.7 月 vs. 2.9 月, $P=0.02$)，ESR1 野生型的患者并未发现两类方案疗效的显著差异(ESR1 野生型患者接受含氟维司群治疗和依西美坦治疗的 mPFS 分别为 5.4 月 vs. 8.0 月, $P=0.77$)。以上研究提示，ESR1 突变患者可以从氟维司群及联合帕博西利（内分泌+靶向）治疗中获益。

PIK3CA 基因突变，导致 PI3K 信号通路活化，促进肿瘤的增殖、转移和侵袭，是在众多癌症包括乳腺癌中高频出现的事件。近年来，针对该基因突变的靶向药的研究取得了实质性进展。一项Ⅱ期研究 NCT02340221 评估了 PI3Ka 抑制剂 alpelisib（阿培利司）在 HR+/HER-2- 绝经后经过内分泌治疗过的晚期乳腺癌患者($n=1\,147$) 中的疗效。结果发现 PIK3CA 突变组患者的客观缓解率(ORR)为 25%，临床获益率(CBR) 为 44%；而 PIK3CA 野生型组 ORR 仅为 10%，CBR 为 20%，该研究结果提示 PIK3CA 突变是 PI3K 抑制剂 alpelisib 的敏感性标志物。2019 年发表在《新英格兰医学杂志》上的 SOLAR-1 研究表明，PIK3CA 突变的 HR+/HER-2- 乳腺癌患者，接受 PI3K 抑制剂治疗可逆转内分泌治疗耐药，*PIK3CA* 突变晚期乳腺癌可获益于 alpelisib + 氟维司群。

六、三阴性乳腺癌(TNBC)

TNBC(triple-negative breast cancer)是指表达雌激素、孕激素受体的肿瘤细胞＜1%，*HER*－2 阴性(FISH/CISH *HER*－2：CEP17 比率＜2.0，或局部评估的 IHC 0 或 1＋[或用 FISH/CISH 评估为 2＋但阴性])的异质性大的乳腺癌亚型，由于缺乏有效的治疗靶点，目前的主要治疗手段为化疗。测序技术的发展为细化不同 TNBC 亚型的表达谱特征及探索 TNBC 患者潜在的治疗靶点提供了机遇。各类靶向 TNBC 的新药临床试验及应用为患者带来了希望。Lehmann 等人通过分析来自 21 个乳腺癌数据集的 587 名 TNBC 患者，根据独特的基因表达及生物学功能，将其分为 6 个亚型：基底样型 1 和 2(BLI 和 BL2)、间叶细胞型(M)、间充质干细胞型(MSL)、雄激素受体型(LAR)和免疫调节型(MI)。进一步探索了可能的癌症"驱动"信号通路。其中 BL1 和 BL2 亚型高表达细胞周期和 DNA 损伤应答基因，对顺铂敏感；M 和 MSL 型中上皮间质转化(EMT)和生长因子通路基因富集，表现出对 PI3K/mTOR 通路抑制剂和 Dastinib 敏感。LAR 亚型患者无复发生存率下降，雄激素受体(androgen receptor，AR)信号通路活化，表现出对 AR 拮抗剂比卡鲁胺(bicalutamide)敏感；IM 型存在免疫相关分子的富集，可能对免疫治疗，如 PD－1/PD－L1 抑制剂、肿瘤疫苗等较敏感。此外，邵志敏团队历时 5 年于 2019 年绘制出了全球最大的 *TNBC* 基因及转录组图谱。基于患者的基因特征，首次提出了 TNBC 的"复旦分型"标准，并基于此将 TNBC 分为 4 个不同亚型：免疫调节型、腔面雄激素受体性、基底样免疫抑制性及间质性。通过数据分析，设置出 4 个临床常用的免疫组化标志物(AR、CD8、FOXC1、DCLK1)，据此可快速得出分型结果，极大地方便了临床应用及推广。同时，复旦大学附属肿瘤医院邵志敏团队正在开展基于此分型的一项名为"FUTURE"的"伞形"研究，以期根据分型指导 TNBC 患者后续精准治疗。本节主要介绍 TNBC 中针对关键驱动基因的靶向药物研究及治疗进展。

七、PARP 抑制剂

10%~20% 的 TNBC 存在 BRCA 突变，约 70% 的 BRCA1 突变乳腺癌为 TNBC，约 30% 的 BRCA2 突变乳腺癌为 TNBC。在很长一段时间内，化疗是 TNBC 的唯一治疗手段。2018 年，FDA 批准 PARP 抑制剂奥拉帕利用于治疗携带 BRCA 突变的 HER-2 阴性的转移性乳腺癌患者，TNBC 也从此突破了无靶向治疗的困境。奥拉帕利的获批是基于 OlympiAD 研究，这项研究于 2017 年发表在 NEJM，奥拉帕利较单药化疗使 HER-2 阴性乳腺癌患者的 PFS 延长了近 3 个月（7.0 月 vs. 4.2 月，$HR=0.58$）。此外，他拉唑帕尼（Talazoparib）是 FDA 批准的用于治疗 BRCA 胚系突变的 HER-2 阴性晚期乳腺癌患者另一款 PARP 抑制剂。一项Ⅲ期 RCT 研究纳入了 431 例 BRCA1/2 胚系变异的晚期乳腺癌患者，按照 2∶1 随机入组，分别接受 Talazoparib 1 mg qd 或医师根据经验的单药化疗，结果 Talazoparib 较医师选择的单药化疗显著延长 PFS（8.6 月 vs. 5.6 月；$HR=0.54$）。

八、PIK3CA/AKT1/PTEN

PIK3CA/AKT1/PTEN 是 TNBC 中常见的驱动信号通路。LOTUS 研究表明 AKT 抑制剂 Ipatasertib + 紫杉醇可用于局部晚期或转移性 TNBC 的一线治疗。并且，具有 PIK3CA/AKT1/PTEN 突变的患者接受 Ipatasertib 治疗获益显著。同时，免疫组化和 FoundationOne® CDx 两种检测手段的对比表明 NGS 能更全面地筛选出 PIK3CA/AKT1/PTEN 基因组改变人群。因此，FoundationOne® CDx 将有望作为 Ipatasertib 伴随诊断，加强药物获益。2018 年，ASCO 会议中提到，国际性双盲安慰剂对照的双臂随机Ⅲ期研究 IPATunity130 正在开展，使用 FoundationOne® CDx 检测 PIK3CA/AKT/PTEN 状态，评估 Ipatasertib + 紫杉醇作为一线化疗方案治疗 PIK3CA/AKT1/PTEN 改变的晚期 TNBC 或 HR+/HER-2-乳腺癌，主要研究终点为 PFS，次要终点为 OS，该靶向 + 化疗的研究结果值得期待。

九、免疫治疗

如何预测乳腺癌患者对免疫治疗的敏感性，找到适宜免疫治疗的亚群，以及如何使"冷肿瘤"变成"热肿瘤"（即让免疫细胞在肿瘤组织中聚集），是近年来临床医师及科研工作者关注的热点。目前，在转移性乳腺癌中免疫治疗的生物标志物可分为两类(%为该类型患者占总患者的百分比)：①潜在的免疫治疗获益的标志物：CD274(PD-L1)扩增(1%~3%)；BRAF GA(1%~4%)；TMB>10 突变/Mb(8%~12%)；TMB>20 突变/Mb(2%~3%)；MSI-高(0.1%~0.4%)；PBRM1 GA(1%)；低(1%~10%)或者高(0~3%)PD-L1 阳性；②潜在的免疫治疗耐药的标志物：GA 在 STK11 中的失活(1%~2%)；MDM2 扩增(3%~6%)。TNBC 中 TILs、PD-L1 和 mRNA 的表达均较其他亚型高。因此，免疫治疗被视为 TNBC 亚群的前景广阔的治疗手段。Impassion130 研究纳入了既往在晚期 TNBC 阶段未接受过治疗的晚期或不可切除的局部晚期 TNBC，1∶1 随机分为 PD-L1 单抗 Atezolizumab+白蛋白紫杉醇治疗组和安慰剂+白蛋白紫杉醇治疗组。结果表明，PD-L1 单抗 Atezolizumab+白蛋白紫杉醇治疗对比单纯化疗，可以显著延长总体人群和 PD-L1 阳性亚组的 PFS 和 OS，并且在 PD-L1 亚组中疗效更显著。FDA 已于 2019 年 3 月 8 日批准 Atezolizumab 用于 PD-L1 阳性不可切除的局部晚期或转移性 TNBC。此外，一些研究表明，与 PD-L1 表达相比，TMB(肿瘤突变负荷)与应答率的相关性更高。TMB 在各种肿瘤类型中均可表达，且独立于 PD-L1 的表达。在基础研究领域，宋尔卫团队围绕肿瘤微环境和免疫治疗开展系统、深入的研究，分离鉴定了肿瘤相关巨噬细胞(tumor associated macrophages，TAMs)来源的 C-C 模序趋化因子配体 18(C-C motif chemokine ligand 18，CCL18)的功能受体 PITPNM 家族成员 3(PITPNM family member 3，PITPNM3)，揭示了微环境的免疫调控新通路并为抑制肿瘤转移提供了新的靶点。此外 TAMs 通过胞外囊泡传递髓系特异性的 HIF-1α 稳定长链非编码 RNA(HIF-1α-stabilizing long noncoding RNA，HISLA)增加了乳腺癌细胞的有氧糖酵解和凋亡抵抗能力。临床样本证实，TAMs 中 HISLA 的表达与乳腺癌患者糖酵解、化疗反应差及生存期短有关。提示非编码 RNA 在疾病诊断及治疗方面的价值。

十、HER-2阳性乳腺癌

HER-2属于跨膜络氨酸激酶受体,通过同/异二聚体的形式促进乳腺癌细胞的分裂、增殖、迁移等生物学行为。15%～20%的乳腺癌中HER-2表达阳性。该类乳腺癌恶性程度较高,预后较差。针对HER-2的靶向药物曲妥珠单抗(商品名,赫赛汀)的临床应用改善了该类乳腺癌患者的预后,但仍有部分患者出现复发或死亡。多种抗HER-2靶向药物帕妥珠单抗、T-DM1及吡咯替尼的相继问世,使该类型乳腺癌的治疗策略不断优化。目前,HER-2状态的检测方式主要为IHC/FISH。该检测方法存在一定的局限性,在27类肿瘤的统计分析中发现,IHC/FISH漏检将近一半的HER-2/ERBB2改变。HER-2改变可分为扩增型和非扩增型(点突变、插入/缺失和重排)。相关统计分析发现,在5 605名复发及转移性乳腺癌患者中发现非扩增型突变占ERBB2各型突变的近15%。该类型突变不能被IHC/FISH检出,部分患者可能因此失去靶向治疗机会。研究发现,在HER-2扩增阴性的患者中,1.6%～2.0%的乳腺癌患者发生HER-2活化突变,大多数发生在激酶结构域(第19～20外显子),通常也发生在细胞外区(第8外显子),最常见的类型为p.L755S→19外显子中的错义突变(43%)。SUMMIT研究是一项针对携带体细胞性EGFR、HER-2或HER-4突变的晚期恶性实体瘤患者开展的Ⅱ期、开放、全球、多中心、多种组织学"篮式"研究。对于HR-且HER-2突变的乳腺癌患者,行Neratinib单药治疗;HR+且HER-2突变的患者,行Neratinib+Fluvestrant联合治疗,主要研究终点是第8周客观缓解率(ORR)。该篮式研究评估了泛ErbB受体酪氨酸激酶抑制剂(TKIs)Neratinib(来那替尼)在HER-2突变的多种实体瘤包括乳腺癌患者中的安全性和有效性。

十一、精准医学在乳腺癌系统治疗中的应用现状及前景展望

目前,NGS等基因检测技术越来越多地应用于临床,但临床医师需要谨慎地看待检测结果。基因检测目前在中国缺乏行业标准和监管体系,检测结果的可信度存疑,基因变异和临床治疗的关系尚存很多

未知,使其在临床应用中受到限制。同时值得注意的是,基因检测不等同于精准医学,而是其组成部分。2013 年,Molecular Tumor Board 开始在美国各大肿瘤中心兴起,体现了个体化治疗的趋势。分子肿瘤委员会需要由临床肿瘤医师、生物信息分析工程师和分子病理学家组成的专家团队共同参与制定治疗决策。临床肿瘤医师对于患者是否适合做基因检测指导治疗做出判断;生信分析工程师对检测结果进行处理,初步解读报告信息;分子病理学家明确基因变异的临床意义及可干预的突变;临床医师结合患者的临床及病理信息,推荐个体化的治疗方案。

目前,国内精准医学的研究热度很高,但在一些方面,尚有改善的空间。首先,治疗大数据(准确的基因检测数据匹配对应的临床数据)的完善至关重要。美国的肿瘤学数据库 SEER(Surveillance, Epidemiology, and End Results)有着覆盖面广、完善且可靠的临床及随访信息,TCGA 数据库测序深度、广度及信息完整性程度都很高。此外,一些大样本,前瞻性的临床研究及后续研究十分丰富。在国内,尚缺乏大样本、可靠的基于国内患者临床及分子信息的数据。

因此,推动精准治疗在中国的发展,未来还需要规范基因检测的标准,开展少见靶点的临床试验,加强靶向/免疫治疗的新药研发投入,推动医疗大数据和人工智能的进步与发展。相信未来的中国乳腺癌精准诊疗之路将越来越宽广。

(编者:朱 玮;评审专家:王晓晨 李恒宇)

参考文献

[1] DeSantis CE, Ma J, Gaudet MM, et al. Breast cancer statistics, 2019 [J]. CA Cancer J Clin, 2019,0(0):1-14.
[2] Lancet T. Moving toward precision medicine [J]. Lancet, 2011, 378(9804):1678.
[3] 邵向阳,徐伟文.下一代测序(NGS)技术的发展及在肿瘤研究的应用[J]. 分子诊断与治疗杂志,2016,8(5):289-296.
[4] Ross J S, Gay L M. Comprehensive genomic sequencing and the molecular profiles of clinically advanced breast cancer [J]. Pathology, 2016,49(2):120-132.

[5] Giuliano AE, Edge SB, Hortobagyi GN. Eighth Edition of the AJCC Cancer Staging Manual: Breast Cancer [J]. Ann Surg Oncol, 2018,25(7):1783 - 1785.

[6] Economopoulou P, Dimitriadis G, Psyrri A. Beyond BRCA: New hereditary breast cancer susceptibility genes [J]. Cancer Treat Rev, 2015,41(1):1 - 8.

[7] Rebbeck TR, Mitra N, Wan F, et al. Association of type and location of *BRCA*1 and *BRCA*2 mutations with risk of breast and ovarian cancer [J]. JAMA, 2015, 313(13):1347 - 1361.

[8] Daly M B, Pilarski R, Axilbund J E, et al. Genetic/familial high-risk assessment: Breast and ovarian, version 2. 2015 Featured updates to the NCCN guidelines [J]. JNCCN J Natl Compr Cancer Netw, 2016,14(2):153 - 162.

[9] Castéra L, Krieger S, Rousselin A, et al. Next-generation sequencing for the diagnosis of hereditary breast and ovarian cancer using genomic capture targeting multiple candidate genes [J]. Eur J Hum Genet, 2014,22(11):1305 - 1313.

[10] De Andrade M, Barnholtz JS, Amos CI, et al. Segregation analysis of cancer in families of glioma patients [J]. Genet Epidemiol, 2001,20(2):258 - 270.

[11] Bennett KL, Mester J, Eng C. Germline epigenetic regulation of KILLIN in cowden and cowden-like syndromes [J]. JAMA, 2010,304(24):2724 - 2731.

[12] Sparano JA, Gray RJ, Makower DF, et al. Prospective validation of a 21-Gene expression assay in breast cancer [J]. N Engl J Med, 2016,373(21):2005 - 2014.

[13] Torosian MH, Solin LJ, Moore HCF, et al. Adjuvant chemotherapy guided by a 21-Gene Expression Assay in breast cancer [J]. N Engl J Med, 2018,379(2):111 - 121.

[14] Buyse M, Loi S, van't Veer L, et al. Validation and clinical utility of a 70-gene prognostic signature for women with node-negative breast cancer [J]. J Natl Cancer Inst, 2006,98(17):1183 - 1192.

[15] Drukker CA, Bueno-De-Mesquita JM, Retèl VP, et al. A prospective evaluation of a breast cancer prognosis signature in the observational RASTER study [J]. Int J Cancer, 2013,133(4):929 - 936.

[16] Saghatchian M, Mook S, Pruneri G, et al. Additional prognostic value of the 70-gene signature (MammaPrint ®) among breast cancer patients with 4 - 9 positive lymph nodes [J]. Breast, 2013,22(5):682 - 690.

[17] Mook S, Schmidt MK, Viale G, et al. The 70-gene prognosis-signature predicts disease outcome in breast cancer patients with 1 - 3 positive lymph nodes in an independent validation study [J]. Breast Cancer Res Treat, 2009,116(2):295 - 302.

[18] Bueno-de-Mesquita JM, van Harten WH, Retel VP, et al. Use of 70-gene signature to predict prognosis of patients with node-negative breast cancer: a prospective community-based feasibility study (RASTER) [J]. Lancet Oncol, 2007,8(12):1079 - 1087.

[19] Knauer M, Mook S, Rutgers EJT, et al. The predictive value of the 70-gene signature for adjuvant chemotherapy in early breast cancer [J]. Breast Cancer Res

Treat, 2010, 120(3): 655-661.

[20] Cardoso F, Van't Veer LJ, Bogaerts J, et al. 70-Gene signature as an aid to treatment decisions in early-stage breast cancer [J]. N Engl J Med, 2016, 375(8): 717-729.

[21] Koboldt D C, Fulton R S, Mclellan M D, et al. Comprehensive molecular portraits of human breast tumors The Cancer Genome Atlas Network [J]. Nature, 2012, 490(7418): 61-70.

[22] Reinert T, Saad ED, Barrios CH, et al. Clinical implications of ESR1 mutations in hormone receptor-positive advanced breast cancer [J]. Front Oncol, 2017, 7: 1-9.

[23] Jeselsohn R, Buchwalter G, Angelis C De, et al. ESR1 mutations as a mechanism for acquired endocrine resistance in breast cancer [J]. Nat Rev Clin Oncol, 2016, 12(10): 573-583.

[24] Chandarlapaty S, Chen D, He W, et al. Prevalence of ESR1 mutations in cell-free DNA and outcomes in metastatic breast cancer: A secondary analysis of the BOLERO-2 clinical trial [J]. JAMA Oncol, 2017, 2(10): 1310-1315.

[25] Yardley DA, Noguchi S, Pritchard KI, et al. Everolimus plus exemestane in postmenopausal patients with HR+ breast cancer: BOLERO-2 final progression-free survival analysis [J]. Adv Ther, 2013, 30(10): 870-884.

[26] Cristofanilli M, Turner NC, Bondarenko I, et al. Fulvestrant plus palbociclib versus fulvestrant plus placebo for treatment of hormone-receptor-positive, HER2-negative metastatic breast cancer that progressed on previous endocrine therapy (PALOMA-3): final analysis of the multicentre, double-blind, phas [J]. Lancet Oncol, 2016, 17(4): 425-439.

[27] Johnston SRD, Kilburn LS, Ellis P, et al. Fulvestrant plus anastrozole or placebo versus exemestane alone after progression on non-steroidal aromatase inhibitors in postmenopausal patients with hormone-receptor-positive locally advanced or metastatic breast cancer (SoFEA): A composite, multicentr [J]. Lancet Oncol, 2013, 14(10): 989-998.

[28] Fribbens C, O'Leary B, Kilburn L, et al. Plasma *ESR*1 mutations and the treatment of estrogen receptor-Positive advanced breast cancer [J]. J Clin Oncol, 2016, 34(25): 2961-2968.

[29] Mayer IA, Abramson VG, Formisano L, et al. A phase Ib study of alpelisib (BYL719), a PI3Kα-specific inhibitor, with letrozole in *ER+/HER2−* negative metastatic breast cancer [J]. Clin Cancer Res, 2018, 23(1): 26-34.

[30] André F, Ciruelos E, Rubovszky G, et al. Alpelisib for PIK3CA-mutated, hormone receptor-positive advanced breast cancer [J]. N Engl J Med, 2019, 380(20): 1929-1940.

[31] Lehmann BD, Bauer JA, Chen X, et al. Identification of human triple-negative breast cancer subtypes and preclinical models for selection of targeted therapies [J]. J Clin Invest, 2013, 121(7): 34-37.

[32] Jiang YZ, Ma D, Suo C, et al. Genomic and transcriptomic landscape of triple-negative breast cancers: subtypes and treatment strategies [J]. Cancer Cell, 2019,35(3):428-440.

[33] Robson M, Im SA, Senkus E, et al. Olaparib for metastatic breast cancer in patients with a germline BRCA mutation [J]. N Engl J Med, 2017, 377 (6):523-533.

[34] Litton JK, Rugo HS, Ettl J, et al. Talazoparib in patients with advanced breast cancer and a germline BRCA mutation [J]. N Engl J Med, 2018, 379 (8):753-763.

[35] Kim SB, Maslyar DJ, Dent R, et al. Ipatasertib plus paclitaxel versus placebo plus paclitaxel as first-line therapy for metastatic triple-negative breast cancer (LOTUS): a multicentre, randomised, double-blind, placebo-controlled, phase 2 trial [J]. Lancet Oncol, 2017,18(10):1360-1372.

[36] Schmid P, Adams S, Rugo HS, et al. Atezolizumab and nab-paclitaxel in advanced triple-negative breast cancer [J]. N Engl J Med, 2018,379(22):2108-2121.

[37] Chen J, Yao Y, Gong C, et al. CCL18 from tumor-associated macrophages promotes breast cancer metastasis via PITPNM3 [J]. Cancer Cell, 2011,19(4):541-555.

[38] Chen F, Chen J, Yang L, et al. Extracellular vesicle-packaged HIF-1α-stabilizing lncRNA from tumour-associated macrophages regulates aerobic glycolysis of breast cancer cells [J]. Nat Cell Biol, 2019,21(4):498-510.

[39] Scheuer W, Friess T, Burtscher H, et al. Strongly enhanced antitumor activity of trastuzumab and pertuzumab combination treatment on HER2 positive human xenograft tumor models [J]. Cancer Res, 2009,69(24):9330-9336.

[40] Thompson CR, Champion MM, Champion PA. 11 years' follow-up of trastuzumab after adjuvant chemotherapy in HER2-positive early breast cancer: final analysis of the HERceptin Adjuvant (HERA) trial [J]. Lancet, 2017,389 (10075):1195-1205.

[41] Chmielecki J, Ross JS, Wang K, et al. Oncogenic alterations in ERBB2/HER2 represent potential therapeutic targets across tumors from diverse anatomic sites of origin [J]. Oncologist, 2015,20(1):7-12.

[42] Ross JS, Gay LM, Wang K, et al. Nonamplification ERBB2 genomic alterations in 5605 cases of recurrent and metastatic breast cancer: An emerging opportunity for anti-HER2 targeted therapies [J]. Cancer, 2016,122(17):2654-2662.

[43] Bose R, Kavuri SM, Searleman AC, et al. Activating HER2 mutations in HER2 gene amplification negative breast cancer [J]. Cancer Discov, 2011,23(1):1-7.

[44] Hyman DM, Piha-paul SA, Won H, et al. HER kinase inhibition in patients with *HER2*- and *HER3*-mutant cancers [J]. Nature, 2018,554(7691):189-194.

附：乳腺癌质控评分表

指标	主要评审点	分值	得分细则	得分
医疗机构基本条件（11）	普通外科床位≥40张或设置独立的乳腺外科	2	符合得2分	
	具备辅助放、化疗条件	2	放疗1分，化疗1分	
	具备术中冰冻切片检查条件	2	符合得2分	
	具备钼靶、彩超、磁共振等设备	3	钼靶、彩超、磁共振各1分	
	具备粗针穿刺活检的相关设施设备	2	符合得2分	
人员和手术量（5）	具有乳腺癌手术能力的本院在职医师≥2人	2	符合得2分	
	全科年收治乳腺癌手术病人≥100例	3	50～100例为2分 少于50例为1分	
手术质量（36）	完整术前评估（原发病灶及潜在转移部位）	6	抽查2份手术患者的病史 原发病灶评估3分 潜在转移部位评估3分	
	手术方式选择是否合理（乳腺、腋窝）	8	乳腺手术4分 腋窝手术4分	
	术中冰冻	4	有术中冰冻，报告规范得4分	
	规范完整的病理报告	12	病理类型2分、分级1分、脉管1分，ER 1分，PR 1分，$HER-2$ 1分，$Ki-67$ 1分，FISH检测2分，腋窝淋巴结2分	
	非计划二次手术率<1%	3	符合得3分	
	近2年无乳腺癌手术相关医疗事故	3	符合得3分	

(续表)

指标	主要评审点	分值	得分细则	得分
综合治疗规范（38）	乳腺癌多学科团队建设	6	乳腺 MDT 门诊 3 分 乳腺 MDT 病例讨论 3 分	
	化疗符合指南	8	抽查 2 份化疗患者病史	
	靶向治疗规范	8	抽查 2 份靶向治疗患者的病史	
	内分泌治疗合理	8	抽查 2 份使用内分泌药物患者的门诊病史	
	规范放疗	8	抽查 2 份放疗患者的病史	
医疗文书及随访(10)	医疗文件书写规范严谨	5	10 份病史，每份 0.5 分	
	具有随访制度，有康复和随访指导	5	10 份病史，每份 0.5 分	
总分		100		

第七章

慢性阻塞性肺疾病防诊治方案质量控制与评价

近年,慢性阻塞性肺疾病(简称慢阻肺)在我国的发病率呈现明显上升趋势,已成为危害广大人民群众健康的重要慢性疾病之一,并被列入国家慢病防治计划中。规格化诊治慢阻肺将极大有利于降低疾病的致残率和致死率,减轻疾病带来的经济负担。

依据《2020 慢性阻塞性肺疾病全球倡议(GOLD)》及《慢性阻塞性肺疾病急性加重(AECOPD)诊治中国专家共识(2017 年更新版)》制定慢阻肺诊断、治疗与预防质量控制标准,旨在着力提高慢阻肺相关医疗质量,从而进一步提升慢阻肺规范化诊疗水平。

第一节 人员及机构

开展呼吸内科诊疗业务的单位必须具备卫生行政部门颁发的《医疗机构执业许可证》,且核准的诊疗科目中包括呼吸内科专业。执业时应遵守国家和各省市制定的有关法律法规。

呼吸内科临床医师需有《医师资格证书》和《医师执业证书》,并认真履行各自的岗位职责。

科室主任负责学科的医、教、研全面发展。临床诊疗建议采取主治医师/主诊医师/医疗组长负责制,病房严格执行三级查房制度。科室应有医疗质量管理和持续改进方案并组织实施;有医疗技术操作规范、诊疗指南及常规等规范性文件并用于诊疗工作中;科室具有完善的疑难病例讨论、危重病例讨论、病危告知制度,医疗技术管理符合《医疗技术临床应用管理办法》规定。

第二节 慢性阻塞性肺疾病的诊断

慢性阻塞性肺疾病(慢阻肺)是一种常见的、可以预防和治疗的疾病,以持续呼吸系统症状和气流受限为特征,通常是由于明显暴露于有毒颗粒或气体引起的气道和(或)肺泡异常所导致。

一、确立慢阻肺诊断

(一)年龄>40岁,评估慢阻肺风险因素

1. 危险因素　最主要的是吸烟(包括当地流行的烟草制品),还包括环境暴露(家庭烹调和取暖燃料产生的烟雾,生物燃料暴露和空气污染,职业粉尘、蒸汽、烟雾、气体,以及其他化学物质),宿主因素(基因异常、肺发育异常和老龄化),社会经济地位较低,HIV感染。

2. 既往史　哮喘、过敏、鼻窦炎或鼻息肉,儿童时期呼吸道感染,其他慢性呼吸系统疾病和非呼吸系统疾病。

3. 家族史　包括慢阻肺及其他慢性呼吸系统疾病。

有条件者,可探索性检测谷胱甘肽S-转移酶基因M1和T1多态性与慢阻肺发生风险的相关性。

(二)临床表现

1. 症状发生和发展模式　最常见的呼吸症状:呼吸困难、咳嗽和(或)咳痰。这些症状可能被患者漏报。典型的慢阻肺多于成年以后发病,呼吸困难逐渐加重,特征性表现为活动后加重;持续存在。好发于秋冬寒冷季节。

(1)呼吸困难:随时间进行性加重。

(2)慢性咳嗽:可呈间歇性,可不伴咳痰。

(3)发作性喘息。

2. 体格检查　有可能有气流受限的体征,但没有体征不能排除慢阻肺。

3. 呼吸疾病急性加重及以前的住院情况　慢阻肺患者的症状常反复加重。

4. 合并症　常见的有支气管哮喘、心脏病、骨质疏松症、肌肉骨骼疾病及恶性肿瘤等。

(三) 肺功能

肺功能检查支气管扩张剂后 $FEV_1/FVC<70\%$,可确定存在持续气流受限,则可诊断慢阻肺。呼气峰流速(PEF)尽管敏感性很高,但特异性较差。因此,不能单独用来作为诊断慢阻肺的可靠性检查。

1. 准备

(1) 肺功能仪存放环境通风恒温,需要按常规校正。

(2) 咬口必须一次性使用;流量传感器应定期使用蛋白酶清洗;应于当天检查结束后浸泡、冲洗消毒螺纹管。

(3) 肺功能数据应该有备份。

(4) 能数字化显示呼气曲线以检测是否存在技术错误。

(5) 能够自动快速检测不满意的结果及其相应原因。

(6) 操作者应该训练有素,技术熟练。

(7) 需告诉患者在做此检查时要用最大力气,以避免低估的数据导致错误诊断和治疗。

2. 支气管舒张试验　推荐吸入 $400\mu g$ 短效 β_2 受体激动剂,吸入短效 β_2 受体激动剂后 10~15 分钟,重复测定 FEV_1。

3. 操作

(1) 肺功能操作技术应符合标准流程。

(2) 呼气容积/时间曲线应该是平滑的,避免不规则,吸气和呼气之间的暂停时间应<1 s。

(3) 记录时间应足够长,以达到容量平台,在疾病严重时,这可能需要 15 s 以上。

(4) 从任意 3 条满意的曲线中选择 FEV_1 和 FVC 最高值,而且 3 条曲线中 FEV_1 和 FVC 值变异不应超过 5% 或 150 ml。

(5) 从满意的曲线中选择最大的 FEV_1 和 FVC 来计算 FEV_1/FVC 比值。

4. 评估　测量值应该与根据年龄、身高、性别和种族计算的相应参考值评估占预计值的百分比;使用支气管扩张剂后 $FEV_1/FVC<70\%$,可确定为存在气流受限。

二、完善慢阻肺评估

1. 气流受限严重程度的分级　慢阻肺气流受限严重程度的肺功能分级（基于支气管扩张剂后 FEV_1），患者 $FEV_1/FVC<0.70$。

(1) GOLD 1：轻度 $FEV_1 \geq 80\%$ 预计值。

(2) GOLD 2：中度 $50\% \leq FEV_1 < 80\%$ 预计值。

(3) GOLD 3：重度 $30\% \leq FEV_1 < 50\%$ 预计值。

(4) GOLD 4：极重度 $FEV_1 < 30\%$ 预计值。

2. 症状评估

(1) 改良版英国医学研究委员会问卷（mMRC），mMRC 与反映健康状况的其他指标相关性良好，并能预测远期死亡风险。mMRC≥2 作为界值区分"呼吸困难轻"和"呼吸困难重"。

1) mMRC 0 级：只在剧烈活动时感到呼吸困难。

2) mMRC 1 级：在快走或上缓坡时感到呼吸困难。

3) mMRC 2 级：由于呼吸困难比同龄人走得慢，或者以自己的速度在平地上行走时需要停下来呼吸。

4) mMRC 3 级：在平地上步行 100 米或数分钟需要停下来呼吸。

5) mMRC 4 级：因为明显呼吸困难而不能离开房屋或者换衣服时也感到气短。

(2) 慢阻肺评估测试（CAT）：包含 8 条，反映了慢阻肺对患者生活质量的影响，评分范围为 0～40 分，CAT 评分与圣乔治呼吸问卷有很好的相关性。

(3) 慢阻肺控制问卷（CCQ）：分为症状、功能和精神状态 3 个部分，该问卷简短、易于完成，具有有效性、可靠性和敏感性。

(4) 圣乔治呼吸问卷（SGRQ）：推荐 SGRQ 症状评分≥25 分作为开始规律治疗的界值，一般此时患者会有气短症状。

(5) 慢性呼吸问卷（CRQ）：测量慢阻肺患者的生命质量，评分为 7 分制。对老年的敏感度较高。

3. 急性加重风险的评估　慢阻肺急性加重定义为呼吸症状急性恶化，导致需要额外的治疗。

(1) 分级：轻度（仅需要短效支气管扩张剂治疗），中度［需要短效支气管扩张剂、抗生素和(或)口服糖皮质激素治疗]和重度(患者需要住院或急诊就医)。重度急性加重也可导致急性呼吸衰竭。

(2) 不同 GOLD 肺功能分级的患者急性加重频率差异很大。频繁急性加重(每年≥2次)的最好的预测指标就是既往的急性加重事件。

(3) 气流受限程度进行性恶化也与频繁的急性加重和死亡风险相关。慢阻肺急性加重导致的住院也会增加死亡风险等不良预后。肺功能受损的严重程度和急性加重频率、死亡风险明显相关。

(4) GOLD 2 级(中度气流受限)患者发生频繁急性加重,往往需要使用抗生素和(或)全身糖皮质激素。GOLD 3 级(重度)和 GOLD 4 级(极重度)患者发生频繁急性加重的概率会更高。

4. 慢性共患疾病的评估　共患疾病在轻、中、重度气流受限患者均可发生,是影响慢阻肺患者住院和死亡风险的独立危险因素。包括心血管疾病、骨骼肌功能障碍、代谢综合征、骨质疏松、抑郁和肺癌。肺外(全身)效应:体重下降、营养不良、骨骼肌功能障碍。骨骼肌功能障碍特征表现为骨骼肌减少(肌肉细胞的丧失)和剩余肌细胞的功能异常。

三、慢性阻塞性肺疾病急性加重期诊断

(一) 确立慢阻肺急性加重诊断

慢性阻塞性肺疾病急性加重(AECOPD),为呼吸症状急性恶化,典型表现为呼吸困难加重、咳嗽加剧、痰量增多和(或)痰液呈脓性,超出日常的变异,并且导致需要改变药物治疗。

(二) 病情严重程度评估与分级

1. 慢阻肺急性加重分级

(1) 轻度(单独使用短效支气管扩张剂治疗,SABDs)。

(2) 中度(使用 SABDs 和抗生素,加用或不加用口服糖皮质激素)。

(3) 重度(患者需要住院或急诊治疗)。重度急性加重可能并发急性呼吸衰竭。

2. 住院 AECOPD 患者的临床分级

(1) 无呼吸衰竭,AECOPD Ⅰ 级:呼吸频率 20~30 次/min;未应用辅助呼吸肌群;无精神意识状态改变;低氧血症可以通过鼻导管吸氧或文丘里(Venturi)面罩 28%~35% 浓度吸氧而改善;无 $PaCO_2$ 升高。

(2) 急性呼吸衰竭-无生命危险，AECOPD Ⅱ级：呼吸频率＞30次/分钟；应用辅助呼吸肌群；无精神意识状态改变；低氧血症可以通过文丘里面罩25%～30%吸氧浓度而改善；高碳酸血症即$PaCO_2$较基础值升高或升高至50～60 mmHg。适合普通病房治疗。

(3) 急性呼吸衰竭-有生命危险，AECOPD Ⅲ级：呼吸频率＞30次/分钟；应用辅助呼吸肌；精神意识状态急剧改变；低氧血症不能通过文丘里面罩吸氧或＞40%吸氧浓度而改善；高碳酸血症即$PaCO_2$较基础值升高＞60 mmHg或存在酸中毒（pH≤7.25），需要入住ICU治疗。

(三) 收住院(或)ICU 符合指征

1. 普通病房住院治疗指征

(1) 症状显著加剧，如突然出现的静息状况下呼吸困难。

(2) 重度慢阻肺。

(3) 出现新的体征或原有体征加重（如发绀、神志改变及外周水肿）。

(4) 有严重的合并症（如心力衰竭或新出现的心律失常）。

(5) 初始药物治疗急性加重失败。

(6) 高龄患者。

(7) 诊断不明确。

(8) 院外治疗无效或医疗条件差。

2. 入住ICU的指征

(1) 严重呼吸困难，且对初始治疗反应差。

(2) 意识状态改变（如意识模糊、昏睡及昏迷等）。

(3) 经氧疗和无创机械通气后，低氧血症仍持续或呈进行性恶化，和(或)严重进行性加重的呼吸性酸中毒（pH＜7.25）。

(4) 需要有创机械通气。

(5) 血流动力学不稳定，需要使用血管活性药物。

(四) 入院后检查

1. 动脉血气分析（因病情加重住院患者应查血气分析）

(1) 血气分析仪器的工作环境：温度15～37℃之间，相对湿度＜90%。

(2) 定标气体及记录。

(3) 向患者或其家属交代操作过程及检查的重要性和必要性。

(4) 注明抽血时间（精确到分钟）、患者吸氧浓度、体温值和血红蛋白浓度。

(5) 立即送检，20 分钟内进行测定，或 4℃冰箱保存，2 小时内分析完毕。

2. 呼吸道/血标本进行病原学检查

(1) 入院后送检标本。

(2) 重复送检。

第三节　慢性阻塞性肺疾病的治疗

一、稳定期慢阻肺患者的治疗方案

（一）药物治疗

药物治疗可以减轻症状，减少急性加重的频率和严重程度，改善健康状况，提高运动耐力。每种药物治疗方案均应个体化，根据患者病情的严重程度、急性加重的风险、不良反应、共患疾病、药物的可及性和花费、患者对治疗的反应及病人对于不同给药装置的偏好和使用能力来选择药物。

1. 支气管扩张剂

(1) $β_2$ 受体激动剂：短效（SABA）和长效（LABA）福莫特罗、沙美特罗、奥达特罗及维兰特罗。

(2) 抗胆碱能药物：短效（SAMA）和长效（LAMA）噻托溴铵、阿地溴铵、格隆溴铵和乌美溴铵。

(3) 有条件时可探索性检测外周血 ADRB2（Gly16Arg 位点）等基因以指导噻托溴铵药物的应用，检测 UGT1A1、ADRB2、CYP3A4 和 ABCB1 指导茚达特罗的应用。

2. 吸入糖皮质激素（ICS）　对于有急性加重史的中度至极重度慢阻肺患者，ICS 联合 LABA 治疗改善肺功能、健康状况和降低急性加重比两者单药治疗更有效。ICS/LAMA/LABA 三联治疗比 ICS/LABA 或 LAMA 单药使用，可更好地改善肺功能、症状、健康状况和减少急性加重。

有条件时可探索性检测外周血 T 细胞介导的转录调节因子（T cell-specific T-box transcription factor，TBX21）；NR3C1、FCER2、CRHR1、GLCC1、STIP1、TBX21、HDAC1 和 ORMDL3 等以指导 ICS 的应用。

3. 磷酸二酯酶-4（PDE4）抑制剂 罗氟司特。

4. 抗生素 长期应用阿奇霉素（250mg/天或 500mg 每周 3 次）或红霉素（500mg 每天 2 次）降低慢阻肺患者 1 年中的急性加重发生，但应用阿奇霉素治疗可增加细菌耐药的发生率和听力测试的障碍。

5. 其他 化痰剂（黏液促动剂、黏液调节剂）和抗氧化剂（N-乙酰半胱氨酸、羧甲司坦）。

(二) 定期评估吸入技术

治疗开始时向接受吸入治疗的慢阻肺患者宣教正确的使用方法，每 3 个月重复评估吸入装置使用，治疗方案调整时或症状急性发作后也需重复评估吸入装置使用。

(三) 预防和康复

1. 戒烟是影响慢阻肺自然病程的最有力干预措施 药物治疗：伐尼克兰，安非他酮和去甲替林。目前暂无基因筛选的依据完善药物的选择。尼古丁替代疗法可以增加长期戒烟成功率。电子香烟：有效性和安全性还不确定。

2. 疫苗

（1）流感疫苗：疫苗包括死菌疫苗和活菌疫苗。推荐使用灭活的病毒疫苗，对慢阻肺老年患者更有效，可以降低缺血性心脏病的风险。

（2）肺炎链球菌疫苗：PCV13 在≥65 岁成年人中有效降低菌血症和严重的侵袭性肺炎链球菌病。PPSV23 能够降低年龄＜65 岁、FEV_1＜40% 预测值和有共患疾病的慢阻肺患者的社区获得性肺炎。

3. 肺康复 对慢阻肺病情稳定而因气喘导致活动受限者应实施肺康复，可改善症状、提高生活质量、并提高参加日常活动的体力和兴趣。降低近期有急性加重的患者（距前一次住院≤4 周）的再入院率。自我管理干预结合医疗专业人员可以改善健康状况，降低再入院率和急诊就诊率。对因慢阻肺急性加重而住院的患者，出院后 4 周内开始呼吸康复训练。康复项目包括：慢阻肺相关知识、膳食建议及个体化的锻炼项目与教育。持续时间至少有 6 周，且每周至少 2 次指导康复；有氧运动与耐力训练相结合；运动训练以处方为依据且循序渐进。

4. 氧疗　推荐慢阻肺稳定期患者,外周血氧饱和度静息状态持续<92%,长程氧疗。

5. 其他　严重的慢性高碳酸血症和因急性呼吸衰竭住院患者,长期无创机械通气可降低病死率和预防再次入院。对于晚期难治性肺气肿患者,有条件者可实施外科手术或支气管镜介入治疗。

二、慢性阻塞性肺疾病急性加重期治疗

(一) 氧疗方法应用适当

控制性氧疗:①无严重合并症的 AECOPD 患者氧疗后易达到满意的氧合水平($PaO_2 > 60\,mmHg$ 或 $SaO_2 > 90\%$)。吸入氧浓度不宜过高,需注意可能发生潜在的 CO_2 潴留及呼吸性酸中毒。给氧途径包括鼻导管或文丘里面罩,部分患者可考虑应用经鼻高流量吸氧。②氧疗 30 分钟后应复查动脉血气,以确认氧合满意,且未引起 CO_2 潴留和(或)呼吸性酸中毒。

(二) 药物治疗

1. 支气管扩张剂　单一吸入短效 β_2 受体激动剂,或短效 β_2 受体激动剂和短效抗胆碱能药物联合吸入,通常在 AECOPD 时为优先选择的支气管扩张剂。

(1) 短效支气管扩张剂雾化溶液:①首选 SABA(吸入用硫酸沙丁胺醇溶液,硫酸特布他林);②若效果不显著,加用 SAMA(异丙托溴铵雾化吸入液);③吸入用药为佳。患者接受机械通气治疗时,可通过特殊接合器进行吸入治疗。

(2) 静脉使用甲基黄嘌呤类药物(茶碱或氨茶碱)为二线用药,适用于对短效支气管扩张剂疗效不佳的患者及某些较为严重的 AECOPD。临床上开始应用茶碱 24 小时后,就需要监测茶碱的血浓度,并根据茶碱血浓度调整剂量。

2. 糖皮质激素　包括:①口服糖皮质激素与静脉应用激素疗效相当;②通常外周血嗜酸性粒细胞增高的 AECOPD 患者对糖皮质激素治疗的反应更好。而糖皮质激素对于血嗜酸性粒细胞水平低的急性加重患者治疗效果欠佳;③泼尼松 30~40 mg/天,疗程 9~14 天;④雾化吸入布地奈德 8 mg/天治疗 AECOPD 与全身应用泼尼松龙 40 mg/天疗效相当。

3. 抗感染药物选择与应用

(1) 抗菌药物的应用指征：①在 AECOPD 时，同时出现以下 3 种症状：呼吸困难加重、痰量增加和痰液变脓；②患者仅出现以上 3 种症状中的 2 种但包括痰液变脓这一症状；③严重的急性加重，需要有创或无创机械通气。3 种临床表现出现 2 种加重但无痰液变脓或者只有 1 种临床表现加重的 AECOPD，一般不建议应用抗菌药物。

(2) 抗菌药物的类型：①根据当地细菌耐药情况选择；②对于反复发生急性加重的患者、严重气流受限和(或)需要机械通气的患者，应该作痰液培养。

(3) 抗菌药物的应用途径和时间：①最好予以口服治疗。呼吸困难改善和脓痰减少提示治疗有效。②抗菌药物的推荐治疗疗程为 5~7 天，特殊情况可以适当延长。

(4) 初始抗菌治疗的建议：AECOPD 患者通常可分成 2 组。

1) A 组：无铜绿假单胞菌感染危险因素：①选择主要依据急性加重的严重程度、当地耐药状况、费用和潜在的依从性。②推荐使用阿莫西林/克拉维酸、左氧氟沙星或莫西沙星。

2) B 组：有铜绿假单胞菌感染危险因素，包括：①近期住院史。②经常(>4 次/年)或近期(近 3 个月内)抗菌药物应用史。③病情严重(FEV_1<30%)。④应用口服糖皮质激素(近 2 周服用泼尼松>10mg/天)。治疗措施包括：①口服：环丙沙星或左氧氟沙星。②静脉：环丙沙星和(或)抗铜绿假单胞菌的 β 内酰胺类，同时可加用氨基糖苷类抗菌药物。③应根据患者病情严重程度和临床状况是否稳定选择使用口服或静脉用药。④住院 3 天以上，如病情稳定可更改用药途径(静脉改为口服)。

(5) 经验性抗病毒治疗：①目前不推荐应用抗病毒药物治疗 AECOPD；②对疑有流感的 AECOPD 患者进行经验性抗病毒治疗时，抗病毒治疗仅适用于出现流感症状(发热、肌肉酸痛、全身乏力和呼吸道感染)时间<2 天，并且正处于流感爆发时期的高危患者。

(三) 合并症处理适当

1. 有心功能不全时可选用利尿剂、强心剂、血管扩张剂、心律失常药物(无禁忌证)　对某些 AECOPD 患者在呼吸道感染基本控制后，单用利尿剂不能满意地控制心力衰竭时或患者合并左心室功能不全时，可考虑应用强心剂治疗。

(1) 利尿剂：适用于顽固性右心衰竭、明显水肿及合并急性左心衰的 AECOPD 患者。

(2) 强心剂：AECOPD 患者并发左心室功能障碍时可适当应用。使用强心剂时剂量宜小。

(3) 心律失常的治疗：识别和治疗引起心律失常的代谢原因如低氧血症、低钾血症、低镁血症、呼吸性酸中毒或碱中毒，以及治疗基础病。当诱因不能去除或在纠正上述诱因之后仍有心律失常时，可考虑应用抗心律失常药物。应用心脏选择性 β 受体阻滞剂，美托洛尔或比索洛尔。

2. 有肺动脉高压时可选用血管扩张剂（无禁忌证） 目前不推荐 AECOPD 患者使用血管扩张剂靶向治疗。AECOPD 相关肺动脉高压目前暂无特异性治疗方法。

3. 有血栓形成高危因素时可选用抗凝药物（无禁忌证） 对卧床、红细胞增多症或脱水的 AECOPD 患者，无论是否有血栓栓塞性疾病史，均需考虑使用肝素或低分子肝素抗凝治疗。

4. 有呼吸功能不全时可选用呼吸兴奋剂（无禁忌证） 不推荐使用呼吸兴奋剂。只有在无条件使用或不建议使用无创通气时，可使用呼吸兴奋剂。

5. 其他 并发气胸时需立即作胸腔闭式引流术。

(四) 机械通气

危重患者（如出现 $PaCO_2$ 明显升高时）选择使用无创或有创机械通气治疗符合指征。

1. 无创机械通气 持续处于高碳酸血症酸中毒通气失败状态、最佳药物治疗方案实施 1 小时后仍无改善者可给予无创机械通气。

适应证如下（至少符合以下 1 个条件）：①呼吸性酸中毒［动脉血 pH ≤7.35 和（或）$PaCO_2$＞6 kPa 或 45 mmHg］；②严重呼吸困难合并临床症状，提示呼吸肌疲劳；呼吸功增加；例如，应用辅助呼吸肌呼吸，出现胸腹矛盾运动；或者肋间隙肌群收缩；③虽然持续氧疗，但仍然有低氧血症。

相对禁忌证：呼吸停止或呼吸明显抑制；心血管系统不稳定（低血压、严重心律失常及急性心肌梗死）；精神状态改变，不能合作；易误吸者；分泌物黏稠或量大；近期面部或胃食管手术；颜面部外伤；固定的鼻咽部异常;烧伤。

2. 有创机械通气指征

(1) 治疗失败(NIV)或不适合、不能耐受 NIV。

(2) 呼吸或心脏骤停。

(3) 精神状态受损,严重的精神障碍需要镇静剂控制。

(4) 大量吸入或持续呕吐。

(5) 长期不能排出呼吸道的分泌物。

(6) 严重的血流动力学不稳定,对液体疗法和血管活性药物无反应。

(7) 严重的室性心律失常。

(8) 威胁生命的低氧血症,NIV 无效或不能耐受 NIV。

3. 呼吸机养护

(1) 每台呼吸机均配有消毒记录本、维修检查记录本及使用记录本。

(2) 呼吸机保养及维护等由专人负责。

(3) 呼吸机保养记录(每周至少记录 1 次)。

(4) 呼吸机维修情况与否的记录(每周至少记录 1 次)。

(5) 空气过滤网清洁记录(每周至少记录 1 次)。

(6) 呼吸机管道、住院病人使用的鼻/面罩清洁消毒记录(每周至少记录 1 次)。

(7) 每台呼吸机各种配件连接完好,有创呼吸机需配备"模拟肺"。

(8) 每台呼吸机均能随时使用和正常工作。

(五) 出院宣教

宣教慢阻肺的基本知识、了解康复训练,包括呼吸生理治疗、肌肉训练、营养治疗等。

(编者:杨 冬;评审专家:周 新 陈荣昌)

附1:肺功能检查的质控要求

参考依据:《上海市呼吸内科质控手册》。

一、肺功能检查的适应证和禁忌证

1. 适应证 肺功能检查是呼吸系统疾病及外科手术前的常规检查项目,可用于以下情况。

(1) 对呼吸系统疾病患者进行呼吸功能的评价,明确肺功能损害类型和程度。

(2) 协助诊断和鉴别诊断慢性阻塞性肺疾病、支气管哮喘、肺间质疾病等肺部疾病,并用于评价其治疗效果和病情严重度。

(3) 评价外科手术,特别是胸腹部手术和老年患者手术的风险、耐受性;

(4) 评价职业病患者的肺功能损害程度。

2. **禁忌证** 对于严重呼吸困难、低氧血症、不稳定性心绞痛、近期心肌梗死、心功能不全、严重肺大疱、气胸或气胸愈合后 1 个月内、严重的胸主或腹主动脉瘤、2 周内有大咯血、消化道活动性出血等患者要禁行或慎行肺功能检查;对于失聪、精神异常等无法配合者也不能行肺功能检查。

二、肺功能检查前的准备工作

1. **系统定标** 每天开机后,在检查患者前都要进行以下 3 项定标:环境参数定标、容积定标和气体定标,并备有记录。另外,在更换传感器后应重新容积定标,更换气瓶后应重新气体定标并设置参数。

2. **仪器消毒、保养** 肺功能仪器必须定期清洗消毒,以避免患者之间交叉感染。清洗消毒部位为仪器上所有的共同呼吸回路,包括管道、阀门和流速传感器等。建议常规消毒方法为液体浸泡消毒,消毒液为 2% 的戊二醛浓度,消毒液至少每 2 周更换 1 次,消毒浸泡时间为 20 分钟,浸泡后凉开水冲洗后晾干。管道、阀门应每天清洗消毒 1 次。流速传感器应每使用 5~10 人次消毒 1 次,咬口和过滤器应一次性使用。消毒要有书面记录,包括消毒液的配置浓度、更换时间、操作人员签字。

仪器的保养和维护应有专人负责,包括各仪器主要部件、管道的保养、气瓶更换等,并备有书面记录。

三、操作规范

肺功能检查操作的准确性和患者的配合程度直接影响到结果的可信度,要严格按照 ATS/ERS 的标准操作规程进行。对操作人员的要求:掌握肺功能基本理论、熟悉肺功能仪的各部分结构,操作熟练,能正确指导患者。对患者的要求:患者取坐位或站位检查,接上咬口,夹上鼻夹、密闭不能漏气,通过咬口经口呼吸;正确理解技术员的意图,按照要求配合好测试工作。

对每一项目的检测,要重复 3 次或以上,但应在 8 次以下,每次误差应控制在5%以内,取最好的值作为检测值,并打印图形,由操作者签名及医师复签。

四、肺功能检测内容

1. 肺容量

（1）基础肺容积:指直接测得的不能再分割的容量,包括潮气量(VT)、补吸气量(IRV)、补呼气量(ERV)和残气量(RV)。

（2）基础肺容量:指间接测定的可以再分割的容量,包括深吸气量(IC)、肺活量(VC)、功能残气量(FRC)和肺总量(TLC)。

2. 肺的通气功能　包括每分钟通气量(VE)、肺泡通气量(VA)、流量容积($V-V$)曲线、用力肺活量(FVC)和时间肺活量、最大通气量(MVV)、最大中期呼气流速(MMEF)和峰流速(PEF)等。

每分钟通气量(VE)是指静息状态下每分钟所呼出的气量,是潮气量和呼吸频率的乘积。

肺泡通气量(VA)是指静息状态下每分钟吸入的气量中能到达肺泡进行气体交换的气量。$VA=(VT-VD)\times RR$(VD为无效腔)。

流量-容积($V-V$)曲线指吸气或呼气时,吸入或呼出的气体流量随容积变化的关系曲线,临床上较多测定吸气末最大用力呼气的曲线称为最大呼气流量-容积曲线(MEFV)。

用力肺活量(FVC)指深吸气至TLC位置,做最大力量、最快速度的呼气至RV位所呼出的气量。单位时间内所呼出的气量称为时间肺活量,其中呼气至1秒时所呼出的气量称为1秒用力呼气容积(FEV_1)。FEV_1/FVC称为1秒率,是常用的判断气道有无阻塞的指标。

最大通气量(MVV)指在1分钟内的最大通气量,实际测定时仅测定15秒内的最大潮气量、最快呼吸频率时的通气量×4。

最大中期呼气流速(MMEF)指FVC曲线上,用力呼出气量在25%~75%之间的平均流量,为FVC非用力依赖部分,反映小气道功能。

峰流速(PEF)指用力呼气时的最大流速。

3. 弥散残气检测　主要有一口气法和重复呼吸法。一口气法操作容易,重复性好,但以下情况不适合一口气法:严重气短无法屏气10秒的患者;FVC<1L的患者。重复呼吸法可用于一口气法不能测定的患者,缺点为操作较困难。

4. 支气管舒张试验　先测定基础肺功能,以 FEV_1 为评定指标,然后吸入 $β_2$ 受体激动剂,可用定量气雾剂或干粉吸入剂单剂量吸入,也可用雾化吸入,吸药后 15 分钟重复肺功能检查,计算用药后 FEV_1 绝对值及变化率的改变。

$$FEV_1 变化率 = (用药后 FEV_1 - 用药前 FEV_1) / 用药前 FEV_1 \times 100\%$$

支气管舒张试验阳性的判断标准为:用药后 FEV_1 绝对值增加 200 ml,并且变化率增加 12% 或以上。如果仅符合其中一项指标,则判断为可疑阳性。

在作支气管舒张试验前应停用吸入性短效 $β_2$ 受体激动剂或抗胆碱能药 4~6 小时、口服短效 $β_2$ 受体激动剂或茶碱 12 小时、长效或缓释型支气管扩张剂 24~48 小时。

5. 支气管激发试验　以组胺或乙酰甲胆碱为激发物,可用肺功能仪测定法或气道反应性测定仪 Astograph 法。

五、肺功能检查报告

肺功能检查必须密切结合临床,根据肺功能测定数据和图形,参照临床申请要求,结合病史,对呼吸生理和病理进行解释,得出结论和建议。完整的肺功能报告要有肺功能损害的类型、分级及对临床诊治提出参考意见。肺功能报告由操作的技术员具体描写并签字,再由临床医师审核签发。

附 2:动脉血气检查的质控要求

参考依据:《上海市呼吸内科质控手册》。

一、动脉血气分析适应证和禁忌证

1. 适应证

(1) 各种原因所致的低氧血症、高碳酸血症和各型呼吸衰竭的诊断。

(2) 观察机械通气的疗效,协助对呼吸机参数的调节。

(3) 酸碱平衡紊乱的诊断和疗效监测。

2. 禁忌证　严重凝血功能障碍时应慎重进行。

二、动脉血气分析术前准备

(1) 向患者或其家属(患者意识不清时)交代操作过程及检查的重要性

和必要性,以及可能的并发症。消除患者的紧张情绪,争取患者的配合。

(2) 嘱患者安静,勿紧张或呻吟。

(3) 填写化验单,注明抽血时间(精确到分钟)、患者吸氧浓度,或人工气道方式及呼吸机参数、体温值和血红蛋白浓度。

(4) 准备1ml或2ml一次性无菌干燥注射器1付,6号或7号无菌注射针头1只,1000IU/ml肝素1支,封闭针头用软木塞或橡皮块1个,皮肤消毒剂及无菌棉签若干,无菌手套一副。也可使用血气检测专用注射器。

三、动脉血气分析采血操作方法

(1) 动脉血气的采样可取动脉血或动脉化毛细血管血,采血部位大多选用桡动脉、股动脉及肱动脉,也可选用足背动脉采血。因桡动脉位置浅表,易于定位,一般与尺动脉存在侧支循环,附近没有大静脉,且操作时疼痛相对轻微,故常作为动脉血取样的首选部位。

(2) 选择合适的动脉穿刺部位。注意避开皮肤破损、感染处。

(3) 以手指仔细触摸选择动脉搏动最明显处为进针点,常规皮肤消毒。

(4) 戴好无菌手套,将注射器接上6或7号无菌注射针头,吸入肝素液,针尖向上,来回推动筒栓,使肝素液均匀涂布湿润针筒内壁和针头(肝素化)。驱除气泡和多余的肝素。

(5) 以左手示指和中指固定动脉,右手持针筒,针尖斜面迎向血流方向,以30°~45°角缓缓刺入。

(6) 刺入动脉后可见血液随动脉压推动筒栓上移,或看见针头的尾部(连接处)有少量血液搏动,此时右手固定注射器位置不动,以左手缓缓抽拔筒栓,采血1ml左右,拔出针头,嘱助手以无菌棉签或无菌纱布压迫穿刺点3~5分钟直至出血停止(视凝血情况,必要时适当延长压迫时间,以防出血或血肿产生)。

(7) 迅速排除针筒内的气泡,将针头刺入软木塞或橡皮块以隔绝空气(或插入专用空气隔离针套内)。在手心轻轻地搓动针筒使血液和肝素充分混匀以防凝血。穿刺软木塞或橡皮块时应注意避免针头刺伤自己。

(8) 采好的血样随检验申请单一起立即送检,20分钟内进行测定。若特殊情况不能即刻检查时,标本应置入4℃冰箱短时间保存,需在2小时内分析完毕。

四、血气分析仪器的操作

1. 仪器　主要包含两部分组件：主机和试剂。

2. 操作环境要求　通常血气分析仪由厂家安装、调试后处于全天候运作状态，仪器的工作环境为：温度在15～37℃，相对湿度<90%。

3. 定标气体及连接　由供应商提供的血气分析仪的定标气体放在试剂包内，直接插入仪器内即可应用。

4. 血气分析仪器操作规范　仪器安装好和初始化后，即可操作仪器，并做好分析样品的准备。当屏幕上出现"READY"时，即可分析样品。操作程序如下。

（1）充分混合待测血气样本，去掉针头。

（2）待进样针抬起后将进样针经针乳头插入待测标本中。

（3）在出现的对话框中选择"OK"键，开始吸入样本。

（4）当仪器蜂鸣四声后移开针筒。

（5）输入自设定的患者资料（可跳过）。

（6）等待样本分析结果。

（7）分析结果出现后可按"Print"（打印）内容，或"Exit"（退出）。

（8）仪器自动进行定标，屏幕出现"Busy"提示，定标结束后进入"Ready"屏幕，即可进行下一个样本分析。

（9）血气分析打印结果后，操作者需在登记本上登记结果。登记时需注明检查时间、标本来源及患者姓名，并签名。

5. 其他　应填上 $\dot{V}EO_2$ 或 FiO_2、VT 与 $\dot{V}E$、IPAP、EPAP、通气模式。

五、动脉血气测定值的参考范围

（1）正常参考值范围如表7-1所示。

表7-1　动脉血气测定值正常参考范围

参　数	动脉血	单　位
pH	7.35～7.45	
$PaCO_2$	35～45	mmHg

(续表)

参　数	动脉血	单　位
PaO_2	83～108	mmHg
Na^+	136～145	mmol/L
K^+	3.4～4.5	mmol/L
Ca^{2+}	1.15～1.35	mmol/L

(2) 临界值：为危重患者通报及复查范围。

临界值为：pH＜7.2 或＞7.6；$PaCO_2$＜20 mmHg 或＞70 mmHg；PaO_2＜40 mmHg。

六、动脉血气的标本要求

1. 标本要求　使用 2 ml、1 ml 注射器或专用无菌空针采样。采样前，吸取一定量的肝素进注射器，反复抽吸数次，使肝素均匀涂于针筒内壁，然后排出肝素，以防止血液凝固；采集标本量至少 1 ml，采样时避免进入气泡，若有气泡需立即排出。然后将针头插入软木塞以隔绝空气，而后送检。

2. 标本处理　测定后，每天采样的针筒和针头分开收集，有专人负责送至医院医疗废物处理站处置。

(编者：杨　冬；评审专家：周　新　陈荣昌)

附3：慢阻肺防诊治质控评分表

单位：_____　质控专家：_____　评分：_____（满分 100 分）

评分项目	评分细则	得分	扣分理由
人员、机构资质、设备（5分）	(1) 开展呼吸内科诊疗业务的单位必须具备卫生行政部门颁发的《医疗机构执业许可证》且核准的诊疗科目中包括呼吸内科专业 (2) 呼吸内科临床医师需有《医师资格证书》和《医师执业证书》 (3) 肺功能及呼吸机		

(续表)

评分项目	评分细则	得分	扣分理由
确立慢阻肺诊断（20分）	年龄>40岁，评估患病风险因素 (1) 危险因素(1分)：吸烟、环境暴露、宿主因素 (2) 既往史(0.5分)：哮喘、过敏、鼻窦炎或鼻息肉；儿童时期呼吸道感染；其他慢性呼吸系统疾病和非呼吸系统疾病 (3) 家族史(0.5分)：包括慢阻肺及其他慢性呼吸系统疾病。 有条件者，可探索性检测谷胱甘肽S-转移酶基因M1和T1多态性与慢阻肺发生风险的相关性 临床表现 (1) 呼吸困难、咳嗽和(或)咳痰症状(1分) (2) 体征(0.5分) (3) 急性加重及既往住院情况(1分) (4) 共患疾病(0.5分)		
确立慢阻肺诊断（20分）	支气管扩张剂后行肺功能检查 (1) 肺功能检查前准备(5分) (2) 支气管舒张试验(3分) 1) 吸入短效 β_2 受体激动剂(如沙丁胺醇 $400\mu g$)； 2) 10~15分钟，重复测定 FEV_1 (3) 肺功能操作(5分) (4) 评估(2分) 1) 测量值应该与根据年龄、身高、性别和种族计算的相应参考值评估占预计值的百分比； 2) 使用支气管扩张剂后 $FEV_1/FVC<70\%$，可确定为存在气流受限		
完善慢阻肺评估（20分）	(1) 气流受限严重程度的分级 1) 支气管舒张剂后 $FEV_1/FVC<70\%$ (2分)； 2) GOLD 1：轻度 $FEV_1 \geq 80\%$ 预计值(3分)； GOLD 2：中度 $50\% \leq FEV_1 < 80\%$ 预计值 GOLD 3：重度 $30\% \leq FEV_1 < 50\%$ 预计值 GOLD 4：极重度 $FEV_1 < 30\%$ 预计值 (2) 症状评估(5分) 1) 改良版英国医学研究委员会问卷(mMRC)：0级~4级； 2) 慢阻肺评估测试(CAT)：8条，评分范围为0~40分 (3) 急性加重风险的评估(5分) (4) 慢性共患疾病的评估(5分)：心血管疾病、骨骼肌功能障碍、代谢综合征、骨质疏松、抑郁和肺癌		

(续表)

评分项目	评分细则	得分	扣分理由
慢阻肺急性加重期诊断（15分）	(1) 确立急性加重诊断(3分) (2) 病情严重程度评估与分级(5分) 1) 慢阻肺急性加重分级； 2) 住院 AECOPD 患者的临床分级 (3) 符合入院指征(2分) 1) 普通病房住院治疗指征； 2) 入住 ICU 的指征		
慢阻肺急性加重期诊断（15分）	(4) 入院后检查(5分) 1) 动脉血气分析； 2) 呼吸道/血标本进行病原学检查：涂片、培养，有条件者病原微生物 NGS 检测(精准诊断)		
稳定期慢阻肺患者的治疗（10分）	(1) 药物治疗种类及选择 1) 支气管扩张剂、吸入糖皮质激素、磷酸二酯酶-4 (PDE4)抑制剂、抗生素、化痰剂、抗氧化剂(2分) 有条件时可探索性检测外周血 $ADRB2$ ($Gly16Arg$ 位点)等基因以指导噻托溴铵药物的应用；检测 $UGT1A1$、$ADRB2$、$CYP3A4$ 和 $ABCB1$ 指导茚达特罗的应用；检测 $TBX21$、$NR3C1$、$FCER2$、$CRHR1$、$GLCC1$、$STIP1$、$TBX21$、$HDAC1$ 和 $ORMDL3$ 等以指导 ICS 的应用； 2) 药物选择的分级治疗依据(3分) (2) 定期评估吸入技术(3分) (3) 氧疗、其他：无创机械通气等(2分)		
慢阻肺急性加重期治疗（25分）	(1) 氧疗(2分) (2) 药物治疗 1) 支气管扩张剂治疗(2分)； 2) 糖皮质激素治疗(4分)：有条件时可做糖皮质激素受体基因检测 3) 抗感染治疗(4分)：有条件时可做二代测序病原体检测 (3) 合并症治疗(5分)：若有肺栓塞等需要抗凝治疗，华法林基因检测 (4) 机械通气(8分) 1) 无创通气符合适应证； 2) 有创通气符合适应证		
慢阻肺预防与康复（5分）	(1) 戒烟、健康生活方式、减少生物燃料接触和应用(3分) (2) 疫苗、肺康复(2分)		

第八章

支气管哮喘防诊治方案质量控制与评价

支气管哮喘（以下简称哮喘）是常见的慢性气道炎症性疾病。近年来，其发病率呈持续上升趋势，成为严重危害人民健康的重要的慢性气道疾病之一，规范化的诊治是提高哮喘防治水平的基础。

依据我国《支气管哮喘防治指南（2020年版）》制定哮喘防诊治质量控制标准，旨在提高医疗质量及保障医疗安全，从而进一步提升哮喘规范化诊疗水平。

第一节 支气管哮喘的诊断

哮喘的诊断应结合患者的病史特点（过敏史、家族史）、临床特点、肺功能变化、过敏状态、气道炎症程度等多方位考虑，并做出分期及分级；对临床症状不典型者，更应依据肺功能检查的客观证据做出诊断。

一、诊断标准

1. 典型哮喘的临床症状和体征

（1）反复发作喘息、气急，伴或不伴胸闷或咳嗽，夜间及晨间多发，常与接触变应原、冷空气、物理、化学性刺激，以及上呼吸道感染、运动等有关。

（2）发作时双肺可闻散在或弥漫性哮鸣音，呼气相延长。

（3）上述症状和体征可经治疗缓解或自行缓解。

2. 可变气流受限的客观检查

（1）支气管舒张试验阳性。

（2）支气管激发试验阳性。

(3) 呼气流量峰值(PEF)平均每日昼夜变异率＞10%,或 PEF 周变异率＞20%。

符合上述症状和体征,同时具备气流受限客观检查中任何一条,并除外其他疾病所起的喘息、气急、胸闷及咳嗽,可以诊断为哮喘。

二、不典型哮喘的诊断

1. 咳嗽变异性哮喘　咳嗽作为唯一或主要症状,无喘息、气急等典型哮喘的症状和体征,同时具备可变气流受限客观检查中的任何一条,除外其他疾病引起的咳嗽。

2. 胸闷变异性哮喘　胸闷作为唯一或主要症状,无喘息、气急等典型哮喘的症状和体征,同时具备可变气流受限客观检查中的任何一条,除外其他疾病引起的胸闷。

3. 隐匿性哮喘　指无反复发作喘息、气急、胸闷或咳嗽的表现,但长期存在气道反应性增高者。

三、分期

根据临床表现分为急性发作期、慢性持续期及临床控制期。

四、分级

(一) 严重程度分级

1. 初始治疗的哮喘患者病情严重程度分级　包括新诊断和既往已经诊断为哮喘而长期未应用控制药物治疗的患者(表 8-1)。

表 8-1　哮喘病情严重程度的分级

分级	临床特点
间歇状态 (第 1 级)	症状＜每周 1 次 短暂出现 夜间哮喘症状＜每月 2 次 FEV_1≥80%预计值或 PEF≥80%个人最佳值,PEF 变异率＜20%

(续表)

分级	临床特点
轻度持续 (第2级)	症状≥每周1次,但<每天1次 可能影响活动和睡眠 夜间哮喘症状>每个月1次,但<每周1次 FEV_1≥80%预计值或PEF≤80%个人最佳值,PEF变异率20%~30%
中度持续 (第3级)	每天有症状 影响活动和睡眠 夜间哮喘症状≥每周1次 FEV_1 60%~79%预计值或PEF 60%~79%个人最佳值,PEF变异率>30%
重度持续 (第4级)	每天有症状 频繁出现夜间哮喘症状 体力活动受限 FEV_1<60%预计值或PEF<60%个人最佳值,PEF变异率>30%

2. 根据达到哮喘控制所采用的治疗级别分级

(1) 轻度哮喘:经过第1级、第2级治疗能达到完全控制者。

(2) 中度哮喘:经过第3级治疗能达到完全控制者。

(3) 重度哮喘:需要第4级或第5级治疗才能达到完全控制,或者即使经过第4级或第5级治疗仍不能达到控制者(表8-2)。

3. 哮喘控制水平分级　根据症状,分为控制、部分控制、未控制。

表8-2　哮喘控制水平分级

哮喘症状(在过去的4周)	哮喘症状控制水平		
	控制	部分控制	未控制
日间哮喘症状超过2次/周 夜间因哮喘憋醒 需要急救药物治疗超过2次/周 任何活动因哮喘受限	0项	1~2项	3~4项

(二) 急性发作病情严重度分级

急性发作病情严重度分级见表 8-3。

表 8-3 哮喘急性发作时病情严重程度的分级

临床特点	轻度	中度	重度	危重
气短	步行、上楼时	稍事活动	休息时	休息时明显
体位	可平卧	喜坐位	端坐呼吸	端坐呼吸或平卧
讲话方式	连续成句	单词	单字	不能讲话
精神状态	可有焦虑，尚安静	时有焦虑或烦躁	常有焦虑、烦躁	嗜睡或意识模糊
出汗	无	有	大汗淋漓	大汗淋漓
呼吸频率	轻度增加	增加	常>30次/分钟	常>30次/分钟
辅助呼吸肌活动及三凹征	常无	可有	常有	胸腹矛盾运动
哮鸣音	散在，呼气末	响亮、弥漫	响亮、弥漫	减弱、乃至无
脉率(次/min)	<100	100~120	>120	脉率变慢或不规则
最初支气管扩张剂治疗后PEF占预计值或个人最佳值(%)	>80	60~80	<60；或<100 L/min 或作用持续时间<2小时	无法完成检测
PaO_2(吸空气, mmHg)	正常	≥60	<60	<60
$PaCO_2$(mmHg)	<45	≤45	>45	>45
SaO_2(吸空气, %)	>95	91~95	≤90	≤90
pH值	正常	正常	正常或降低	降低

第二节 支气管哮喘的评估

一、评估的内容

1. 评估患者是否有合并症 哮喘常见合并症包括变应性鼻炎、鼻窦炎、胃食管反流、肥胖、阻塞性睡眠呼吸暂停低通气综合征、抑郁和焦虑等,应仔细询问病史,必要时做相关检查,以明确是否存在合并症。

2. 评估哮喘的过敏状态及触发因素　2/3 的哮喘为过敏性哮喘,应常规检测过敏原以明确患者的过敏状态。常见触发因素还包括职业、环境、气候变化、药物和运动等,应仔细询问病史,特别是发作时诱发因素,以了解每一位患者的触发因素,从而尽量使患者避免。

3. 评估患者药物使用的情况　包括患者对速效支气管舒张剂的用量、药物吸入技术、长期用药的依从性及药物的不良反应等都要全面评估。

4. 区分哮喘的临床表型(精准诊断)　根据诱导痰、临床特征等对哮喘患者进行临床表型的分类,有助于针对不同的表型进行个体化治疗。临床表型的分类主要是针对重度哮喘。目前,重度哮喘的临床表型,根据临床特征,可分为早发过敏性哮喘、晚发持续嗜酸粒细胞性哮喘、频繁急性发作性哮喘、肥胖相关性哮喘、持续气流受限性哮喘。根据诱导痰细胞计数,分为不同的炎症类型,分别为嗜酸性粒细胞型、中性粒细胞型、混合细胞型及寡细胞型哮喘。还可以根据其免疫学及炎症特点,分为 Th2 型炎症哮喘和非 Th2 型炎症哮喘。

5. 评估患者的临床控制水平　根据患者的症状、用药情况、肺功能检查结果等复合指标将患者分为完全控制、部分控制和未控制(表 8-2)。据此来制订治疗方案和调整控制用药。

二、评估的主要方法

1. 症状　了解患者有无胸闷、气急、咳嗽及夜间憋醒等哮喘症状。

2. 肺功能　肺通气功能指标 FEV_1 和最大呼气流量(PEF)反映气道阻塞的严重程度,是客观判断哮喘病情最常用的评估指标。PEF 监测简便易行,是常用的简易肺功能评估指标。

3. 哮喘控制测试(ACT)问卷　ACT 是评估哮喘患者控制水平的问卷,具体评分方法如下。

12 岁及以上哮喘患者,回答以下 5 个问题,选择每个问题的得分,最后把每一题的分数相加得出患者的总分。

(1) 在过去 4 周内,在工作、学习或家中,有多少时候哮喘妨碍您进行日常活动？

所有时间(1分),大多数时候(2分),有些时候(3分),很少时候(4分),没有(5分)。

(2) 在过去4周内,您有多少次呼吸困难？

每天不止1次(1分),一天1次(2分),每周3~6次(3分),每周1~2次(4分),完全没有(5分)。

(3) 在过去4周内,因为哮喘症状(喘息、咳嗽、呼吸困难、胸闷或疼痛),您有多少次在夜间醒来或早上比平时早醒？

每周4晚或更多(1分),每周2~3晚(2分),每周1次(3分),1~2次(4分),没有(5分)。

(4) 在过去4周内,您有多少次使用急救药物治疗(如沙丁胺醇)？

每天3次以上(1分),每天1~2次(2分),每周2~3次(3分),每周1次或更少(4分),没有(5分)。

(5) 您如何评估过去4周内您的哮喘控制情况？

没有控制(1分),控制很差(2分),有所控制(3分),控制很好(4分),完全控制(5分)。

总分:得分25分:哮喘已得到完全控制。得分20~24分:哮喘已得到良好控制,但还没有完全控制。得分低于20分:哮喘没有得到控制,应及时与医师联系,帮助您改善哮喘控制。

4. 哮喘相关的指标和生物标志物的检测

(1) 呼出气一氧化氮(FeNO):FeNO测定可以作为评估气道炎症和哮喘控制水平的指标,以及判断吸入激素治疗的反应性。过敏性哮喘未控制时FeNO升高。

(2) 痰嗜酸性粒细胞计数:诱导痰嗜酸粒细胞计数可作为评价哮喘气道炎性指标之一,也是哮喘表型分类的重要依据。

(3) 外周血嗜酸性粒细胞计数:外周血嗜酸性粒细胞计数增高,提示患者为嗜酸性粒细胞增高为主的哮喘炎症表型;并提示哮喘控制不佳。

(4) 血清总IgE:血清总IgE升高提示为IgE介导的过敏性哮喘,且与过敏状态的严重性有一定的相关性。

(5) 过敏原检测:有体内皮肤过敏原点刺试验及体外特异性IgE检测,通过检测,明确患者的过敏因素,并让患者尽量避免接触。

(6) 血清骨膜素:血清骨膜素是由 IL-13 激活上皮细胞分泌的一种上皮蛋白,其在一些 Th2 型炎症哮喘患者的气道中含量较高。因此,血清骨膜素或许可以作为 Th2 型炎症哮喘的生物标志物,并且预测哮喘患者对 IL-13 靶向治疗的反应性。

(7) 外周血 IL-13、IL-4 和 IL-5:哮喘患者体内 IL-13、IL-4 和 IL-5 的表达可作为嗜酸性粒细胞型哮喘的生物标志物,还可作为对类固醇治疗反应性的潜在指标。同时,哮喘患者体内 IL-13、IL-4 和 IL-5 的表达可以作为使用 IL-13、1L-4 和 IL-5 拮抗剂靶向治疗哮喘的有力证据。目前不作为常规检测项目。

(8) 血 IL-25、IL-33 和 TSLP:IL-25、IL-33 和 TSLP 是由气道上皮细胞产生的,并参与 Th2 型免疫反应的主要调节因子。因此,IL-25、IL-33 和胸腺基质衍生的淋巴细胞生成素(TSLP)可作为嗜酸性粒细胞型哮喘的生物标志物及进一步开展靶向治疗的基础。目前不作为常规检测项目。

(9) 哮喘的易感基因:全基因组关联研究(GWA)是目前确定影响复杂疾病的易感基因的首选方法。由于哮喘的易感性受基因和环境的双重影响,因此,研究哮喘发病相关的基因并发掘靶向治疗手段能更精准地干预哮喘的发生、发展过程。目前的全基因组关联研究已经确定了包括 $PEX14$、$IL6R$ 等基因的 38 个与哮喘发生相关的区域的单核苷酸多态性(SNP)或其附近的位点。

$2q12$、$IL-33$、$IL18R1$ 基因的多个 SNP 位点和 Th2 炎症反应相关,在介导 Th2 型炎症哮喘的发生过程中起作用。YKL-40 基因及其相关 $CHI3L1$ 基因的 SNP 位点与哮喘严重程度、上皮下基底膜厚度和肺功能相关,这使得 YKL-40 成为哮喘的生物标记物并进一步研究开发靶向药物成为可能。除此之外,染色体 17q21 上 ORMDL3/GSDMB 基因位点对儿童期哮喘发病是特异性的(rs2305480),且研究发现哮喘的 SNP 位点对儿童期发病的哮喘影响更大。

虽然众多大型 GWA 研究表明多个基因的 SNP 与哮喘发病相关,但深度分析结果显示这些关联大多不显著。故需要更进一步的研究来确定导致哮喘发病的特定遗传变异,并建立它们的生物学功能,从而为哮喘的精准靶向治疗提供依据。

第三节 支气管哮喘的治疗

一、治疗目标

达到哮喘症状的良好控制，维持正常的活动水平，尽可能减少急性发作、肺功能不可逆损害和药物相关不良反应的风险。

二、制定初始治疗及长期治疗计划

对初诊患者要评估病情严重度，制订初始治疗方案、长期随访行动计划，定期随访、监测，并根据病情变化及时修订治疗方案。哮喘患者长期治疗方案分为5级，见表8-4。

表8-4 哮喘的分级治疗方案

	第1级	第2级	第3级	第4级	第5级
首选控制药物	按需低剂量ICS-福莫特罗	低剂量ICS或按需低剂量ICS-福莫特罗	低剂量ICS-LABA	中剂量ICS-LABA	高剂量ICS-LABA，参考临床表型评估加用：噻托溴铵，抗IgE单抗，抗IL-5/5R药物，抗IL-4R药物
其他可选控制药物	SABA使用时即联合低剂量ICS	LTRA，或低剂量茶碱	中剂量ICS，或低剂量ICS加LTRA或加茶碱	高剂量ICS,加用噻托溴铵或加用LTRA或加用茶碱	加用低剂量OCS(需要注意不良反应)
首选缓解药物			按需低剂量ICS-福莫特罗		
其他可选缓解药物			SABA		

注：ICS:吸入糖皮质激素；LABA:长效β_2受体激动剂；SABA:速效β_2受体激动剂；LTRA:白三烯受体拮抗剂。

对于以往未经规范治疗的初诊哮喘患者，应根据病情严重度选择相应的治疗级别，病情轻者，可从 2 级治疗开始，病情严重者可直接选择第 4 级治疗方案。从第 2 至第 5 级均需使用控制药物，控制药物的选择以吸入型糖皮质激素（ICS）为基础。在此基础上，根据治疗级别可增加吸入 ICS 的剂量或加用其他控制药物。在每一级中都应按需使用缓解药物，缓解药物的使用强调吸入速效支气管扩张剂的同时联合吸入 ICS。

整个治疗过程中要对患者进行病情评估，当哮喘症状加重或使用的治疗方案不能使哮喘得到控制，应升级治疗以达到哮喘控制。当哮喘控制并维持至少 3 个月后，应降级治疗，要确立维持最佳控制的治疗最低级别和最小剂量。

可探索性检测外周血基因的 SNP 位点以指导治疗哮喘药物的应用。

1. 与支气管扩张剂相关的基因　　THRB、SPATS2L 及 CRHR2 等基因的多个 SNP 位点与 LABA 敏感性相关，而 ADCY9、ARG1 及 ARG2 等基因的多个 SNP 位点与 LABA 抵抗相关。探索性检测与噻托溴铵药物相关的基因 ADRB2（Gly16Arg 等位点）以指导其应用，探索性检测与茚达特罗相关的基因（UGT1A1、ADRB2、CYP3A4 和 ABCB1）以指导其应用。

2. 与 ICS 相关的基因　　CRHR1、STIP1、TBX21、FCER2、VEGFA、CYP3A4 等基因的多个 SNP 位点与 ICS 敏感性相关；而 T 基因、ORMDL3、GLCCI1 基因的多个 SNP 位点与 ICS 抵抗相关。ARDB2 基因位点的单核苷酸多态性与 ICS 敏感性相关。人 β_2-AR 基因 ADRB2 有 9 个 SNP 位点，目前研究最深入的是 Arg16→Gly 与 Gln27→Glu。

3. 与白三烯受体拮抗剂相关的基因　　影响白三烯调节剂治疗哮喘的个体差异的主要酶基因有 ALOX5 和 LTC4S 基因。此外，ABCC1、SLCO2B1、CYSLT1R、CYSLTR2 等基因的多个 SNP 位点与白三烯受体拮抗剂敏感性有关。

随着技术的发展，基因相关的检测可以作为哮喘精准诊断和治疗的辅助治疗手段。

三、急性发作期的治疗

哮喘急性发作治疗的目的在于尽快缓解症状、解除气流受限和低氧血症。根据病情严重程度及治疗反应选择方案。

1. 轻度和部分中度急性发作可以在家或社区治疗 主要治疗为反复吸入速效 β_2 受体激动剂,如果治疗反应不好,应尽早口服糖皮质激素(泼尼松龙 0.5~1mg/kg 或等效剂量的其他激素),如症状无缓解,及时到医院就诊。根据严重程度安排是否住院或入住 ICU。

2. 入院后处理流程 病史询问、体检(了解辅助呼吸肌活动情况、心率、呼吸频率、听诊呼吸音)和辅助检查[呼气峰流速(PEF)或 FEV_1、SpO_2 监测、动脉血气分析、胸片或 CT],对哮喘诊断进一步确认,并做出初步评估。同时应尽快予以吸氧、吸入速效 β_2 受体激动剂(或联合异丙托溴铵)和激素等治疗,1 小时后再次评估患者对初始治疗反应,根据反应不同进行进一步治疗。

3. 入院后具体治疗措施 氧疗;重复使用速效 β_2 受体激动剂,通过射流雾化装置给药;可联合使用 β_2 受体激动剂和抗胆碱能药物;可静脉应用茶碱;尽早使用全身糖皮质激素,可口服或静脉给药,推荐用法:口服泼尼松龙 30~50mg/天或等效的其他激素。如严重急性发作,可静脉使用甲泼尼龙 80~160mg,分次给药。全身糖皮质激素的疗程一般为 5~7 天。

4. 危重哮喘的处理 经过上述治疗无效,症状继续恶化者,应及时给予机械通气治疗,机械通气的指征主要包括:神志改变、呼吸肌疲劳、动脉血气提示呼吸性酸中毒,二氧化碳潴留。可先采用面罩无创机械通气,对于无创机械通气无效或不能配合或出现呼吸骤停的患者应及时气管插管机械通气。气管插管早期可短期应用镇静剂、肌松剂,以减少气道阻力,减少气压伤。症状改善后尽早拔管,必要时可用面罩通气过渡。激素的使用要早期、足量、短程,可用甲泼尼龙 80~240mg/天,分次静脉给药。可静脉应用氨茶碱,雾化吸入 β_2 受体激动剂和抗胆碱能药物。应注意纠正酸中毒并维持水电解质平衡,加强对症、支持治疗,如合并感染,应给予积极抗感染治疗。

危重哮喘,要尽早入住 ICU。

对于所有急性发作的哮喘患者都要寻找急性发作的诱因,处理各种诱发因素,制订个体化长期治疗方案及哮喘自我管理及行动计划,预防再次急性发作。

四、重症哮喘的个体化治疗(精准治疗)

对于重症哮喘,要针对哮喘的表型给予精准的个体化治疗。目前,重症哮喘除了常规的治疗药物外,还有一些新的靶向治疗药物。

1. 抗 IgE 单抗　抗 IgE 单抗是哮喘治疗的第一个生物靶向药物,通过特异性地与 IgE 的 FcεRI 位点结合,阻断 IgE 与肥大细胞、嗜碱性细胞等靶细胞结合,抑制 IgE 介导的一系列过敏性炎症反应,用于治疗重症过敏性哮喘,可以有效改善哮喘控制,减少哮喘急性发作。国外已应用13年,国内上市至今2年多,有大量随机临床试验(RCT)及真实世界的临床研究证实其有效性及安全性。

2. 抗 IL-5 单抗　IL-5 介导嗜酸性粒细胞的分化、生长、活化等,在嗜酸粒细胞性哮喘中发挥关键作用。针对抗 IL-5 的靶向制剂已成为重度嗜酸性粒细胞哮喘患者的另一选择。目前,全球针对 IL-5 单抗的美泊利单抗(mepolizumab)和瑞利珠单抗(reslizumab)及 IL-5R 单抗贝纳利珠单抗(benralizumab)均已获批上市,用于治疗重度嗜酸性粒细胞哮喘患者,国内尚在做上市前临床研究。美泊利单抗和瑞利珠单抗均是 IL-5 的单克隆抗体,两者均可以选择性识别并结合 IL-5,阻断 IL-5 与受体在嗜酸性粒细胞表面的结合,从而减少 IL-5 介导的嗜酸性粒细胞的增殖、成熟和活化过程,以控制重度嗜酸性粒细胞性哮喘患者的症状;减少哮喘急性发作,对类固醇皮质激素依赖的哮喘患者可以减少全身类固醇皮质激素(OCS)的剂量。贝纳利珠单抗是靶向 IL-5 受体 α 链(IL5-Rα)的单克隆抗体,拮抗 IL5-Rα,除了可以抑制 IL-5,还可以诱导自然杀伤细胞介导的对嗜酸性粒细胞和嗜碱性粒细胞的抗体依赖细胞介导的细胞毒作用,改善重度患者的哮喘症状、降低哮喘发作的频率以及减少对 OCS 的使用。

3. 抗 IL-4、IL-13 单抗　IL-4 和 IL-13 是哮喘发病中两个重要的细胞因子,可以诱导 B 细胞产生 IgE,从而介导及增强一系列过敏反应。IL-4 和 IL-13 通过共同的受体(IL-4Rα)和信号通路发挥作用。IL-4 受体(IL-4R)单抗 dupilumab 在重症哮喘的临床研究中取得了很好的结果,国外已获批用于治疗重症嗜酸粒细胞型哮喘,国内正在进行上市前临床研究。

4. 抗胸腺基质淋巴细胞生成素(TSLP)单抗　TSLP 是气道上皮细胞产生的细胞因子,tezepelumab 是一种人源化的抗 TSLP 的单克隆抗体,该抗体能接合并阻止 TSLP 与受体复合物相互作用,从而阻止 TSLP 攻击的免疫细胞和释放促炎性细胞因子,以阻止哮喘恶化并控制哮喘。该药物正在全球同步进行临床研究。

5. 支气管热成形术(BT)　BT 是一种非药物治疗手段,是经支气管镜射频消融气道平滑肌治疗哮喘的技术,可以减少哮喘患者的支气管平滑肌数量,降低支气管收缩能力和降低气道高反应性。对于第 4 级或以上治疗仍未控制的哮喘是一种可以选择的方法,其长期疗效尚待观察。

随着对哮喘发病机制研究的深入,哮喘的精准治疗发展迅速,许多靶向药物陆续应用于临床治疗。尽管这些新型生物制剂仍然无法彻底治愈哮喘,但可以使重症哮喘患者从中获益。因此,针对哮喘患者的不同临床表型和内型,需要深入研究并挖掘更有效的生物标志物,选择更精准的个体化治疗方案。

第四节　支气管哮喘的管理与教育

哮喘的教育和管理是哮喘防治工作中重要的组成部分,是提高疗效、减少急性发作、提高患者生活质量的重要措施。在哮喘的管理中建立医患之间的合作关系,指导患者自我管理,对治疗目标达成共识,制定个体化的书面管理计划。

每个诊疗单位都要定期开展各种形式的哮喘知识教育,通过对哮喘患者教育,使患者掌握以下知识:①通过长期规范治疗能够有效控制哮喘;②避免触发、诱发因素方法;③哮喘的本质、发病机制;④哮喘长期治疗方法;⑤哮喘先兆、哮喘发作征象和相应自我处理方法,如何、何时就医;⑥哮喘防治药物知识;⑦如何根据自我监测结果判定控制水平,选择治疗;⑧心理因素在哮喘发病中的作用。

在新型冠状病毒肺炎(COVID-19)疫情常态化期间,哮喘患者仍需规律服用哮喘治疗药物,特别是规律吸入 ICS;要确保所有患者都有哮喘书面行动计划(病情恶化时增加控制药物和缓解药物、重症哮喘急性发作时短期使用 OCS、何时就诊寻求帮助)。

(编者:金美玲;评审专家:沈华浩　周　新)

附：支气管哮喘防诊治质控评分表

单位：_____ 质控专家：_____ 评分：_____（满分 100 分）

评分项目	评分细则	得分	扣分理由
人员、机构资质、设备（5分）	（1）开展呼吸内科诊疗业务的单位必须具备卫生行政部门颁发的《医疗机构执业许可证》且核准的诊疗科目中包括呼吸内科专业 （2）呼吸内科临床医师需有《医师资格证书》和《医师执业证书》 （3）肺功能检查 SOP		
哮喘诊断（41分）	哮喘的临床特点 （1）临床表现：反复发作的喘息、胸闷、咳嗽等，发作时可闻及对称性哮鸣音等；不典型者可仅表现为咳嗽或胸闷等（8分） （2）过敏史、家族史（3分） 肺功能检测 （1）常规肺通气功能检测（5分） （2）若通气功能表现为阻塞性通气功能障碍或小气道功能障碍，常规行支气管舒张试验；若通气功能正常，建议行支气管激发试验（5分） （3）呼气峰流速 24 小时变异率检测（3分） 其他辅助检查 （1）血常规、血清总 IgE（2分） （2）过敏原检测（3分） （3）呼出气一氧化氮（FeNO）检测（2分） （4）胸片或胸部 CT（2分） （5）诱导痰（1分） 哮喘的分期 分为急性发作期、慢性持续期、临床控制期（5分）		
哮喘评估（10分）	（1）严重度评估（2分） （2）合并症评估（2分） （3）用药技术及依从性评估（2分） （4）评估哮喘的表型（2分） （5）探索性检测外周血基因的单核苷酸多态性位点以指导药物的应用（2分）		

(续表)

评分项目	评分细则	得分	扣分理由
哮喘治疗 (40分)	非急性发作期患者的治疗 (1) 制定初始治疗计划(5分) (2) 制定长期随访计划(6分) (3) 给予适级的控制治疗药物及缓解药物(5分) (4) 给予哮喘患者自我管理及行动计划(5分) 急性发作期患者的治疗 (1) 评估病情严重度(3分) (2) 氧疗(2分) (3) 雾化治疗:雾化吸入糖皮质激素及支气管扩张剂(3分) (4) 全身用药:口服或静脉应用糖皮质激素(3分) (5) 评估对治疗的反应(3分) (6) 必要时入住ICU,及机械通气(3分) (7) 预防再次急性发作的措施(2分)		
哮喘预防 与管理 (4分)	指导吸入用药及哮喘知识教育 (1) 专人指导患者正确掌握吸入用药技术(2分) (2) 定期开展哮喘知识教育(2分)		

第九章

肺血栓栓塞症防诊治方案质量控制与评价

肺血栓栓塞症(简称肺栓塞)以前被认为是少见病,但是临床上实际情况并非如此,发生科室涉及临床大多数科室,与部分医疗纠纷密切相关。近年来,全国各地每年诊断的患者日益增多。复旦大学附属中山医院近年来每年新确诊 1 000 例左右。美国国家医院出院数据库的 20 年(1979—1999)资料表明,肺栓塞占美国非联邦医院住院患者的 0.4%,每年约 15 万人因肺栓塞而住院,而且近 20 年来没有明显变化趋势。但是很多学者认为这些数据低估了患者数量,应该占住院患者 1%左右,或者为心肌梗死发病率的 50%。

参照中华医学会呼吸分会 2018 版《肺血栓栓塞症诊治与预防指南》制定肺栓塞诊治质量控制标准,旨在着力提高医疗质量及保障医疗安全,从而进一步提升肺栓塞规范化诊疗水平。

第一节 人员及机构、设备

开展呼吸内科诊疗业务的单位必须具备卫生行政部门颁发的《医疗机构执业许可证》,且核准的诊疗科目中包括呼吸内科专业。开展肺栓塞相关诊疗工作的单位,原则上必须同时开设有血管科、心外科、心超室、超声科、放射科及核医学科。执业时应遵守国家和各省、市制定的有关法律法规。

开展肺栓塞诊疗相关工作的临床医师需有《医师资格证书》和《医师执业证书》,并认真履行各自的岗位职责。

科室主任负责学科的医、教、研全面发展。临床诊疗建议采取主治医师/主诊医师/医疗组长负责制,病房严格执行三级查房制度。科室应有医疗质量管理和持续改进方案并组织实施；有医疗技术操作规范、诊疗指南及常规等规范性文件并用于诊疗工作中；科室具有完善的疑难病例讨论、危重病例讨论、病危告知；医疗技术管理符合《医疗技术临床应用管理办法》规定。

第二节 肺栓塞的诊断

一、诊断标准

对可疑肺栓塞患者，根据其危险因素、临床症状、体征、实验室检查等进行综合分析，若满足以下四项标准之一者即可考虑肺栓塞(PE)。

(1) CT肺动脉造影(CTPA)阳性。
(2) 肺核素通气灌注显像高度可能。
(3) 磁共振成像肺动脉造影(MRPA)阳性。
(4) 肺动脉造影诊断肺栓塞。

二、分级标准

为便于临床上对不同程度的PE采取相应的治疗，建议将PE作以下临床分型。

1. 高危PE　临床上，以休克和低血压为主要表现，即体循环动脉收缩压<90 mmHg或较基础值下降幅度≥40 mmHg，持续15 min以上。须除外新发生的心律失常、低血容量或感染中毒症所致血压下降。

2. 中危PTE　患者超声心动图检查示右心室收缩功能减弱或临床上有心功能不全表现，或者脑钠尿多肽(BNP)、心肌肌钙蛋白T(cTnT)等心脏标志物增高。

3. 低危PE　不符合以上高危和中危标准的PE。

第三节 肺栓塞治疗

一、急性PE的治疗

1. 一般处理　对高度疑诊或确诊PE的患者，应进行严密监护，监测呼吸、心率、血压、静脉压、心电图及血气的变化,对中高危PE可收入重症监护室;为防止栓子再次脱落,要求绝对卧床,保持大便通畅,避免用力;对于有焦虑和惊恐症状的患者应予安慰并可适当使用镇静剂;胸痛者可予止痛剂;对于发热、咳嗽等症状可给予相应的对症治疗。

2. **呼吸循环支持治疗** 对伴低氧血症的患者,采用经鼻导管、面罩或高流量吸氧。当合并严重呼吸衰竭时,可使用经鼻/面罩无创性机械通气或经气管插管机械通气。应避免做气管切开,以免在抗凝或溶栓过程中局部大量出血。机械通气中需注意尽量减少正压通气对循环的不利影响。对于出现右心功能不全、心输出量下降、但血压尚正常的病例,可予多巴酚丁胺和多巴胺;若出现血压下降,可增大剂量或使用其他血管加压药物,如间羟胺、肾上腺素等。

3. **溶栓治疗** 溶栓可迅速溶解部分或全部血栓,恢复肺组织再灌注,减小肺动脉阻力,降低肺动脉压,改善右室功能,减少严重PE患者的病死率和复发率。溶栓治疗主要适用于高危PE病例;对于中危PE,可以谨慎进行溶栓;对于血压和右室运动均正常的病例不推荐进行溶栓。

溶栓治疗宜高度个体化。溶栓的时间窗一般定为14天以内,但鉴于可能存在血栓的动态形成过程,对溶栓的时间窗不作严格规定。溶栓应尽可能在PE确诊的前提下慎重进行。对有溶栓指征的病例宜尽早给予溶栓治疗。

溶栓治疗的主要并发症为出血。用药前应充分评估出血的危险性与后果,必要时应配血,做好输血准备。溶栓前宜留置外周静脉套管针,以方便溶栓中采取血标本监测,避免反复穿刺血管。溶栓治疗的绝对禁忌证有活动性内出血,近期自发性颅内出血等。相对禁忌证有:2周内的大手术、分娩、器官活检或不能压迫止血部位的血管穿刺;2个月内的缺血性中风;10天内的胃肠道出血;15天内的严重创伤;1个月内的神经外科或眼科手术;难于控制的重度高血压(收缩压>180 mmHg,舒张压>110 mmHg);近期曾行心肺复苏;血小板计数低于$100\times10^9/L$;妊娠;细菌性心内膜炎;严重肝、肾功能不全;糖尿病出血性视网膜病变;出血性疾病等。对于高危PE,因其对生命的威胁极大,上述绝对禁忌证也应被视为相对禁忌证。

常用的溶栓药物有尿激酶(UK)和重组组织型纤溶酶原激活剂

(rtPA)。通过外周静脉溶栓即可,不推荐进行介入局部溶栓。目前认为2小时方案出血发生率最低,同样具有疗效:尿激酶2万单位/kg,或者r-tPA 50 mg。

4. **抗凝治疗** 为PE和深静脉栓塞(DVT)的基本治疗方法,可以有效地防止血栓再形成和复发,同时机体自身纤溶机制溶解已形成的血栓。目前,临床上应用的抗凝药物主要有普通肝素(以下简称肝素)、低分子肝素、华法林和新型口服抗凝药物。一般认为,抗血小板药物的抗凝作用尚不能满足PE或DVT的抗凝要求。

临床疑诊PE时,即可使用肝素或低分子肝素进行有效的抗凝治疗。口服华法林与肝素(或低分子肝素)合用至少5天。当国际标准化比率(INR)达2.0~3.0持续2天,则可停用肝素;使用华法林时可以检测华法林耐药基因(CYP2C9和VKORC1),以精确指导华法林剂量;初次发生肺栓塞的患者,如有可逆转的危险因素,则至少抗凝3个月,特发性静脉血栓形成的患者则至少抗凝6个月;再发静脉血栓形成,或有持续危险因素如癌症的患者,应长期口服抗凝剂。恶性肿瘤患者合并肺栓塞时,首选低分子肝素抗凝3~6个月。

应用肝素/低分子肝素前应测定基础APTT、PT及血常规(含血小板计数,血红蛋白);注意是否存在抗凝的禁忌证,如活动性出血、凝血功能障碍、血小板减少、未控制的严重高血压等。对于确诊的PE病例,大部分禁忌证属相对禁忌证。

新型口服抗凝药(new oral anticoagulants,NOACs):和华法林相比,NOACs的药代动力学特性更稳定,受药物、食物等因素的影响小,而且起效与失效速度快,剂量治疗窗宽,不需要检查患者凝血指标来调整剂量,使用更为方便。欧洲药品管理局(EMA)批准了利伐沙班、阿哌沙班及达比加群用于VTE的防治,但美国食品药品管理局(FDA)仅批准了前两药。

使用低分子肝素或者新型口服抗凝药物时,可以检测抗Xa因子活性,以便在肾功能异常时个体化调整用药。

5. **其他抢救性治疗** 高危肺栓塞药物治疗效果不佳时,可以在条件允许时行ECMO治疗,一般采用VV-ECMO,循环障碍时可以实施VA-ECMO。在有经验的介入治疗中心可以实施肺动脉介入进行介入溶栓、碎栓或者吸栓等治疗。

6. 静脉滤器　为防止下肢深静脉大块血栓再次脱落阻塞肺动脉，可于下腔静脉安装滤器。适用于下肢近端静脉血栓、而抗凝治疗禁忌或有出血并发症；经充分抗凝而仍反复发生 PE；伴有肺动脉高压的慢性反复性 PE；行肺动脉血栓切除术或肺动脉血栓内膜剥脱术的病例。

置入滤器后，如无禁忌证，宜长期口服华法林抗凝；定期复查有无滤器上血栓形成。

二、慢性栓塞性肺动脉高压的治疗

（1）严重的慢性栓塞性肺动脉高压病例，首选肺动脉内膜剥脱术，但是应在有经验的医院开展。

（2）长期口服华法林可以防止肺动脉血栓再形成和抑制肺动脉高压进一步发展。根据 INR 调整剂量，保持 INR 为 2.0～3.0。也可使用新型口服抗凝药物。

（3）使用降低肺动脉压的靶向药物；治疗右心衰竭。

（4）存在反复下肢深静脉血栓脱落者，可放置下腔静脉滤器。

（5）介入治疗：球囊扩张肺动脉成形术。已有报道，但经验尚少。

第四节　肺栓塞的预防

（1）建立全院性的 VTE 防治体系，加强医务人员的 VTE 意识。

（2）VTE 风险评估和出血风险评估：外科患者使用 caprini 评估模型，内科患者使用 Padua 评估模型。出血风险模型采用 IMPROVRE bleed 评估模型。

（3）基本预防：加强健康教育；注意活动；避免脱水。

（4）药物预防：对于 VTE 风险高而出血风险低的患者，应考虑进行药物预防，目前可选择的预防药物包括：低分子量肝素（LMWH）、未分离肝素（UFH）、磺达肝癸钠、DOACs 等。对长期接受药物预防的患者，应动态评估预防的效果和潜在的出血风险。

（5）机械预防：对于 VTE 风险高，但是存在活动性出血或有出血风险的患者可给予机械预防，包括间歇充气加压泵、分级加压弹力袜和足底静脉泵等。

(编者:蒋进军;评审专家:熊维宁　程克斌)

附:肺栓塞防诊治质控表

单位:_____　质控专家:_____　评分:_____(满分100分)

评分项目	评分细则	得分	扣分
人员及机构资质(5分)	(1) 开展呼吸内科诊疗业务的单位必须具备卫生行政部门颁发的《医疗机构执业许可证》且核准的诊疗科目中包括呼吸内科专业 (2) 呼吸内科临床医师需有《医师资格证书》和《医师执业证书》		
肺栓塞的诊断(45分)	CTPA 或同位素通气灌注扫描或肺动脉造影或 MRPA(10分) 血化验(5分) (1) D-二聚体、心肌肌钙蛋白 T(cTnT)、proBNP (2) 风湿全套、抗心磷脂抗体 (3) 根据怀疑的肿瘤类型选择相应的标志物,或者其他相应的检查 (4) 血常规、肝肾功能、凝血全套 (5) 大便隐血 (6) 血气分析 辅助检查(10分) (1) 心超 (2) 深静脉超声 (3) 心电图 现病史(5分) (1) 诱因 (2) 呼吸道症状 (3) 近期制动情况 (4) 呼吸困难情况 (5) 下肢肿胀情况 既往史(5分) (1) 肿瘤史 (2) 特别药物史 (3) 出血史		

(续表)

评分项目	评分细则	得分	扣分
肺栓塞的治疗(45分)	(4) 手术史 (5) 长期卧床史 (6) 家族史(4分):肺栓塞史,深静脉血栓史 诊断分型(6分):分为高、中、低危 一般支持治疗 (1) 卧床制动(3分) (2) 吸氧(3分) (3) 监测:呼吸、心率、血压及氧饱和度(3分) 病情宣教(5分) 患者和家属对疾病的认知 抗凝治疗药物 (1) 药物种类及选择 1) 个体化(1分); 2) 药物的可及性和花费(2分); 3) 患者对治疗的反应(2分) (2) 华法林 1) 华法林耐药基因检测(CYP2C9和VKORC1)(3分); 2) 华法林与低分子肝素至少重叠5天(2分); 3) INR连续2天2～3(3分); 4) 低分子肝素按照千克体重使用(2分); (3) 低分子肝素 1) 合并肿瘤时选择长期抗凝方案(3分); 2) 按照体重给药(2分); 3) 根据肾功能调整用药。 (4) 新型口服抗凝药物(5分) 利伐沙班初始15mg bid使用21天,后20mg qd维持 抗凝药物宣教:使用华法林时注意食物的摄入和药物相互作用(2分) (1) 其他抗凝药物的合并使用管理(2分) (2) 出血的自我检测(2分)		
肺栓塞的预防(5分)	(1) VTE风险评估和出血风险评估(2分) (2) 基本预防:加强健康教育;注意活动;避免脱水(1分) (3) 药物预防(1分) (4) 机械预防(1分)		

第十章

高血压病防诊治方案质量控制与评价

高血压是最常见的慢性病,也是心脑血管病最主要的危险因素,脑卒中、心肌梗死、心力衰竭及慢性肾脏病等是主要并发症。为此,各专业学会发布了多项指南,如《中国急诊高血压诊疗专家共识》(2017 修订版)、《中国高血压基层管理指南》(2014 年修订版)、《中国高血压防治指南 2010》、《中国高血压患者教育指南》。2018 年修订的《中国高血压防治指南》的指导思想是执行国家"预防为主、防治结合、重心下沉"的方针。

第一节 高血压流行病学

目前,我国高血压患病率仍呈升高趋势,且高血压流行有两个比较显著的特点:①从南方到北方,高血压患病率递增。②高血压患者的知晓率、治疗率和控制率近年来有明显提高,但总体仍处于较低的水平。

血压水平与心脑血管风险呈连续、独立、直接的正相关关系。卒中仍是我国高血压人群最主要的并发症,冠心病事件也有明显上升,其他并发症包括心力衰竭、左心室肥厚、心房颤动、终末期肾病。

高钠、低钾膳食、超重和肥胖是我国人群重要的高血压危险因素。可以根据高血压易患因素来进行高血压的筛查。

第二节 诊断性评估

指南提出,诊断性评估应包括 3 方面内容:①确立高血压诊断,确定血压水平、分级;②判断高血压原因,区分原发性或继发性高血压;③寻找其他心脑血管疾病危险因素、靶器官损害及相关临床情况,从而作出高血压病因的鉴别诊断和评估患者的心脑血管疾病风险程度,指导诊断与治疗。

诊室血压是临床诊断高血压和分级的常用方法。有条件者应进行诊室外血压测量,用于诊断白大衣高血压及隐蔽性高血压、评估降压治疗的疗效、辅助难治性高血压的诊治。动态血压监测可评估24小时血压昼夜节律、直立性低血压、餐后低血压等。家庭血压监测可辅助调整治疗方案。基于互联网的远程实时血压监测是血压管理的新模式。精神高度焦虑的患者,不建议频繁自测血压。

在测量诊室血压时,指南要求受试者安静休息至少5分钟后开始测量坐位上臂血压,上臂应置于心脏水平,测量左上臂或右上臂均可。推荐使用经过验证的上臂式医用电子血压计,水银柱血压计将逐步被淘汰。测量血压时,应至少测量2次,间隔1~2分钟,若差别≤5 mmHg,则取2次测量的平均值;若差别>5 mmHg,应再次测量,取3次测量的平均值。老年人、糖尿病患者及出现直立性低血压情况者,应该加测站立位血压。站立位血压在卧位改为站立位后1分钟和3分钟时测量。在测量血压的同时,应测定脉率。

评估是否有靶器官损害是高血压诊断评估的重要内容,特别是检出无症状性亚临床靶器官损害。早期检出并及时治疗,亚临床靶器官损害是可以逆转的。指南提倡因地因人制宜,采用相对简便、费效比适当、易于推广的检查手段,开展亚临床靶器官损害的筛查和防治。

第三节　定义与分类分层

指南在高血压的定义方面坚持既往的标准:在未使用降压药物的情况下,诊室收缩压(SBP)≥140 mmHg 和(或)舒张压(DBP)≥90 mmHg。同时,根据血压升高水平,指南将高血压分为1级、2级和3级。此外,指南根据血压水平、心血管危险因素、靶器官损害、临床并发症和糖尿病进行心血管风险分层,分为低危、中危、高危和很高危4个层次。相比既往指南,本指南在危险因素分层中增加(130~139)/(85~89) mmHg 范围;疾病史增加了慢性肾病(CKD),并按照CKD 3期和CKD分期≥4期进行了区分;将糖尿病区分为无并发症的糖尿病和有并发症的糖尿病(表

10-1,表 10-2)。

表 10-1　高血压分类

分类	收缩压/mmHg	舒张压/mmHg
正常血压	<120 和	<80
正常高值	120～139 和(或)	80～89
高血压	≥140 和(或)	≥90
1级高血压(轻度)	140～159 和(或)	90～99
2级高血压(中度)	160～179 和(或)	100～109
3级高血压(重度)	≥180 和(或)	≥110
单纯收缩期高血压	≥140 和	<90

注:当收缩压和舒张压分属于不同级别时,以较高分级为准。

表 10-2　高血压患者心血管风险水平分层

其他危险因素	高血压1级	高血压2级	高血压3级
无	低危	中危	高危
1～2个其他危险因素或者靶器官损害	中危	中危	很高危
≥3个其他危险因素或者靶器官损害	高危	高危	很高危
临床并发症或者糖尿病、肾病	很高危	很高危	很高危

第四节　高血压治疗策略

高血压治疗的根本目标是降低发生心、脑、肾及血管并发症和死亡的总危险。降压治疗的获益主要来自血压降低本身。在改善生活方式的基础上,应根据高血压患者的总体风险水平决定给予降压药物,同时干预可纠正的危险因素、靶器官损害和并存的临床疾病。在条件允许的情况下,应采取强化强压的治疗策略,以取得最大的心血管获益。对于一般的高血压患者,指南建议,血压应降至<140/90 mmHg;对于能耐受者和部分高危及以上的患者,可进一步降至<130/80 mmHg。

除高血压急症和亚急症外,对大多数高血压患者而言,应根据病情,在 4 周内或 12 周内将血压逐渐降至目标水平。在改善生活方式的基础上，血压仍≥140/90 mmHg 和(或)高于目标血压的患者应启动药物治疗。

健康的生活方式，在任何时候，对任何高血压患者(包括正常高值血压)，都是有益的。生活方式干预降低血压和心血管危险的作用是确定的，所有患者都应采用，主要措施包括：减少钠盐摄入，增加钾盐摄入；控制体重；戒烟；尽量避免饮酒；运动锻炼；减轻精神压力，保持心理平衡。生活方式干预在任何时候对任何高血压患者都是合理、有效的治疗，其目的是降低血压、控制其他危险因素和临床情况。

指南认为，常用的五大类降压药物[血管紧张素受体阻滞剂(ARB)、血管紧张素转核酸抑制剂(ACEI)、钙通道阻滞剂(CCB)、利尿剂、β受体阻滞剂]均可作为初始治疗用药。降压治疗药物应用应遵循以下 4 项原则，即小剂量开始、优先选择长效制剂、联合用药及个体化。建议根据特殊人群的类型、合并症选择针对性的药物，进行个体化治疗。应根据血压水平和心血管风险选择初始单药或联合治疗。

1. 起始剂量　一般患者采用常规剂量；老年人及高龄老年人初始治疗时通常应采用较小的有效治疗剂量。根据需要，可考虑逐渐增加至足剂量。

2. 长效降压药物　优先使用长效降压药物，以有效控制 24 小时血压，减少血压的大幅度波动，更有效地预防心脑血管并发症发生。

3. 联合治疗　对血压≥160/100 mmHg、高于目标血压 20/10 mmHg 的高危患者，或单药治疗未达标的高血压患者应进行联合降压治疗，包括自由联合或单片复方制剂。对血压≥140/90 mmHg 的患者，也可起始小剂量联合治疗。

4. 个体化治疗　根据患者合并症的不同和药物疗效及耐受性，以及患者个人意愿或长期承受能力，选择适合患者个体的降压药物。

5. 药物经济学　高血压是终身治疗，需要考虑成本-效益。

第五节　特殊人群的治疗策略

1. 老年高血压　年龄在 65～79 岁的老年人如血压≥150/90 mmHg，应开始药物治疗；血压≥140/90 mmHg 时可考虑药物治疗。年龄≥80 岁的老年人，收缩压（SBP）≥160 mmHg 时开始药物治疗。年龄在 65~79 岁的老年人，指南建议血压应降至＜150/90 mmHg；如能耐受，可进一步降至＜140/90 mmHg。年龄≥80 岁的老年人应降至＜150/90 mmHg。

2. **妊娠高血压** 对于妊娠高血压患者，推荐血压≥150/100 mmHg 时启动药物治疗，如无蛋白尿及其他靶器官损伤存在，也可考虑血压≥160/110 mmHg 时启动药物治疗，治疗目标为 150/100 mmHg 以下，应避免将血压降至＜130/80 mmHg，以避免影响胎盘血流灌注。

3. **高血压伴卒中** 病情稳定的卒中患者，血压≥140/90 mmHg 时应启动降压治疗，降压目标为＜140/90 mmHg。急性缺血性卒中并准备溶栓者的血压应控制在＜180/110 mmHg。当急性脑出血患者 SBP＞220 mmHg 时，应积极使用静脉降压药物降低血压；当 SBP＞180 mmHg 时，可使用静脉降压药物控制血压，160/90 mmHg 可作为参考的降压目标值。

4. **高血压伴冠心病** 推荐＜140/90 mmHg 作为合并冠心病的高血压患者的降压目标，如能耐受，可降至＜130/80 mmHg，但应注意舒张压（DBP）不宜降得过低。稳定型心绞痛的降压药物应首选 β 受体阻滞剂或长效钙拮抗剂。

5. **高血压伴心力衰竭** 对于高血压合并心力衰竭的患者，指南推荐的降压目标为＜130/80 mmHg。高血压合并慢性射血分数降低的心力衰竭患者，指南首先推荐应用血管紧张素转换酶抑制剂［ACEI，不能耐受者可使用血管紧张素Ⅱ受体拮抗剂（ARB）］、β 受体阻滞剂和醛固酮拮抗剂。

6. **高血压伴肾病** 对于 CKD 患者的降压目标，指南推荐无白蛋白尿者＜140/90 mmHg，有蛋白尿者＜130/80 mmHg。同时，指南建议 18~60 岁的 CKD 合并高血压患者在血压≥140/90 mmHg 时启动药物降压治疗。CKD 合并高血压的初始降压治疗应包括 ACEI 或 ARB，可单独或联合应用其他降压药，但不建议 ACEI 和 ARB 两药联合应用。

7. **高血压伴糖尿病** 指南建议糖尿病患者的降压目标为＜130/80 mmHg。SBP 在 130~139 mmHg 或者 DBP 在 80~89 mmHg 的糖尿病患者，可进行不超过 3 个月的非药物治疗。如血压不能达标，应采用药物治疗。对于血压≥140/90 mmHg 的患者，指南推荐在非药物治疗基础上立即开始药物治疗。伴微量白蛋白尿的患者应该立即使用药物治疗。在药物选择上,指南首先考虑使用 ACEI 或 ARB;如需联合用药,应以 ACEI 或 ARB 为基础。

8. 难治性高血压　在改善生活方式的基础上,应用了足量且合理联合的 3 种降压药物(包括利尿剂)后,血压仍在目标水平之上,或至少需要 4 种或以上药物才能使血压达标时,称为难治性高血压。

难治性高血压原因的筛查包括:①判断是否为假性难治性高血压;②寻找影响高血压的病因和并存的疾病因素;③排除上述因素后,应启动继发性高血压的筛查。

处理原则:①此类患者最好转高血压专科治疗;②多与患者沟通,提高长期用药的依从性,并严格限制钠盐摄入;③选用适当的联合方案,能够针对血压升高的多种机制,体现平衡的高效降压的特点,往往可以奏效。效果仍不理想者应该在高血压专科就诊治疗。

第六节　高血压急症

高血压急症:指血压短时间内严重升高[通常收缩压(SBP)＞180mmHg 和(或)舒张压(DBP)＞120mmHg]并伴发进行性靶器官损害。高血压急症的靶器官损害主要表现为高血压脑病、急性脑卒中(缺血性、出血性)、急性冠脉综合征(ACS)、急性左心衰竭、主动脉夹层及子痫前期和子痫等。围手术期高血压急症和嗜铬细胞危象也属于高血压急症范畴。高血压急症危害严重,通常需立即进行降压治疗以阻止靶器官进一步损害。

患者血压的高低并不完全代表患者的危重程度,是否出现靶器官损害及哪个靶器官受累不仅是高血压急症诊断的重点,也直接决定治疗方案的选择,并决定患者的预后。在判断是否属于高血压急症时,还需要注重其较基础血压升高的速率及幅度,其比血压的绝对值更为重要。

高血压急诊治疗的原则是以迅速评估患者病情,判断是否为高血压急症,根据病情评估进行针对性治疗。降压应遵循迅速平稳降低血压、控制性降压及合理选择降压药物的原则。

第七节 高血压随访

随诊中除密切监测血压及患者的其他危险因素和临床疾患的改变及观察疗效外,还要与患者建立良好的关系,向患者进行保健知识的宣教。让患者了解该种药物治疗可能出现的不良反应及其表现,一旦出现不良反应,应及早报告。

随诊间隔根据患者的心血管总危险分层及血压水平,由医师视具体情况而定。若治疗6个月,使用了至少3种降压药,血压仍未达标,应考虑将患者转至高血压专科门诊或上级医院治疗。

绝大部分高血压可以预防,可以控制,却难以治愈。因此,预防高血压的发生及系统管理治疗高血压患者是一项涉及全社会的系统工程。防治对象不仅包括已诊断的高血压患者,还包括社区中所有可能发生高血压的高危个体。

防治对策应该是可执行的、经济有效的,并且是可持续发展的。这包括以下4个方面:①应将高血压的预防及治疗纳入当地医疗卫生服务政策中。②高血压一旦发生,就需要终身管理。有效的管理是预防严重的心脑血管疾病等并发症的关键。③有条件的地方应建立或加强统一的电子化的心脑血管疾病管理及专家咨询网络。④建立并实施循证医学证据为基础,以心血管健康为目标的监督考核机制。

第八节 高血压的精准医学

1992年,高血压基因关联研究结果报道后,高血压的易感基因研究成为热点,候选基因涉及交感神经系统、内皮细胞功能和信号转导等至少200种基因。单核苷酸多态性(SNP)、可变数量串联重复序列、微卫星和插入/缺失(I/D),被发现与高血压相关。高血压的遗传研究主要以单核苷酸多态性(SNP)为主。单基因致病性高血压的遗传方式符合孟德尔遗传定律,通常表现为难治性高血压,靶器官损害严重且发病年龄较早,有明显的家族史和外显率。目前,研究机制较清楚的有:Liddle综合征、Gordon综合征、拟盐皮质激素增多综合征(AME)、家族性醛固酮增多症和家族性糖皮质激素抵抗(FGR)等。

除了上述几种单基因研究外,多基因研究涉及肾素-血管紧张素系统(RAS)、交感神经系统和内皮素系统,参与调节血容量的激素和水电解质转运,与动脉粥样硬化和弹性变化相关的脂质代谢等基因。多基因研究的方法是对所有基因及相关 SNP 进行全基因扫描。如,全基因组关联研究(GWAS)、国际人类基因组单体型图计划(HapMap)。

药物基因组学指的是药物吸收、转运、代谢和作用位点的相关基因的差异均可以导致药物疗效的差异,最终形成个体之间的差异性。迄今为止基因多态性与高血压药物疗效关系尚无大样本,大范围精细化深入系统研究尚未达成共识。

在目前阶段,心血管疾病精准医学的重点不在个体之间的基因差异上,而在个体之间各项危险因素的控制是否达标上。在欧美、日本和中国的心血管疾病预防指南中,对各项危险因素都有针对性的目标值,如何实现目标值就是心血管疾病的精准治疗内容。

不管黑猫还是白猫,抓到老鼠的就是好猫。

一、肾素-血管紧张素-醛固酮(RAAS)系统拮抗剂

肾素作用于血管紧张素原,使其转变成血管紧张素Ⅰ,后者在血管紧张素转换酶的作用下,形成血管紧张素Ⅱ。血管紧张素Ⅱ具有强烈的收缩血管作用,也作用于血管紧张素Ⅱ-1型受体,刺激醛固酮分泌,产生保水保钠的效果。对 RAAS 系统基因(肾素基因、血管紧张素原基因、血管紧张素转化酶基因、血管紧张素Ⅱ-1型受体基因、血管紧张素Ⅱ-2型受体基因、醛固酮合成酶 $CYP11B2$ 基因)多态性与高血压的关系研究层出不穷,研究得最多的是 ACE 基因的 I/D 基因。其他候选基因如 AGT 和 $CYP11b2$ 基因。AGT 基因编码血管紧张素原。该基因研究最多的多态性是 SNP Met235Thr。$CYP11b2$ 基因编码醛固酮合酶,最重要的多态性是 SNP rs179998。

除了肾素-血管紧张素系统抑制,ACEI 和 ARB 的有益作用与一些多效性作用相关。如,与激活内皮 NO 合酶(NOS3)产生的一氧化氮有关,$NOS3$ 基因的 SNP rs2070744、rs3918226、rs3918188 导致一氧化氮的合成水平不一。此外,缓激肽受体 $β_2$、蛋白激酶 C 和血管内皮生长因子的基

因多态性都有关系。GWAS还确定了针对肾素-血管紧张素系统的药物反应的遗传预测因子，*CAMK1D* 基因的 SNP rs10752271、*FUT4* 基因的 SNP rs11020821、*GPR83* 基因的 SNP rs3758785 和 *SCNN1G* 基因的 SNP rs11649420、*NPHS1* 基因的 SNP rs3814995 都可能有关系。

二、交感神经系统拮抗剂

人类心脏存在 α 和 β 肾上腺素能受体家族。β 肾上腺素能受体（β-AR）是调节心脏功能强有力的生物靶标。心脏中有 $β_1$-AR、$β_2$-AR 和 $β_3$-AR 3 种 β-AR 亚型分布。$β_1/β_2$-AR 共同调节心肌收缩功能，发挥正性肌力作用，$β_3$-AR 发挥负性肌力作用。$β_1$ 肾上腺素能受体（$β_1$-AR）是交感神经系统作用于心脏的主要受体。心血管疾病和 β-AR 的研究集中在受体脱敏/脱偶联和基因多态性上。$β_1$-AR 的 *Arg389Gly*、$β_2$-AR 的 *Arg16Gly*、$β_3$-AR 的 *Trp64Arg* 基因多态性与高血压易感性相关。最常见的两种基因多态性为 $β_1$ 的 *Ser49Gly* 和 *Arg389Gly*。

除了调节阻断剂药效学的基因多态性外，调节其药代动力学的基因变异也可能影响对这些药物的抗高血压反应。β 受体阻滞剂经肝内药物代谢酶基因参与代谢，其中 CYP450 中的 CYP2D6、CYP1A2 及 CYP3A4 与 β 受体阻滞剂的代谢密切相关。荷兰皇家药剂师协会药物遗传学工作组根据 *CYP2D6* 基因型确定了美托洛尔的治疗剂量建议。然而，其他的研究表明，没有足够的证据的临床效用 *CYP2D6* 基因分型指导美托洛尔治疗高血压。

最近，GWAS 发现了新的 β 受体阻滞剂的多态性，*SLC25A31* 基因的 SNP *rs*201279313 和 *LRRC15* 基因的 SNP rs11313667，与携带两种野生型等位基因的个体相比，对阻断剂表现出更大的血压反应。高加索人的 *ACY3* 基因的 SNP rs2514036、rs948445 和 rs2514037 与比索洛尔的血压反应相关。*FGD5* 基因的 SNP rs294610、*SLC4A1* 基因的 SNP rs45545233、*BST1* 基因的 SNP rs28404156 都与对 β 受体阻断剂的血压反应有关。

三、钙离子通道阻滞剂

钙离子通道阻滞剂是常用的一种高血压治疗药物，二氢吡啶类钙离子通道阻滞剂有硝苯地平、氨氯地平及非洛地平等,非二氢吡啶类钙离子通道阻滞剂有地尔硫䓬和维拉帕米。

二氢吡啶类钙离子通道阻滞剂的体内结合受体位于细胞膜电压依赖 L 型钙离子通道的 α_1 亚基。L 型钙离子通道是由 α_1、β、α_2、δ 和 γ 5 个亚基构成的复合体,其中,α_1 亚基是构成跨膜的钙离子传导通道的主要元件,β、α_2、δ 和 γ 亚基起调节辅助 α_1 亚基的作用。α_1 亚基有 4 种亚型,分别由不同的独立基因编码在心血管系统,α_1C 是最常见的 α_1 亚基亚型,其编码基因(*CACNA*1*C*)的基因多态性与降压疗效存在一定关系。在 *CACNA*1*C* 基因 62 种多态性中相关性最为显著的位点是 rs2238032T/G。此外,*KCNMB*1 基因和 *KCNH*2 基因的多态性也影响着钙离子通道阻滞剂降压效果。

钙离子通道阻滞剂的代谢酶为 CYP450 酶和 P-糖蛋白。CYP450 酶是大多数药物的代谢酶,其中,CYP3A 家族是最重要的一类,CYP3A4 和 CYP3A5 尤为重要。P-糖蛋白为 ATP 结合盒蛋白家族成员之一,是一种细胞膜上的转运蛋白,可将药物从细胞内泵出至细胞外,减少药物在胃肠等处的吸收,降低血药浓度。

除了探索钙通道阻滞剂(CCB)药效学相关基因的多态性,研究还测试了调控 CCB 药代动力学的基因变异对这些药物抗高血压反应的影响。钙通道阻滞剂主要通过细胞色素 P450 3A5(CYP3A5)和 125、126 在肝脏代谢。因此,研究已经检验了编码这种酶的基因多态性是否会影响 CCB 反应。与功能型 *CYP3A5**1 等位基因相反,*CYP3A5**3 的内含子 3 有 6986A＞G 突变,导致 CYP3A5 mRNA 和非功能蛋白的剪接缺陷。127 *CYP3A5* 基因(*CYP3A5**6)7 外显子的另一个突变(14690G＞A)也导致了 7 外显子的剪接缺陷和缺失,从而导致了蛋白的截断。127 尽管 CYP3A5 在 CCB 代谢中发挥作用,但这些 *CYP3A5* 变异对 CCB 应答的影响尚不清楚。事实上,Zhang 等人和 Huang 等人发现 *CYP3A5**3 等位基因在中国人群中与 CCB 氨氯地平更好的抗高血压反应相关。然而,*CYP3A5* 变异和 CCB 效应在韩国 130 和非洲裔美国人中没有观察到相关性。131 这些差异的原因可能是氨氯地平的反应可能受到族裔遗传因素、环境因素及其相互作用的影响。

GWAS 发现 *PICALM* 基因的 SNP rs588076、*TANC*2 基因的 SNP

rs2429427、*NUMA*1 基因的 SNP rs10898815 和 *APCDD*1 基因的 SNP rs564991 与日本高血压患者降压效果有关。*PLCD*3 基因的 SNP rs12946454 与地尔硫䓬引起的血压反应有关。

四、利尿剂

利尿剂是大多数高血压患者的一线药物。它们的作用机制包括增加钠的排泄，减少细胞外液和血容量，从而减少心输出量。鉴于利尿剂作用的不同机制，几个候选基因可能预测个体对这些药物的反应。

最常用的利尿剂是噻嗪类利尿剂氢氯噻嗪，其作用是抑制肾远曲小管中表达的氯化钠协同转运体。内收蛋白(adducin)与多种钠离子的转运机制密切相关。它的单核苷酸多态性变化可以提高肾小管基底膜的钠-钾 ATP 酶活性，并使细胞骨架的离子通道变形，增加肾小管上皮细胞对钠离子的重吸收。内收蛋白由 α 和 β 或 α 和 γ 2 个亚基组成，分别由 *ADD*1、*ADD*2 和 *ADD*3 基因编码，以异二聚体或异四聚体的形式广泛存在于人体多种组织，其中异二聚体为主要存在形式。内收蛋白的 α 亚单位由 *ADD*1 基因编码，1378G/T 突变与高血压有关，也与氯噻嗪、呋塞米或螺内酯的降压疗效明显相关。

另一个判断氢氯噻嗪反应的基因是 *GNB*3，它编码 G 蛋白的 3 亚基。G 蛋白家族在许多生理和药理反应中起着至关重要的作用，介导了从膜受体到广泛的细胞内效应物的信号转导。鉴于利尿剂的降压作用部分是由于肾素-血管紧张素系统的抑制所致，血管紧张素转换酶基因多态性也会影响对这些药物的反应，如，携带 *I/I* 基因型的个体对氢氯噻嗪的抗高血压反应优于携带 *D/D* 基因型的个体。*NEDD*4*L* 也被认为是氢氯噻嗪反应的候选基因。这个基因编码了一个泛素连接酶，影响钠在远端肾元的再吸收。

GERA 研究是第一个关于高血压治疗药物基因组学的研究，GENRE、PEAR 和 GERA 研究发现 4 个影响氢氯噻嗪反应的新 SNP (rs3825926、rs4867623、rs321329 和 rs321320)。

PRKCA 基因编码蛋白激酶 C 家族的成员，通过对靶蛋白进行磷酸化，参与细胞信号通路。它是心肌收缩能力和肌细胞中 Ca^{2+} 作用的基本调节剂，SNP rs16960228 影响氢氯噻嗪的反应性。

五、小结

高血压药物基因组学研究中存在观察到的不一致性和局限性。另外,高血压的多基因性质表明,在所有个体中仅观察单个基因位点可能不是最好的临床策略,因此,利用基因预测抗高血压治疗的反应是一件困难的事情。对最近的高血压药物基因组学研究进行系统的回顾和 meta 分析,将有助于将研究结果转化为临床实践,以改善高血压治疗。

(编者:王翔飞;评审专家:周　宁　许建忠　郑泽琪　张　英)

附1:质控体系评分细则

为了改善高血压的管控效果,建立具有中国特色的质控标准,参照欧洲和美国急性心肌梗死质控内容,选择我们的质控参数:①已被证明有效的治疗方法或者治疗策略,被指南高度推荐;②纳入患者路径的所有范围,包括医疗中心的设施、患者满意度;③简单、可靠。

涉及 5 个方面如下。

(1) 高血压的非药物治疗。

(2) 诊断和危险分层。

(3) 个体化血压控制水平。

(4) 药物治疗。

(5) 相关危险因素的处理。

第一项:高血压主要是生活方式导致的疾病,宣传普及健康生活方式至关重要。

(1) 健康宣传平台的建立。

(2) 减少钠盐摄入,增加钾盐摄入。

(3) 控制体重、腹围。

(4) 戒烟。

(5) 尽量避免饮酒。

(6) 运动锻炼。

(7) 减轻精神压力,保持心理平衡。

第二项:准确测量血压。

（1）医师需有《医师资格证书》和《医师执业证书》。

（2）诊室血压测量标准化程序的知晓率（参照《2018中国高血压指南》）。

（3）高血压的确诊和药物治疗前的多次诊室血压测量百分比。单次诊室测量不能诊断高血压，需要间隔适当的时间再次评估。

（4）家庭血压监测和动态血压监测百分比。

（5）血压计的定期校正和维修。

第三项：继发性高血压的筛查。

（1）是否有具体的继发性高血压筛查路径。

（2）是否具有继发性高血压筛查实验室条件及基本医疗设备。

第四项：寻找其他心脑血管危险因素。判断靶器官损害，心脏、血管、肾脏、眼底、大脑。

（1）心血管危险因素的筛查比例。

（2）靶器官损害的筛查比例。

第五项：危险分层，根据血压水平、心血管危险因素、靶器官损害、临床并发症和糖尿病、肾病，分为低危、中危、高危和很高危4个层次。

正确危险分层的百分比。

第六项：依据危险分层，个体化设定血压靶目标水平。

根据指南推荐意见设定的靶目标水平的达标百分比。

第七项：药物治疗是否有效、充分。

（1）药物治疗前，有无生活方式改善的时间窗。

（2）高血压药物的顺序使用，ARB/ACEI、CCB、利尿剂、β受体阻滞剂。

（3）复方制剂的使用。

（4）是否早期达标。

第八项：高血压患者的其他相关心血管危险因素的处理。

（1）血脂异常者的调脂治疗。

（2）血糖异常/糖尿病患者控制血糖。

（3）动脉粥样硬化患者的抗血小板/稳定斑块治疗。

（4）房颤患者的抗凝治疗。

第九项：制定长期随访计划，电子化信息的存储。

（1）医院和科室是否有随访间隔和内容的制定。
（2）电子化信息的保留。
（3）是否有网络随访平台。

第十项：难治性高血压和高血压危象。
（1）难治性高血压患者的患病率。
（2）是否具有难治性高血压的诊治流程。
（3）高血压危象患者的患病率。
（4）高血压危象患者的抢救成功率。

附2：高血压治疗质控参数计分规则

项目	计分规则说明	分值
健康生活方式宣教	有独立的宣教平台，5分；有非独立的宣教平台，3分	5
	有多方位的宣教措施，5分，非多方位的宣教措施，3分	5
正确测量血压	医师需有《医师资格证书》和《医师执业证书》	2
	诊室血压测量标准化程序知晓率，百分比100%	2
	高血压确诊和药物治疗前的多次诊室测量，百分比≥95%	2
	家庭血压监测和动态血压监测的百分比，百分比≥30%	2
	血压计的定期校正和维修	2
高血压病因筛查	有筛查流程图	3
	有继发性高血压筛查，百分比≥90%为2分，≥95%为5分	5
	难治性高血压的基因筛查，2分	2
相关因素	其他心血管危险因素筛查，百分比≥90%为2分，≥95%为5分	5
	靶器官损害筛查，百分比≥90%为2分，≥95%为5分	5
危险分层	根据血压、靶器官损害、心血管危险因素、临床并发症进行正确危险分层，百分比≥90%为5分，≥95%为10分	10
个体化靶目标	根据危险分层，制定个体化靶目标的百分比，≥90%为5分，≥95%为10分	10

(续表)

项目	计分规则说明	分值
药物治疗	药物治疗前,有无生活方式改善的时间窗,百分比≥95%为4分	4
	高血压药物顺序使用,百分比≥80%为2分	2
	复方制剂使用,百分比≥30%为2分	2
	早期达标率,百分比≥80%为2分	2
相关危险因素的处理	血脂控制,百分比≥90%为3分	3
	血糖控制,百分比≥90%为3分	3
	动脉粥样硬化者抗血小板药物使用,百分比≥90%为2分	2
	房颤患者抗凝方案的制定,百分比≥90%为2分	2
长期随访	医院和科室是否有随访计划,有为5分	5
	电子信息的保留,有为3分	3
	网络随访平台的建立,有为2分	2
难治性高血压和高血压危象	难治性高血压患者的患病率,百分比<30%	3
	是否具有难治性高血压的诊治流程	2
	高血压危象患者的患病率,百分比<5%	3
	高血压危象患者的抢救成功率,百分比≥90%	2

第十一章

急性心肌梗死防诊治方案质量控制与评价

急性心肌梗死严重威胁我国人民健康,形势十分严峻。及时救治急性心肌梗死患者,降低病死率和保护心脏功能刻不容缓。

急性心肌梗死是指有持续性胸部不适或其他提示缺血的症状,同时有心肌损伤坏死证据(心肌肌钙蛋白值升高至少一次超过正常范围)。急性心肌梗死患者心电图有两个或两个以上相邻导联 ST 段抬高时称为 ST 段抬高型心肌梗死(ST-segment elevation myocardial infarction,STEMI),没有 ST 段抬高则称为非 ST 段抬高型心肌梗死(non-ST-segment elevation myocardial infarction,NSTEMI)。

中华医学会心血管病学分会发布的最新指南包括《2015 急性 ST 段抬高型心肌梗死诊断和治疗指南》和《非 ST 段抬高型急性冠状动脉综合征诊断和治疗指南(2016)》。基于指南建议制定合理的质控标准,努力把质控标准规范化、制度化和常态化,持续改进是核心价值。

第一节 《2015 年急性 ST 段抬高型心肌梗死诊断和治疗指南》简要概述

一、心肌梗死分型

我国推荐使用第三版《心肌梗死全球定义》,将心肌梗死分为 5 型。

1 型:自发性心肌梗死。由于动脉粥样斑块破裂、溃疡、裂纹、糜烂或夹层,引起一支或多支冠状动脉血栓形成,导致心肌血流减少或远端血小板栓塞伴心肌坏死。患者大多有严重的冠状动脉病变,少数患者冠状动脉仅有轻度狭窄甚至正常。

2型：继发于心肌氧供需失衡的心肌梗死。除冠状动脉病变外的其他情形引起心肌需氧与供氧失平衡，导致心肌损伤和坏死。例如，冠状动脉内皮功能异常、冠状动脉痉挛或栓塞、心动过速/过缓性心律失常、贫血、呼吸衰竭、低血压、高血压伴或不伴左心室肥厚。

3型：心脏性猝死。心脏性死亡伴心肌缺血症状和新的缺血性心电图改变或左束支阻滞，但无心肌损伤标志物检测结果。

4a型：经皮冠状动脉介入治疗（percutaneous coronary intervention，PCI）相关心肌梗死。基线心脏肌钙蛋白T（cardiac troponin，cTnT）正常的患者在PCI后cTnT升高超过正常上限5倍；或基线cTnT增高的患者，经皮冠脉介入治疗（PCI）术后cTnT升高≥20%，然后稳定下降。同时发生：①心肌缺血症状；②心电图缺血性改变或新发左束支阻滞；③造影示冠状动脉主支或分支阻塞或持续性慢血流或无复流或栓塞；④新的存活心肌丧失或节段性室壁运动异常的影像学表现。

4b型：支架血栓形成引起的心肌梗死。冠状动脉造影或尸检发现支架植入处血栓性阻塞，患者有心肌缺血症状和（或）至少1次心肌损伤标志物高于正常上限。

5型：外科冠状动脉旁路移植术（coronary artery bypass grafting，CABG）相关心肌梗死。基线cTnT正常患者，CABG后cTnT升高超过正常上限10倍，同时发生：①新的病理性Q波或左束支阻滞；②血管造影提示新的桥血管或自身冠状动脉阻塞；③新的存活心肌丧失或节段性室壁运动异常的影像学证据。

本指南主要阐述1型心肌梗死（即缺血相关的自发性急性STEMI）的诊断和治疗。

二、STEMI的诊断和危险分层

1. 临床评估

（1）病史采集。

（2）体格检查。

2. 实验室检查

（1）心电图检查：对疑似STEMI的胸痛患者，应在首次医疗接触（first medical contact，FMC）后10分钟内记录12导联心电图［下壁和

(或)正后壁心肌梗死时需加做 $V_3R\sim V_5R$ 和 $V_7\sim V_9$ 导联]。

(2) 血清心肌损伤标志物：cTnT 是诊断心肌坏死最特异和敏感的首选心肌损伤标志物。肌酸激酶同工酶(CK-MB)对判断心肌坏死的临床特异性较高，STEMI 时其测值超过正常上限并有动态变化。肌红蛋白测定有助于 STEMI 早期诊断，但特异性较差。

(3) 影像学检查：超声心动图等影像学检查有助于对急性胸痛患者的鉴别诊断和危险分层（Ⅰ，C）。

3. 危险分层 危险分层是一个连续的过程，需根据临床情况不断更新最初的评估。

三、STEMI 的急救流程

早期、快速和完全地开通梗死相关动脉是改善 STEMI 患者预后的关键。

1. 缩短自发病至 FMC 的时间 应通过健康教育和媒体宣传，使公众了解急性心肌梗死的早期症状。缩短发病至 FMC 的时间、在医疗保护下到达医院可明显改善 STEMI 的预后（Ⅰ，A）。

2. 缩短自 FMC 至开通梗死相关动脉的时间 建立区域协同救治网络和规范化胸痛中心是缩短 FMC 至开通梗死相关动脉时间的有效手段（Ⅰ，B）。有条件时应尽可能在 FMC 后 10 分钟内完成首份心电图记录，并提前电话通知或经远程无线系统将心电图传输到相关医院（Ⅰ，B）。确诊后迅速分诊，优先将发病 12 小时内的 STEMI 患者送至可行直接 PCI 的医院（特别是 FMC 后 90 分钟内能实施直接 PCI 者）（Ⅰ，A），并尽可能绕过急诊室和冠心病监护病房或普通心脏病房直接将患者送入心导管室行直接 PCI。对已经到达无直接 PCI 条件医院的患者，若能在 FMC 后 120 分钟内完成转运 PCI，则应将患者转运至可行 PCI 的医院实施直接 PCI（Ⅰ，B）。

四、入院后一般处理

所有 STEMI 患者应立即给予心电、血压和血氧饱和度监测，及时发现和处理心律失常、血液动力学异常和低氧血症。

五、再灌注治疗

(一)溶栓治疗

1. **总体考虑** 溶栓治疗快速、简便,在不具备 PCI 条件的医院或因各种原因使 FMC 至 PCI 时间明显延迟时,对有适应证的 STEMI 患者,静脉内溶栓仍是较好的选择。院前溶栓效果优于入院后溶栓。对发病 3 小时内的患者,溶栓治疗的即刻疗效与直接 PCI 基本相似;有条件时可在救护车上开始溶栓治疗(Ⅱa,A)。

2. **适应证** ①发病 12 小时以内,预期 FMC 至 PCI 时间延迟大于 120 分钟,无溶栓禁忌证(Ⅰ,A);②发病 12~24 小时仍有进行性缺血性胸痛和至少 2 个胸前导联或肢体导联 ST 段抬高>0.1mV,或血液动力学不稳定的患者,若无直接 PCI 条件,溶栓治疗是合理的(Ⅱa,C);③计划进行直接 PCI 前不推荐溶栓治疗(Ⅲ,A);④ST 段压低的患者(除正后壁心肌梗死或合并 aVR 导联 ST 段抬高)不应采取溶栓治疗(Ⅲ,B);⑤STEMI 发病超过 12 小时,症状已缓解或消失的患者不应给予溶栓治疗(Ⅲ,C)。

3. **禁忌证** 绝对禁忌证:①包括既往脑出血史或不明原因的卒中;②已知脑血管结构异常;③颅内恶性肿瘤;④3 个月内缺血性卒中(不包括 4.5 小时内急性缺血性卒中);⑤可疑主动脉夹层;⑥活动性出血或出血素质(不包括月经来潮);⑦3 个月内严重头部闭合伤或面部创伤;⑧2 个月内颅内或脊柱内外科手术;⑨严重未控制的高血压[收缩压>180mmHg 和(或)舒张压>110mmHg,对急症治疗无反应]。

4. **溶栓剂选择** 建议优先采用特异性纤溶酶原激活剂。

5. **剂量和用法**

(1) 阿替普酶:全量 90 分钟加速给药法:首先静脉推注 15mg,随后 0.75mg/kg 在 30 分钟内持续静脉滴注(最大剂量不超过 50mg),继之 0.5mg/kg 于 60 分钟持续静脉滴注(最大剂量不超过 35mg)。半量给药法:50mg 溶于 50ml 专用溶剂,首先静脉推注 8mg,其余 42mg 于 90 分钟内滴完。

(2) 替奈普酶:30~50mg 溶于 10ml 生理盐水中,静脉推注(如体质量<60kg,剂量为 30mg;体质量每增加 10kg,剂量增加 5mg,最大剂量为

50 mg)。

（3）重组人尿激酶原，一次用 50 mg，先将 20 mg 3 分钟静脉推注完毕，剩余 30 mg 30 分钟内滴注完毕。尿激酶：150 万 U 溶于 100 ml 生理盐水，30 分钟内静脉滴入。溶栓结束后 12 小时皮下注射普通肝素 7 500 U 或低分子肝素，共 3~5 天。

（4）重组人尿激酶原：20 mg 溶于 10 ml 生理盐水，3 分钟内静脉推注，继以 30 mg 溶于 90 ml 生理盐水，30 分钟内静脉滴完。

6. 疗效评估　溶栓开始后 60~180 分钟内应密切监测临床症状、心电图 ST 段变化及心律失常。血管再通的间接判定指标包括：①60~90 分钟内心电图抬高的 ST 段至少回落 50%。②cTnT 峰值提前至发病 12 小时内，CK-MB 酶峰提前到 14 h 内。③2 小时内胸痛症状明显缓解。④2~3 小时内出现再灌注心律失常，如加速性室性自主心律、房室传导阻滞(atrio-ventricular block, AVB)、束支阻滞突然改善或消失，或下壁心肌梗死患者出现一过性窦性心动过缓、窦房传导阻滞，伴或不伴低血压。上述 4 项中，心电图变化和心肌损伤标志物峰值前移最重要。冠状动脉造影判断标准：心肌梗死溶栓(thrombolysis in myocardial infarction, TIMI)2 或 3 级血流表示血管再通，TIMI 3 级为完全性再通，溶栓失败则梗死相关血管持续闭塞(TIMI 0~1 级)。

7. 溶栓后处理　对于溶栓后患者，无论临床判断是否再通，均应早期(3~24 小时内)进行旨在介入治疗的冠状动脉造影，必要时进行补救性 PCI 治疗；溶栓后 PCI 的最佳时机仍有待进一步研究。无冠状动脉造影和(或)PCI 条件的医院，在溶栓治疗后应将患者转运到有 PCI 条件的医院(Ⅰ, A)。

8. 出血并发症及其处理　溶栓治疗的主要风险是出血，尤其是颅内出血(0.9%~1.0%)。高龄、低体质量、女性、既往脑血管疾病史、入院时血压升高是颅内出血的主要危险因素。

(二) 介入治疗

开展急症直接 PCI 的医院应全天候应诊，并争取 STEMI 患者首诊至直接 PCI 时间≤90 分钟。

1. 直接 PCI　根据以下情况作出直接 PCI 决策

（1）Ⅰ类推荐：①发病 12 小时内(包括正后壁心肌梗死)或伴有新出

现左束支传导阻滞的患者(证据水平 A);②伴心源性休克或心力衰竭时,即使发病超过 12 小时者(证据水平 B);③常规支架置入(证据水平 A);④一般患者优先选择经桡动脉入路(证据水平 B),重症患者可考虑经股动脉入路。

(2) Ⅱa 类推荐:①发病 12~24 小时内具有临床和(或)心电图进行性缺血证据(证据水平 B);②除心源性休克或梗死相关动脉 PCI 后仍有持续性缺血外,应仅对梗死相关动脉病变行直接 PCI(证据水平 B);③冠状动脉内血栓负荷大时建议应用导管血栓抽吸(证据水平 B);④直接 PCI 时首选药物洗脱支架(证据水平 A)。

(3) Ⅲ类推荐:①无血液动力学障碍患者,不应对非梗死相关血管进行急诊 PCI(证据水平 C);②发病超过 24 小时、无心肌缺血、血液动力学和心电稳定的患者不宜行直接 PCI(证据水平 C);③不推荐常规使用主动脉内气囊反搏泵(intra-aortic balloon pump,IABP)(证据水平 A);④不主张常规使用血管远端保护装置(证据水平 C)。

2. 溶栓后 PCI 溶栓后尽早将患者转运到有 PCI 条件的医院,溶栓成功者于 3~24 小时进行冠状动脉造影和血运重建治疗(Ⅱa,B);溶栓失败者尽早实施挽救性 PCI(Ⅱa,B)。溶栓治疗后无心肌缺血症状或血液动力学稳定者不推荐紧急 PCI(Ⅲ,C)。

3. FMC 与转运经皮冠脉介入治疗(PCI) 若 STEMI 患者首诊于无直接 PCI 条件的医院,当预计 FMC 至 PCI 的时间延迟<120 分钟时,应尽可能地将患者转运至有直接 PCI 条件的医院(Ⅰ,B);如预计 FMC 至 PCI 的时间延迟>120 分钟,则应于 30 分钟内溶栓治疗。根据我国国情,也可以请有资质的医师到有 PCI 设备的医院行直接 PCI(时间<120 分钟)(Ⅱb,B)。

4. 未接受早期再灌注治疗 STEMI 患者的 PCI(症状发病>24 小时) 病变适宜 PCI 且有再发心肌梗死、自发或诱发心肌缺血或心源性休克或血液动力学不稳定的患者建议行 PCI 治疗(Ⅰ,B)。左心室射血分数(LVEF)<0.40、有心力衰竭、严重室性心律失常者应常规行 PCI(Ⅱa,C);STEMI 急性发作时有临床心力衰竭的证据,但发作后左心室功能尚可(LVEF>0.40)的患者也应考虑行 PCI(Ⅱa,C)。对无自发或诱发心肌缺血证据,但梗死相关动脉有严重狭窄者可于发病 24 小时后行 PCI(Ⅱ

b，C)。对梗死相关动脉完全闭塞、无症状的1～2支血管病变,无心肌缺血表现,血液动力学和心电稳定患者,不推荐发病24小时后常规行PCI(Ⅲ，B)。

5. STEMI直接PCI时无复流的防治　无复流发生的病理生理机制现在仍未阐明,现认为有4种机制参与了无复流的发生。远端微血管栓塞、缺血性损伤、再灌注损伤和个体易感性。预防和治疗方案众多,如栓塞保护装置、血栓抽吸、药物治疗等,但是效果均欠理想。因此,预防重于治疗。识别无复流高危患者,缩短缺血时间,有效的抗血小板聚集,积极的抗缺血药物如β受体阻滞剂,强化他汀治疗等是有益的。在介入治疗过程中,选择简单有效的操作,减少球囊扩张,支架释放操作前给予GPⅡb/Ⅲa受体拮抗剂、硝普纳等药物是有益的。

(三) 冠状动脉旁路搭桥术(CABG)

当STEMI患者出现持续或反复缺血、心源性休克、严重心力衰竭,而冠状动脉解剖特点不适合行PCI或出现心肌梗死机械并发症需外科手术修复时可选择急症CABG。

六、抗栓治疗

STEMI的主要原因是冠状动脉内斑块破裂诱发血栓性阻塞。因此,抗栓治疗(包括抗血小板和抗凝)十分必要(Ⅰ，A)。

(一) 抗血小板治疗

1. 阿司匹林　所有无禁忌证的STEMI患者均应立即口服水溶性阿司匹林或嚼服肠溶阿司匹林300 mg(Ⅰ，B),继以75～100 mg/天长期维持(Ⅰ，A)。

2. P2Y12受体抑制剂　STEMI直接PCI(特别是置入药物洗脱支架)患者,应给予负荷量替格瑞洛180 mg,以后90 mg/次,每日2次,至少12个月(Ⅰ，B);或氯吡格雷600 mg负荷量,以后75 mg/次,每日1次,至少12个月(Ⅰ，A)。肾功能不全(肾小球滤过率<60 ml/分钟)患者无须调整P2Y12受体抑制剂用量。STEMI静脉溶栓患者,如年龄≤75岁,应给予氯吡格雷300 mg负荷量,以后75 mg/天,维持12个月(Ⅰ，A)。如年龄>75岁,则用氯吡格雷75 mg,以后75 mg/天,维持12个月(Ⅰ，A)。挽救性PCI或延迟PCI时,P2Y12抑制剂的应用与直接PCI相同。未接受再灌注治疗的STEMI患者可给予任何一种P2Y12受体抑制剂,例如氯吡格雷75 mg、1次/天,或替格瑞洛90 mg、2次/天,至少12个月(Ⅰ,B)。

3. 血小板糖蛋白(glycoprotein,GP)Ⅱb/Ⅲa受体拮抗剂 在有效的双联抗血小板及抗凝治疗情况下,不推荐STEMI患者造影前常规应用GPⅡb/Ⅲa受体拮抗剂(Ⅱb,B)。

(二) 抗凝治疗

1. 直接PCI患者 静脉推注普通肝素(70～100 U/kg),维持活化凝血时间(activated clotting time,ACT)250～300 s。联合使用GPⅡb/Ⅲa受体拮抗剂时,静脉推注普通肝素(50～70 U/kg),维持ACT 200～250 s(Ⅰ,B)。或者静脉推注比伐卢定0.75 mg/kg,继而1.75 mg/(kg·小时)静脉滴注(合用或不合用替罗非班)(Ⅱa,A),并维持至PCI后3～4小时,以减低急性支架血栓形成的风险。出血风险高的STEMI患者,单独使用比伐卢定优于联合使用普通肝素和GPⅡb/Ⅲa受体拮抗剂(Ⅱa,B)。使用肝素期间应监测血小板计数,及时发现肝素诱导的血小板减少症。磺达肝癸钠有增加导管内血栓形成的风险,不宜单独用作PCI时的抗凝选择(Ⅲ,C)。

2. 静脉溶栓患者 应至少接受48小时抗凝治疗(最多8天或至血运重建)(Ⅰ,A)。建议:①静脉推注普通肝素4000 U,继以1000 U/小时滴注,维持APTT 1.5～2.0倍(约50～70秒)(Ⅰ,C);②根据年龄、体质量、肌酐清除率给予依诺肝素。年龄<75岁的患者,静脉推注30 mg,继以每12小时皮下注射1 mg/kg(前2次最大剂量100 mg)(Ⅰ,A);年龄≥75岁的患者仅需每12小时皮下注射0.75 mg/kg(前2次最大剂量75 mg)。如肌酐清除率<30 ml/分钟,则不论年龄,每24小时皮下注射1 mg/kg。③静脉推注磺达肝癸钠2.5 mg,之后每天皮下注射2.5 mg(Ⅰ,B)。如果肌酐清除率<30 ml/分钟,则不用磺达肝癸钠。

3. 溶栓后PCI患者 可继续静脉应用普通肝素,根据ACT结果及是否使用糖蛋白(GP)Ⅱb/Ⅲa受体拮抗剂调整剂量(Ⅰ,C)。对已使用适当剂量依诺肝素而需PCI的患者,若最后一次皮下注射在8小时之内,PCI前可不追加剂量,若最后一次皮下注射在8～12小时之间,则应静脉注射依诺肝素0.3 mg/kg(Ⅰ,B)。

4. 发病12小时内未行再灌注治疗或发病＞12小时的患者　须尽快给予抗凝治疗,磺达肝癸钠有利于降低死亡和再梗死,而不增加出血并发症（Ⅰ,B）。

5. 预防血栓栓塞　CHA_2DS_2-VASc 评分≥2 的房颤患者、心脏机械瓣膜置换术后或静脉血栓栓塞患者应给予华法林治疗,但须注意出血（Ⅰ,C）。合并无症状左心室附壁血栓患者应用华法林抗凝治疗是合理的（Ⅱa,C）。药物洗脱支架后接受双联抗血小板治疗的患者如加用华法林时应控制 INR 在 2.0～2.5（Ⅱb,C）。出血风险大的患者可应用华法林加氯吡格雷治疗（Ⅱa,B）。

七、其他药物治疗

（一）抗心肌缺血

1. β受体阻滞剂　无禁忌证的 STEMI 患者应在发病后 24 小时内常规口服β受体阻滞剂（Ⅰ,B）。以下情况时需暂缓或减量使用β受体阻滞剂：①心力衰竭或低心输出量；②心源性休克高危患者（年龄＞70 岁、收缩压＜120 mmHg、窦性心率＞110 次/分钟）；③其他相对禁忌证：P-R 间期＞0.24 秒、二度或三度房室传导阻滞、活动性哮喘或反应性气道疾病。发病早期有β受体阻滞剂使用禁忌证的 STEMI 患者,应在 24 小时后重新评价并尽早使用（Ⅰ,C）；STEMI 合并持续性房颤、心房扑动并出现心绞痛,但血液动力学稳定时,可使用β受体阻滞剂（Ⅰ,C）；STEMI 合并顽固性多形性室性心动过速（室速）,同时伴交感兴奋电风暴表现者可选择静脉β受体阻滞剂治疗（Ⅰ,B）。

2. 硝酸酯类　静脉滴注硝酸酯类药物用于缓解缺血性胸痛、控制高血压或减轻肺水肿（Ⅰ,B）。如患者收缩压＜90 mmHg 或较基础血压降低＞30%、严重心动过缓（＜50 次/分钟）或心动过速（＞100 次/分钟）、拟诊右心室梗死的 STEMI 患者不应使用硝酸酯类药物（Ⅲ,C）。

3. 钙拮抗剂　不推荐 STEMI 患者使用短效二氢吡啶类钙拮抗剂；对无左心室收缩功能不全或房室传导阻滞的患者,为缓解心肌缺血、控制房颤或心房扑动的快速心室率,如果β受体阻滞剂无效或禁忌使用（如支气管哮喘）,则可应用非二氢吡啶类钙拮抗剂（Ⅱa,C）。STEMI 后合并难以控制的心绞痛时,在使用β受体阻滞剂的基础上可应用地尔硫䓬（Ⅱa,

C)。STEMI 合并难以控制的高血压患者,可在血管紧张素转换酶抑制剂(ACEI)或血管紧张素受体阻滞剂(ARB)和 β 受体阻滞剂的基础上应用长效二氢吡啶类钙拮抗剂(Ⅱb,C)。

(二) 其他治疗

1. ACEI 和 ARB　所有无禁忌证的 STEMI 患者均应给予 ACEI 长期治疗(Ⅰ,A)。早期使用 ACEI 能降低死亡率,高危患者临床获益明显,前壁心肌梗死伴有左心室功能不全的患者获益最大。在无禁忌证的情况下,即可早期开始使用 ACEI,但剂量和时限应视病情而定。不能耐受 ACEI 者用 ARB 替代(Ⅰ,B)。

2. 醛固酮受体拮抗剂　对 STEM 后 LVEF≤0.40、有心功能不全或糖尿病,无明显肾功能不全(血肌酐男性≤221 μmol/L,女性≤177 μmol/L、血钾≤5.0 mmol/L)的患者,应给予醛固酮受体拮抗剂(Ⅰ,A)。

3. 他汀类药物　所有无禁忌证的 STEMI 患者入院后应尽早开始他汀类药物治疗,且无须考虑胆固醇水平(Ⅰ,A)。

4. ARNI 和 SGLT2 抑制剂　最新临床研究证实,ARNI(沙库巴曲-缬沙坦)和 SGLT2 抑制剂(达格列净)均能降低 HFrEF 患者的不良事件、心血管源性病死率和全因病死率。HFrEF 患者可以早期使用或者作为 ARB/ACEI 治疗效果不佳者的替换治疗。

第二节　《非 ST 段抬高型急性冠状动脉综合征诊断和治疗指南(2016)》简要概述

NSTE-ACS 根据心肌损伤生物标志物(主要为心脏肌钙蛋白 T(cardiac troponin,cTnT))测定结果分为非 ST 段抬高型心肌梗死(non-ST-elevation myocardial infarction,NSTEMI)和不稳定性心绞痛。不稳定性心绞痛与 NSTEMI 的发病机制和临床表现相当,但严重程度不同。其区别主要是缺血是否严重到导致心肌损伤,并且可以定量检测到心肌损伤的生物标志物。由于现代 cTnT 检测的敏感度提高,生物标志物阴性的 ACS(即不稳定性心绞痛)越来越少见。

一、诊断

1. 临床表现　典型胸痛的特征是胸骨后压榨性疼痛,并且向左上臂(双上臂或右上臂少见)、颈或颌放射,可以是间歇性或持续性。以加拿大心血管病学学会(CCS)的心绞痛分级为判断标准,NSTE-ACS 患者的临床特点包括:长时间(>20 分钟)静息型心绞痛;新发心绞痛,表现为自发性心绞痛或劳力型心绞痛(CCS Ⅱ 或 Ⅲ 级);过去稳定型心绞痛最近 1 个月内症状加重,且具有至少 CCS Ⅲ 级的特点(恶化性心绞痛);心肌梗死后 1 个月内发作心绞痛。

2. 体格检查　对拟诊 NSTE-ACS 的患者,体格检查往往没有特殊表现。

3. 诊断方法

(1) 心电图检查:特征性的心电图异常包括 ST 段下移、一过性 ST 段抬高和 T 波改变。首次医疗接触后 10 分钟内应进行 12 导联心电图检查,如果患者症状复发或诊断不明确,应复查 12 导联心电图(Ⅰ,B)。如果怀疑患者有进行性缺血而且常规 12 导联心电图结论不确定,建议加做 V_{3R}、V_{5R}、$V_7 \sim V_9$ 导联心电图(Ⅰ,C)。

(2) 生物标志物:建议进行 hs-cTnT 检测并在 60 分钟内获得结果(Ⅰ,A)。

(3) 诊断与排除诊断流程:如可检测 hs-cTnT,建议在 0 小时和 3 小时实施快速诊断和排除方案(Ⅰ,B)。早期 hs-cTnT 的绝对变化值在 1 小时内可替代随后的 3 小时或 6 小时的绝对变化值的意义,作为一种替代,建议在 0 小时和 1 小时实施快速诊断和排除方案。如果前两次 hs-cTnT 检测结果不确定并且临床情况仍怀疑 ACS,应在 3~6 小时后复查(Ⅰ,B)。

(4) 无创影像学检查:对无反复胸痛、心电图正常和 cTnT(首选 hs-cTnT)水平正常但疑似 ACS 的患者,建议在决定有创治疗策略前进行无创药物或运动负荷检查以诱导缺血发作(Ⅰ,A);行超声心动图检查评估左心室功能辅助诊断(Ⅰ,C);当冠心病可能性为低或中危,且 cTnT 和(或)心电图不能确定诊断时,可考虑冠状动脉 CT 血管成像以排除 ACS(Ⅱa,A)。

二、危险分层

建议结合患者病史、症状、生命体征和体检发现、心电图和实验室检查,给出初始诊断和最初的缺血性及出血性风险分层(Ⅰ,A)。

1. 缺血风险评估　评分工具,建议使用确定的风险评分模型进行预后评估(Ⅰ,B)。常用的评分模型包括 GRACE 风险评分和 TIMI 风险评分。

2. 心电监测　恶性心律失常是导致 NSTE-ACS 患者早期死亡的重要原因。早期血运重建治疗及使用抗栓药物和 β 受体阻滞剂,可明显降低恶性心律失常的发生率(<3%),而多数心律失常事件发生在症状发作 12 小时之内。建议持续心电监测,直到明确诊断或排除 NSTEMI(Ⅰ,C),并酌情将 NSTEMI 患者收入监护病房(Ⅰ,C)。对心律失常风险低危的 NSTEMI 患者,心电监测 24 小时或直至 PCI(Ⅱa,C);对心律失常风险中至高危的 NSTEMI 患者,心电监测>24 小时(Ⅱa,C)。

3. 出血风险评估　可使用 CRUSADE 评分量化接受冠状动脉造影患者的出血风险(Ⅱb,B)。CRUSADE 评分:考虑患者基线特征(即女性、糖尿病史、周围血管疾病史或卒中)、入院时的临床参数(即心率、收缩压和心力衰竭体征)和入院时实验室检查(即血细胞比容、校正后的肌酐清除率),评估患者住院期间发生严重出血事件的可能性。ACUITY 评分包括 6 项独立的基线预测因素(即女性、高龄、血清肌酐升高、白细胞计数、贫血和 NSTEMI 或 STEMI 表现)和 1 项与治疗相关的参数(使用普通肝素和 GP Ⅱb/Ⅲa 受体拮抗剂(GPI)而不是单独比伐芦定)。该风险评分能够评估 30 天非冠状动脉旁路移植术(CABG)相关的严重出血风险增高和后续 1 年病死率。总体上,对接受冠状动脉造影的 ACS 患者,CRUSADE 和 ACUITY 评分对严重出血具有合理的预测价值,而 CRUSADE 评分的鉴别价值较高。但尚不明确药物治疗或口服抗凝药(oral anticoagulant,OAC)治疗时上述评分方法的价值。

三、治疗

(一) 一般治疗

对 NSTE-ACS 合并动脉血氧饱和度<90%、呼吸窘迫或其他低氧

血症高危特征的患者,应给予辅助氧疗(Ⅰ,C)。对没有禁忌证且给予最大耐受剂量抗心肌缺血药之后仍然有持续缺血性胸痛的 NSTE-ACS 患者,可静脉注射硫酸吗啡(Ⅰb,B)。对 NSTE-ACS 患者,住院期间不应给予非类固醇抗炎药物(阿司匹林除外),因为这类药物增加主要心血管事件的发生风险(Ⅲ,B)。

(二) 抗心肌缺血药物治疗

1. 硝酸酯类　推荐舌下或静脉使用硝酸酯类药物缓解心绞痛。如患者有反复心绞痛发作、难以控制的高血压或心力衰竭,推荐静脉使用硝酸酯类药物(Ⅰ,C)。

2. β受体阻滞剂　存在持续缺血症状的 NSTE-ACS 患者,如无禁忌证,推荐早期使用(24 小时内)β受体阻滞剂(Ⅰ,B),并建议继续长期使用,争取达到静息目标心率 55~60 次/分钟,除非患者心功能 Killip 分级Ⅲ级或以上(Ⅰ,B)。

3. 钙通道阻滞剂(CCB)　持续或反复缺血发作、并且存在β受体阻滞剂禁忌的 NSTE-ACS 患者,非二氢吡啶类 CCB 应作为初始治疗,除外临床有严重左心室功能障碍、心源性休克、PR 间期>0.24s 或二三度房室传导阻滞而未置入心脏起搏器的患者(Ⅰ,B)。在应用β受体阻滞剂和硝酸酯类药物后患者仍然存在心绞痛症状或难以控制的高血压,可加用长效二氢吡啶类 CCB(Ⅰ,C)。可疑或证实血管痉挛性心绞痛的患者,可考虑使用 CCB 和硝酸酯类药物,避免使用β受体阻滞剂(Ⅱa,B)。

4. 尼可地尔　推荐尼可地尔用于对硝酸酯类不能耐受的 NSTE-ACS 患者(Ⅰ,C)。

5. 肾素-血管紧张素-醛固酮系统抑制剂　所有 LVEF<40% 的患者,以及高血压病、糖尿病或稳定的慢性肾脏病患者,如无禁忌证,应开始并长期持续使用血管紧张素转化酶抑制剂(ACEI)(Ⅰ,A)。对 ACEI 不耐受的 LVEF<40% 的心力衰竭或心肌梗死患者,推荐使用血管紧张素Ⅱ受体拮抗剂(ARB)(Ⅰ,A)。心肌梗死后正在接受治疗剂量的 ACEI 和β受体阻滞剂且合并 LVEF≤40%、糖尿病或心力衰竭的患者,如无明显肾功能不全(男性血肌酐>212.5μmol/L 或女性血肌酐>170μmol/L)或高钾血症,推荐使用醛固酮受体拮抗剂(Ⅰ,A)。

(三) 抗血小板治疗

1. 阿司匹林　阿司匹林是抗血小板治疗的基石,如无禁忌证。无论采用何种治疗策略,所有患者均应口服阿司匹林,首剂负荷量150～300 mg(未服用过阿司匹林的患者)并以75～100 mg/天的剂量长期服用(Ⅰ,A)。

2. P2Y12受体抑制剂　除非有极高出血风险等禁忌证,在阿司匹林基础上应联合应用1种P2Y12受体抑制剂,并维持至少12个月(Ⅰ,A)。包括替格瑞洛(180 mg负荷剂量,90 mg/次、2次/天维持)或氯吡格雷(负荷剂量300～600 mg,75 mg/天维持)(Ⅰ,B)。

(四) 抗凝治疗

急性期的抗凝治疗是为了抑制凝血酶的生成和(或)活化,减少血栓相关的事件发生。抗凝联合抗血小板治疗比任何单一治疗更有效。常用药物有普通肝素、低分子肝素、磺达肝癸钠及比伐卢定。

(五) 需长期口服抗凝药(OAC)患者抗血小板治疗的建议

对有OAC指征的患者(例如,心房颤动 CHA_2DS_2-VASc评分≥2、近期静脉血栓栓塞、左心室血栓或机械瓣膜),建议OAC与抗血小板治疗联合使用(Ⅰ,C)。

对中至高危患者,无论是否使用OAC,应早期(24小时内)冠状动脉造影,以尽快制定治疗策略并决定最佳抗栓方案(Ⅱa,C)。

不建议在冠状动脉造影前,起始双联抗血小板治疗联合OAC(Ⅲ,C)。

(六) 他汀类药物治疗

如无禁忌证,应尽早启动强化他汀治疗,并长期维持(Ⅰ,A)。对已接受中等剂量他汀治疗但低密度脂蛋白胆固醇(LDL-c)仍≥1.8 mmol/L的患者,可增加他汀剂量或联合依折麦布进一步降低LDL-c(Ⅱa,B)。

(七) 血运重建治疗

侵入性治疗策略:建议对具有至少1条极高危标准的患者选择紧急侵入治疗策略(<2小时)(Ⅰ,C)。建议对具有至少1条高危标准患者选择早期侵入治疗策略(<24小时)(Ⅰ,A)。建议对具有至少1条中危标准(或无创检查提示症状或缺血反复发作)的患者选择侵入治疗策略(<72小时)(Ⅰ,A)。无表11-1中任何一条危险标准和症状无反复发作的

患者，建议在决定有创评估之前先行无创检查（首选影像学检查）以寻找缺血证据（Ⅰ，A）。

表 11-1 NSTE-ACS 患者有创治疗策略风险标准

危险分层	症状及临床表现
极高危	血液动力学不稳定或心源性休克；药物治疗无效的反复发作或持续性胸痛；致命性心律失常或心脏骤停；心肌梗死合并机械并发症；急性心力衰竭；反复的 ST-T 动态改变，尤其是伴随间歇性 ST 段抬高
高危	心肌梗死相关的肌钙蛋白上升或下降；ST-T 动态改变（有或无症状）；GRACE 评分＞140 分
中危	尿病；肾功能不全（eGFR＜60 ml/(min·1.73 m^2)）；LVEF＜40%或慢性心力衰竭；早期心肌梗死后心绞痛；PCI 史；CABG 史；109＜GRACE 评分＜140 分
低危	无任何上述提及的特征

四、长期治疗

建议所有患者改善生活方式，包括戒烟、有规律的锻炼和健康饮食（Ⅰ，A）。

（一）二级预防的药物治疗

1. 降脂治疗　长期坚持降脂达标治疗，是二级预防的基石。

2. 降压治疗　建议舒张压目标值＜90 mmHg（糖尿病患者＜85 mmHg）（Ⅰ，A）；收缩压目标值＜140 mmHg（Ⅱa，B）。

3. 糖尿病患者的降糖治疗　积极治疗糖尿病，使糖化血红蛋白＜7%（Ⅰ，B）。

（二）生活方式改变和心脏康复

应考虑加入一个组织良好的心脏康复项目，改变生活习惯，提高治疗的依从性（Ⅱa，A）。包括规律体育锻炼、戒烟和饮食咨询。建议 NSTE-ACS 患者参加心脏康复项目中的有氧运动，并进行运动耐量和运动风险的评估。建议患者每周进行 3 次或 3 次以上、每次 30 分钟的规律运动。对于久坐的患者，应在充分评估运动风险后，强烈建议其开始进行低、中强度的锻炼。

第三节　急性心肌梗死的精准医学

药物吸收、转运、代谢和作用位点的相关基因的差异均可以导致药物疗效的差异，最终形成个体之间的差异性。与恶性肿瘤相比，心血管系统疾病往往是多基因疾病，每个基因的细微差异都发挥着微小的作用，没有一种基因多态性占据绝对优势，使得心血管疾病的精准防治进展缓慢。另一方面，虽然基因的差异导致对同类型药物的反应不一样，但通过调整药物剂量就可以达到相同的效果，比如，美托洛尔（倍他乐克）25 mg bid 不理想，那么改为 50 mg bid 即可。

在目前的阶段，心血管疾病的精确医学的重点不在个体之间的基因差异上，而在个体之间各项危险因素的控制是否达标上。在欧美、日本和中国的指南中，对各项危险因素都有针对性的目标值，如何实现目标值就是心血管疾病的精准治疗内容。

一、RAAS 系统拮抗剂

肾素作用于血管紧张素原，使其转变成血管紧张素Ⅰ，后者在血管紧张素转换酶的作用下，形成血管紧张素Ⅱ。血管紧张素Ⅱ具有强烈的收缩血管作用，也作用于血管紧张素Ⅱ-1 型受体，刺激醛固酮分泌，产生保水保钠的效果。对 RAAS 系统基因（肾素基因、血管紧张素原基因、血管紧张素转化酶基因、血管紧张素Ⅱ-1 型受体基因、血管紧张素Ⅱ-2 型受体基因、醛固酮合成酶 CYP11B2 基因）多态性与高血压的关系研究层出不穷，研究得最多的是 ACE 基因的 I/D 基因。其他候选基因如 AGT 和 CYP11b2 基因。AGT 基因编码血管紧张素原，该基因研究最多的多态性是 SNP Met235Thr。CYP11b2 基因编码醛固酮合酶，最重要的多态性是 SNP rs179998。

除了肾素-血管紧张素系统抑制，ACEI 和 ARB 的有益作用与一些多效性作用相关。如，与激活内皮 NO 合酶（NOS3）产生的一氧化氮有关，NOS3 基因的 SNP rs2070744、rs3918226 及 rs3918188 导致一氧化氮的合成水平不一。此外，缓激肽受体 B2、蛋白激酶 C 和血管内皮生长因子的基因多态性都有关系。GWAS 还确定了针对肾素-血管紧张素系统的药物反应的遗传预测因子，CAMK1D 基因的 SNP rs10752271、

*FUT*4 基因的 SNP rs11020821、*GPR*83 基因的 SNP rs3758785 和 *SCNN1G* 基因的 SNP rs11649420、*NPHS*1 基因的 SNP rs3814995 都可能有关系。

二、交感神经系统拮抗剂

人类心脏存在 α 和 β 肾上腺素能受体家族，β 肾上腺素能受体(β-AR)是调节心脏功能强有力的生物靶标。心脏中有 $β_1$-AR、$β_2$-AR 和 $β_3$-AR 3 种 β-AR 亚型分布。$β_1/β_2$-AR 共同调节心肌收缩功能，发挥正性肌力作用，$β_3$-AR 发挥负性肌力作用。$β_1$ 肾上腺素能受体($β_1$-AR)是交感神经系统作用于心脏的主要受体。心血管疾病和 β-AR 的研究集中在受体脱敏/脱偶联和基因多态性上。$β_1$-AR 的 Arg389Gly、$β_2$-AR 的 Arg16Gly、$β_3$-AR 的 *Trp*64*Arg* 基因多态性与高血压易感性相关。最常见的两种基因多态性为 $β_1$ 的 Ser49Gly 和 Arg389Gly。

除了调节阻断剂药效学的基因多态性外，调节其药代动力学的基因变异也可能影响对这些药物的抗高血压反应。β 受体阻滞剂经肝内药物代谢酶基因参与代谢，其中 CYP450 中的 CYP2D6、CYP1A2 及 CYP3A4 与 β 受体阻滞剂的代谢密切相关。荷兰皇家药剂师协会药物遗传学工作组根据 *CYP*2D6 基因型确定了美托洛尔的治疗剂量建议。然而，其他的研究表明，没有足够的证据的临床效用 *CYP*2D6 基因分型指导美托洛尔治疗高血压。

最近，GWAS 发现了新的 β 受体阻滞剂的多态性，*SLC25A31* 基因的 SNP rs201279313 和 *LRRC*15 基因的 SNP rs11313667，与携带两种野生型等位基因的个体相比，对阻断剂表现出更大的血压反应。高加索人的 *ACY3* 基因的 SNP rs2514036、rs948445 和 rs2514037 与比索洛尔的血压反应相关。*FGD5* 基因的 SNP rs294610、*SLC4A1* 基因的 SNP rs45545233、*BST*1 基因的 SNP rs28404156 都与对 β 受体阻断剂的血压反应有关。

三、调脂药物

非诺贝特是第三代苯氧芳酸类调脂药物，能够降低甘油三酯、降低总胆固醇，升高高密度脂蛋白胆固醇等。非诺贝特是过氧化物酶体增殖物激活受体(PPARα)的高选择性激动剂,进而提高脂肪和骨骼肌中的脂蛋白酯酶活性,加速富含甘油三酯的脂蛋白分解。因此,ACCORD - Lipid 研究显示 PPARα 基因多态性(rs6008845)将影响非诺贝特的疗效。全基因组关联分析发现 1 087 个 SNPs,需要进行更加深入的研究。

依折麦布可以与小肠黏膜刷状缘上的 NPC1L1 结合位点特异性结合,选择性抑制胆固醇吸收,降低胆固醇的摄取从而降低胆固醇水平。NPC1L1 基因多态性与依折麦布的疗效有关。此外,SREBP - 1c、OATP1B1、UGT1A1 * 28 等基因也可能有关。

他汀类药物降低 HMG - CoA 还原酶,抑制胆固醇合成。最新系统性综述收集并分析了候选基因的多态性,包括 SLCO1B1(编码摄取转运体);ABCB1、ABCC2、ABCG2(编码流出载体);APOE、APOA5(编码载脂蛋白);编码细胞色素 P450 酶系统的基因;KIF6、HMGCR、LDLR、LPA、PCSK9、COQ2、CETP 等基因。编码摄取和排出转运体的基因变异对他汀类药物的有效性/安全性影响最大。

PCSK9 前蛋白转化酶枯草杆菌蛋白酶 9(proprotein convertase subtilisin/kexin type 9,PCSK9)参与低密度脂蛋白受体(low density lipoprotein receptor,LDLR)循环利用的关键蛋白酶。PCSK9 抑制剂抑制 PCKS9,促进低密度脂蛋白受体循环利用,进而降低血浆低密度脂蛋白胆固醇。表型相关性分析显示,PCSK9 的多态性(4 种 SNPs)将影响抑制剂的效果。

四、抗血小板药物

抗血小板治疗主要分两类,环氧化酶抑制剂阿司匹林和 ADP 受体 P2Y12 抑制剂氯吡格雷和替格瑞洛等。

阿司匹林抵抗分为两种,临床阿司匹林抵抗(约有 8.2% 的患者即使应用阿司匹林仍会发生新的血管事件)和生化阿司匹林抵抗(服用阿司匹林后不能抑制血栓素 A_2 的产生)。阿司匹林抵抗的确切原因不明,与环氧合酶(COX - 1、COX - 2)、血红素加氧酶基因、血小板膜糖蛋白基因(GPIba、GPIa 及 GPⅡb/Ⅲa 等)、血小板内皮细胞凝集素受体 1(PEAR1)基因等基因多态性有关。目前为止,遗传对阿司匹林抵抗的影响尚无统一定论。

氯吡格雷对急性心肌梗死患者的抗血小板治疗效果受到 CYP450 家族基因多态性影响，主要影响基因为 3 类：CYP2C19、CYP3A4 和 CYP3A5 基因，其中 CYP2C19 基因编码的酶最为关键，但是目前指南不建议常规行 CYP2C19 基因检测及血小板功能试验（Ⅱb 类）。新型 P2Y12 抑制剂有普拉格雷、替格瑞洛、坎格瑞洛及依诺格雷等，其中，替格瑞洛已被广泛用于急性心肌梗死患者的治疗。根据血小板聚集率判断，患者对替格瑞洛反应的个体差异小，无须监测或者测定基因型。

鉴于急性心肌梗死患者服用替格瑞洛更佳，除非医院没有替格瑞洛，可以采用氯吡格雷替代，在这种情形下可以进行氯吡格雷的基因学监测。

五、抗凝药物

普通肝素的代谢特性个体差异大，静脉使用，通过快速监测 aPTT 或者 ACT 来判断肝素的疗效，没有基因检测的必要。此外，没有低分子肝素抵抗的报道，没有磺达肝葵钠抵抗的报道，也没有比伐卢定抵抗的报道。

华法林受基因的单核苷酸多态性影响，其中最为显著的是 CYP2C9 和 VKORC1 基因，可以解释华法林剂量差异的 40%～60%。已经建立了多种基因指导下的华法林剂量预测模型，如 IWPC 模型、Gage 模型、指南模型和 Tan 模型计算华法林预测剂量。初始阶段可以测定华法林相关基因预测华法林大概的剂量，但是，华法林治疗过程中，定期监测 INR 更为重要。

新型口服抗凝药（NOAC）由于治疗窗宽、无须常规凝血监测等优势逐渐被广泛使用。但是，NOAC 药物也存在个体差异，遗传变异是个体间差异的重要因素。NOAC 可分为直接凝血酶抑制药达比加群酯（dabigatran etexilate）和 Xa 因子抑制药包括利伐沙班（rivaroxaban）、阿哌沙班（apixaban）和艾多沙班（edoxaban）。

达比加群酯是竞争性、选择性和可逆转的直接凝血酶抑制药。口服给药后主要在肝脏、血浆中经非特异性酯酶迅速且完全转化为活性代谢产物达比加群，它与凝血酶的特异性位点结合，抑制凝血因子Ⅱa 活性。P-gp 负责达比加群酯的体内转运，CES1 负责将达比加群酯转化为达比加群。此外，ABCB1 影响 P-gp 的活性。因此，它们都可以影响达比加群酯的个体差异性。全基因组关联分析已经确定了 3 个相关的基因位点。此外，还有很多基因突变位点与此有关，并未得到统一结论，尚需进一步开展大规模验证研究。

利伐沙班也被 P-gp 转运,受到 P-gp 和 ABCB1 基因的影响。它被 CYP 酶代谢,主要是 CYP3A4 和 CYP2J2 两种。这些基因的多态性已有数十种之多,但是,没有与利伐沙班相关的研究,也无利伐沙班的全基因组关联分析。阿哌沙班经 P-gp 和 BCRP 转运,经 CYP 酶代谢,已经发现多种基因多态性,但是,许多基因多态性与阿哌沙班的药物遗传学有关。阿哌沙班也没有全基因组关联分析。艾多沙班经 P-gp 转运,绝大多数从肾脏排泄,仅少数被 CES1 代谢。可能有关的基因有 ABCB1、CES1 和 SLCO1B1 等基因。尚无全基因组关联分析。

在之前的临床工作中,应用最为广泛的基因相关精准医学就是华法林的剂量推测和氯吡格雷抵抗的相关基因,但是,随着新型口服抗凝药物的广泛使用,华法林的市场越来越小,最终可能仅限于瓣膜性房颤或者机械瓣术后患者。随着替格瑞洛的使用,氯吡格雷的市场也越来越小,加上氯吡格雷抵抗性的存在,氯吡格雷终将被淘汰。多年来费尽心思的基因学研究败给了新型药物的诞生,但是,替格瑞洛和新型口服抗凝药物的基因学特点尚未有效开展,心血管疾病的精准医学之路任重道远。

随着基因检测技术不断进步,大规模研究成为可能,未来根据每个人不同的基因型,精准制订个体化治疗方案,将可能减少药物不良反应和提高疗效。

第四节 急性心肌梗死治疗质控参数选择

为了改善急性心肌梗死的救治效果,建立具有中国特色的质控标准,参照欧洲和美国急性心肌梗死质控内容,选择我们的质控参数:①已被证明有效的治疗方法或者治疗策略,被指南高度推荐;②纳入患者路径的所有范围,包括医疗中心的设施及患者满意度;③简单、可靠。

参数选择涉及以下 7 个方面。①医疗中心组织能力;②再灌注/侵入性治疗策略;③住院期间风险评估;④住院期间抗栓治疗;⑤二级预防/出院后治疗;⑥患者满意度;⑦复合质控参数和结局。

第一项:医疗中心应该是网络组织的一分子,建立双方认可的流程图,包括以下几点。①单个紧急电话号码,以便患者与医疗系统联系,进而分类;②院前心电图诊断,判断是否需要立即转移到有导管室的医疗中心;③院前激活导管室;④手术医师应该是心内科执业医师,具有主治医师以上的任职资格和三年以上的临床工作经验,并经认定的系统培训合格。理由:提高STEMI患者院前护理和再灌注的速度和效率。

第二项:常规评估STEMI患者再灌注过程相关时间参数,比如打电话到首次医疗接触、首次医疗接触到进入导管室、进入导管室到动脉路径的建立、针对非导管室中心、到达医院到离开医院。理由:识别系统的低效性,使得缩短STEMI患者再灌注时间成为可能。

第三项:医疗中心定期参与质控评估计划。理由:允许进行质控评估。

第四项:适合再灌注治疗的STEMI患者(起病-诊断＜12小时)接受再灌注治疗的比例。理由:所有起病12小时内的STEMI患者都应该接受再灌注治疗。

第五项:STEMI患者及时再灌注治疗患者的比例。及时的定义为:接受溶栓治疗者:首次医疗接触到药物注射＜30分钟;到达导管室接受急症再血管化治疗者:到达医院到动脉路径建立时间＜60分钟;转运患者:从进院到出院时间＜30分钟;理由:缩短有效的机械性再灌注的时间。

第六项:NSTEMI主要质控参数:到达后72小时内接受冠脉造影的NSTEMI患者比例。理由:高危NSTEMI患者应该接受早期侵入性治疗策略,早期的定义是到达≤72小时。

第七项:STEMI患者,首次医疗接触到急诊PCI介入动脉路径建立的间隔时间,时间的绝对值。理由:提高STEMI患者院前医疗和再灌注的速度和效率。

第八项:使用GRACE评分进行缺血风险评估的NSTEMI患者的比例。对所有到达后怀疑患有NSTEMI的患者,应该进行GRACE评分,并记录下来。理由:高危缺血风险的NSTEMI患者应该接受早期侵入性治疗策略。

第九项:采用CRUSADE出血评分进行出血风险评估的STEMI或者NSTEMI患者比例。所有到达医院的STEMI或NSTEMI患者,都应该进行CRUSADE出血风险评分,并记录下具体的数值。理由:高出血风险的 STEMI 和 NSTEMI 患者接受抗栓治疗时应该小心谨慎。

第十项:出院前进行 LVEF 评估的患者比例。所有 STEMI 或者 NSTEMI 患者都应接受 LVEF 测定,并记录下数值。理由:LVEF≤0.40 的急性心肌梗死患者应该接受特殊的治疗。

第十一项:充分 P2Y12 抑制治疗的患者比例(出院时接受普拉格雷、替格瑞洛或氯吡格雷患者数量/所有适合的患者)。适合者的定义:替格瑞洛(没有出血性卒中、高出血风险、溶栓治疗或者口服抗凝药物);普拉格雷(没有出血性或者缺血性卒中、高出血风险[年龄≥75 岁和(或)<60 kg]、溶栓治疗、口服抗凝药物);氯吡格雷(不适合普拉格雷或者替格瑞洛者,没有高出血风险)。理由:在某些患者中,普拉格雷和替格瑞洛优于氯吡格雷。

第十二项:接受黄达肝葵/低分子肝素治疗的 NSTEMI 患者比例,除非是需要即刻(≤2 小时)侵入性手术患者或者 eGFR<20 ml/分钟患者。理由:NSTEMI 患者采用黄达肝葵治疗的风险/获益比更好,如果没有,选择低分子肝素。

第十三项:出院时接受双重抗血小板治疗的患者比例,定义是出院时接受双重抗血小板治疗的患者数量/没有双重抗血小板治疗禁忌证的急性心肌梗死患者数量。理由:12 月内双重抗血小板治疗优于单抗。

第十四项:除非有禁忌证,出院时接受高强度他汀治疗的急性心肌梗死患者比例。高强度他汀定义是阿托伐他汀≥20 mg 或者瑞舒伐他汀≥10 mg。理由:大剂量他汀治疗有助于降低心血管事件发生率和病死率,但中国人耐受性低于欧美人,调低他汀药物剂量。

第十五项:除非有禁忌证,接受 ACEI 治疗(不耐受者 ARB 治疗)的急性心肌梗死患者(临床证据有心力衰竭或者 LVEF≤0.40)比例。理由:合并心力衰竭或者左室收缩功能障碍的急性心肌梗死患者,使用 ACEI/ARB 可以降低病死率。

第十六项:除非有禁忌证,接受 β 受体阻滞剂治疗的急性心肌梗死患者(临床证据有心力衰竭或者 LVEF≤0.40)比例。理由:合并心力衰竭或者左室收缩功能障碍的急性心肌梗死患者,使用 β 受体阻滞剂可以降低病死率。

第十七项:患者满意证。有组织、系统收集所有患者的反馈意见。包括如下内容:疼痛控制、医护人员的解释(何为冠心病、治疗的风险获益比、医疗随访)、出院信息[关于在症状复发的情况下做什么,并建议参加心脏康复计划(包括戒烟和饮食咨询)]。理由:在评估医疗质量时,必须考虑患者的满意度,患者满意度与治疗依从性和病死率相关。

第十八项:主要复合质控参数。基于以下质控参数建立的复合质控参数:①医疗中心是网络组织的一分子;②适宜再灌注治疗的 STEMI 患者比例;③没有禁忌证的高缺血风险的 STEMI 和 NSTEMI 患者冠脉造影;④NSTEMI 患者采用 GRACE 风险评分判断缺血风险;⑤STEMI 和 NSTEMI 患者采用 CRUSADE 评分判断出血风险;⑥出院前测定 LVEF;⑦小剂量阿司匹林(75~100 mg/天),除非高出血风险或禁忌证;⑧充分 P2Y12 抑制剂治疗;⑨心力衰竭证据或 LVEF≤0.40 者,ACEI/ARB 治疗;⑩心力衰竭证据或 LVEF≤0.40 者,β受体阻滞剂治疗;⑪高强度他汀治疗;⑫患者反馈意见。理由:复合质控参数与病死率相关,质控参数达标率每增加 1%,30 天全因死亡率降低 3%。

中国胸痛中心建设起步较晚,但发展迅速,并成立了我们国家自己的认证中心,迄今为止全国已有近千家胸痛中心。2015 年,中国胸痛中心质控中心成立,并开始对各胸痛中心进行有效的质量控制。有研究结果显示,我国各胸痛中心的院内流程关键指标完成情况较为理想,D2B 时间逐渐缩短,但仍有提升空间。更显著的问题是绕行急症比率是不足 1/3,Door-In-Door-Out 时间高达 190 分钟,这提示胸痛中心与社区医院、急救系统的沟通及整合仍有很大上升空间。

(编者:王翔飞;评审专家:贺　勇　潘　浩　彭小平　尹　达)

附:急性心肌梗死治疗质控参数计分规则

	项目	计分规则说明	分值
1	组建网络	急救中心和医院之间有无双方认可的流程图;	4
		手术医师资质	2
2	记录流程时间	到达医院时间;	1
		第一份心电图时间;	1
		到达导管室时间;	1
		动脉路径建立时间	1

(续表)

项目		计分规则说明	分值
3	定期质控分析	院内质控分析； 院外质控分析	3 1
4	STEMI再灌注治疗比例*	起病12小时内接受再灌注治疗； 比例：＜90％，0分；90％～95％，1分；≥95％，2分	10 2
5	再灌注治疗时间*	溶栓治疗：第1次接触到药物注射＜30分钟，12分；＜60分钟，6分，或 急诊介入治疗：到达医院到动脉路径建立＜60分钟，12分；60～90分钟，6分；≥90分钟，3分，或 转院：从进院到出院＜30分钟，12分；＜60分钟，6分	12 12 12
6	记录时间*	STEMI患者首次医疗接触到动脉路径建立的时间记录； 比例：＜90％，0分；90％～95％，1分；≥95％，2分	10 2
7	NSTEMI患者缺血风险评估*	GRACE评分或者其他评分； 比例：＜90％，0分；90％～95％，1分；≥95％，2分	10 2
8	早期介入治疗*	NSTEMI患者到达医院≤72小时内侵入性治疗； 比例：＜90％，0分；90％～95％，1分；≥95％，2分	10 2
9	出血风险评估*	CRUSADE评分或者其他评分； 比例：＜90％，0分；90％～95％，1分；≥95％，2分	4 2
10	LVEF值测定*	住院期间测定LVEF患者； 比例：＜90％，0分；90％～95％，1分；≥95％，2分	4 2
11	P2Y12抑制剂*	P2Y12抑制剂治疗； 比例：＜90％，0分；90％～95％，1分；≥95％，2分	4 2
12	NSTEMI抗凝*	抗凝药物治疗； 比例：＜90％，0分；90％～95％，1分；≥95％，2分	10 2
13	双重抗血小板治疗*	双重抗血小板治疗； 比例：＜90％，0分；90％～95％，1分；≥95％，2分	4 2

(续表)

	项目	计分规则说明	分值
14	他汀类药物*	他汀类药物治疗； 比例：＜90%，0分；90%～95%，1分；≥95%，2分	4 2
15	ACEI/ARB*	评估，非心力衰竭或者LVEF≤40%患者； 心力衰竭或者LVEF≤40%患者，使用ACEI/ARB 比例，＜90%，0分；90%～95%，1分；≥95%，2分	4 2 2
16	β受体阻滞剂*	评估，非心力衰竭或者LVEF≤40%患者 心力衰竭或者LVEF≤40%患者，使用β受体阻滞剂 比例：＜90%，0分；90%～95%，1分；≥95%，2分	4 2 2
17	患者满意度	定期抽样调查，4分； 满意度比例：＜90%，0分；90%～95%，1分；≥95%，2分	4 2
18	主要复合质控参数	＜80%，2分；80%～90%，4分；≥90%，6分	6
	*纳入多家单位的整体权重	每项考核指标排名前20%以内的为100分，20%～40%为90分，40%～60%为80分，60%～80%为70分，80%～100%为60分。每一项考核指标分值×权重系数的总合	

第十二章

缺血性脑卒中防诊治方案质量控制与评价

第一节 基于配置的质控

基于配置的质控评分规则见表 12-1。

表 12-1 基于配置的质控评分表

项目	评分
建制独立的神经内科和神经外科	10
急诊独立当班的神经内科团队或 24 小时诊疗(on call)的卒中专业团队(加分)	10
急诊头颅 CT、CTA 检查	10
急诊 DSA 检查	10
专病病历	10
神经重症病房	10
卒中专病门诊	10
健康宣教及卒中筛查	10
多学科团队建设	10
卒中病例登记数据库	10

第二节 基于病种的质控

一、缺血性卒中

(一)急救

(1)生命体征的评估。

(2) 精确的发病时间及卒中危险因素。

(3) 实验室检查:血糖、肝、肾功能、凝血功能、血常规、电解质和 EKG。

(4) 影像学评估:CT 和(或)CTA。

(二) 诊断

1. TIA

(1) 具有脑卒中危险因素(例如,高血压、心脏病、糖尿病等)患者。

(2) 症状突然发生。

(3) 一侧肢体(伴或不伴面部)无力、笨拙、沉重或麻木。

(4) 一侧面部麻木或口角歪斜。

(5) 说话不清或理解言语困难(听不懂别人讲话或答非所问)。

(6) 双眼向一侧凝视。

(7) 一侧或双眼视力丧失或模糊。

(8) 视物旋转或平衡障碍。

(9) 既往少见的严重头痛、呕吐。

(10) 上述症状伴意识障碍或抽搐。

(11) 上述症状持续<24 小时。

(12) 脑 CT 或 MRI 检查未提示有相应的责任病灶。

2. 动脉粥样硬化性脑梗死

(1) 脑卒中危险因素(如高血压、心脏病、糖尿病等)。

(2) 症状突然发生。

(3) 一侧肢体(伴或不伴面部)无力、笨拙、沉重或麻木。

(4) 一侧面部麻木或口角歪斜。

(5) 说话不清或理解言语困难(听不懂别人讲话或答非所问)。

(6) 双眼向一侧凝视。

(7) 一侧或双眼视力丧失或模糊。

(8) 视物旋转或平衡障碍。

(9) 既往少见的严重头痛、呕吐。

(10) 上述症状伴意识障碍或抽搐。

(11) 脑 CT 或 MRI 检查提示有相应的责任病灶。

(12) 脑 CTA 或 MRA 检查提示责任血管≥50%的狭窄或不稳定斑块。

3. 脑栓塞

(1) 起病急骤,发病最快、最突然。常在无任何前驱脑部症状情况下于分秒之间起病,多数症状迅达顶峰(稳定型卒中),偶有呈阶梯式进展加重者(进展型卒中)。

(2) 风湿性心脏病所致者年龄较轻,女性较多。动脉粥样硬化、冠心病、心肌梗死引起者多见于中老年。

(3) 脑部症状:多数发生在颈动脉系统特别是直接起源于主动脉弓的左侧颈内动脉,以大脑中动脉闭塞症状最多见,常为突起偏瘫、失语、偏盲、局限性癫痫发作或偏身感觉障碍等局部脑症状。少量的空气栓塞,症状在短时间内就可完全消失。其他性质栓塞,轻者持续数日或数周后逐渐缓解,多无意识障碍、颅内压增高等全脑症状,或仅出现于起病初期,程度较轻且恢复较快。严重者,因大的脑动脉栓塞者可有意识丧失、昏迷,并迅速转化为出血性梗死,或颅内出血、广泛脑水肿。并发症严重,则除局部脑症外,尚有昏迷、全身抽搐、高热、颅内压增高,甚至可发生脑疝而死亡。

(三) 治疗

1. TIA

(1) 抗血小板治疗。

1) ABCD2≥4,双抗治疗。

2) 第 1 天:阿司匹林 150～300 mg + 氯吡格雷(波立维)75 mg 顿服;第 2 天起阿司匹林 50～100 mg/天 + 氯吡格雷(波立维)75 mg/天口服 3 周。

3) ABCD2<4,阿司匹林 150～300 mg 口服,次日起 50～150 mg/天;或氯吡格雷(波立维)75 mg qd 口服。

(2) 抗凝治疗。

1) 若栓子来源于心脏(除外感染性心内膜炎),可予那曲肝素钙(速碧林)4100 U q 12 小时皮下注射,或达肝素钠(法安明)5000 u q 12 小时皮下注射,连续 7 天;第 4 天开始合用华法林,监测 INR2 - 3。

2) 不适于抗凝的心源性栓塞患者,应给予抗血小板治疗。

(3) 尽早予以调脂治疗。

(4) 控制和监测中风高危因素(如高血压、糖尿病)。

2. 动脉粥样硬化性脑梗死

(1) 发病时间窗<4.5小时,可行重组组织型纤维蛋白溶酶原激活剂(rt-PA)静脉溶栓,NIHSS评分≥8,考虑静脉溶栓+动脉取栓桥接治疗。

(2) 无禁忌证的不溶栓患者应在卒中后尽早(最好48小时内)开始使用阿司匹林150~300 mg/天,4周后改为预防剂量50~150 mg口服。

(3) 尽早启动调脂治疗。

(4) 管理危险因素如血压、血糖、心率等。

3. 心源性脑栓塞

(1) 急性期治疗策略同上。

(2) 房颤合并脑梗死患者行CHA2DS2-VASc和HAS-BLED评分。

(3) 房颤合并脑梗死抗凝治疗:

1) TIA后1天即可抗凝;

2) 非致残性的小面积梗死(NIHSS<8),应在3天后抗凝;

3) 中度梗死(NIHSS 8~16)应在6天后使用;

4) 大面积梗死(NIHSS>16)应等待至少2~3周。

二、评分表

基于病种的质控评分见表12-2。

表12-2 基于病种的质控评分表

项目	计分细则说明(共100分)	
1. 生命体征评估和昏迷量表评分	第1次必须有时间记录	
	血压	2
	呼吸	2
	昏迷Glascow评分	4

(续表)

项目	计分细则说明(共 100 分)	
2. 影像等检查时间	<1 小时	8
	<2 小时	4
	<3 小时	2
3. 血液检查时间评分	<1 小时	8
	<2 小时	4
	<3 小时	2
4. 溶栓评估	10 分	
5. 取栓评估	4 分	
6. 入院 48 小时内抗血小板治疗(阿司匹林、氯比格雷),考虑有抗血小板药物抵抗可能的,检测 COX1、CYP2C19、ABCB1、CES1、PON1 基因的多态性	8 分 (未给药,但病史中给出理由者,不扣分)	
7. 吞咽困难评估	6 分	
8. 预防深静脉血栓的指导和实施	6 分(指导 3 分,实施 3 分)	
9. 康复评估和实施	6 分(评估 3 分,实施 3 分)	
10. 血脂评价与干预(SLCO1B1、APOE 基因多态性检测,安全有效选择调脂药物)	6 分	
11. 全面的血管功能评价	6 分	
12. 健康教育	6 分	
13. 出院时使用阿司匹林或氯吡格雷	6 分	
14. 抗血小板药物使用 1 周后,行血栓弹力图检测,怀疑抗血小板药物抵抗的行 COX1、CYP2C19、ABCB1、CES1、PON1 的多态性检测	4 分	
15. 伴有房颤的脑梗死患者口服抗凝剂(华法林)的评估和实施,如使用华法林,需检测 CYP2C9、VKORC1 基因的多态性	4 分	
16. 患者住院天数与住院费用	4 分	

第三节 基于流程的质控

一、溶栓治疗

1. 溶栓流程 溶栓流程如图12-1所示。

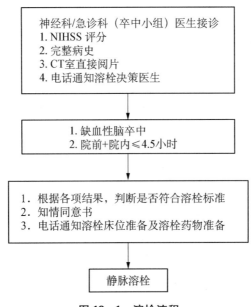

图12-1 溶栓流程

2. 溶栓评分表 溶栓评分规则见表12-3。

表12-3 溶栓评分表

项目	评分
溶栓患者评估表	15
知情同意书	25
生命体征&NIHSS评分表	15
患者跟踪表	15
24小时生命体征监护	15
24小时影像复查	15

二、静脉溶栓+血管内介入治疗流程

发病至股动脉穿刺时间≤6小时,动脉取栓发病至推注rt-PA时间≤6小时。流程如图12-2所示。

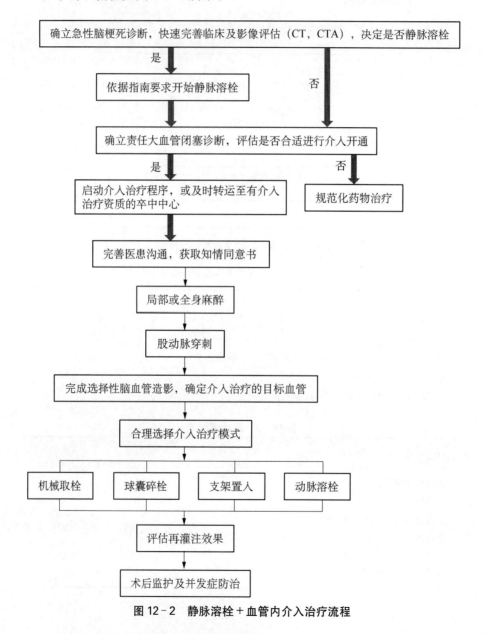

图12-2 静脉溶栓+血管内介入治疗流程

附1：NHISS评分量表

检查	评分
1a. 意识水平 即使不能全面评价(如气管插管、语言障碍、气管创伤及绷带包扎等)，检查者也必须选择1个反应。只在患者对有害刺激无反应时(不是反射)才能记录3分。	0 = 清醒，反应敏锐 1 = 嗜睡，最小刺激能唤醒病人完成指令、回答问题或有反应 2 = 昏睡或反应迟钝，需要强烈反复刺激或疼痛刺激才能有非固定模式的反应 3 = 仅有反射活动或自发反应，或完全没反应、软瘫、无反应
1b. 意识水平提问(仅对最初回答评分，检查者不要提示) 询问月份，年龄。回答必须正确，不能大致正常。失语和昏迷者不能理解问题记2分，患者因气管插管、气管创伤、严重构音障碍、语言障碍或其他任何原因不能说话者(非失语所致)记1分。	0 = 都正确 1 = 正确回答一个 2 = 两个都不正确或不能说
1c. 意识水平指令 要求睁眼、闭眼；非瘫痪手握拳、张手。若双手不能检查，用另一个指令(伸舌)	0 = 都正确 1 = 正确完成一个 2 = 都不正确
2. 凝视 只测试水平眼球运动。对自主或反射性(眼头)眼球运动记分。若眼球侧视能被自主或反射性活动纠正，记录1分；若为孤立性外周神经麻痹(Ⅲ、Ⅳ、Ⅴ)，记1分	0 = 正常 1 = 部分凝视麻痹(单眼或双眼凝视异常，但无被动凝视或完全凝视麻痹) 2 = 被动凝视或完全凝视麻痹(不能被眼头动作克服)
3. 视野 用手指数或视威胁方法检测上、下象限视野。如果病人能看到侧面的手指，记录正常。如果单眼盲或眼球摘除，检查另一只眼。明确的非对称盲(包括象限盲)，记1分。病人全盲(任何原因)记3分，同时刺激双眼	0 = 无视野缺失 1 = 部分偏盲 2 = 完全偏盲 3 = 双侧偏盲(全盲，包括皮质盲)
4. 面瘫 言语指令或动作示意，要求患者示齿、扬眉和闭眼。对反应差或不能理解的患者，根据有害刺激时表情的对称情况评分。有面部创伤/绷带、经口气管插管、胶布或其他物理障碍影响面部检查时，应尽可能移至可评估的状态	0 = 正常 1 = 最小(鼻唇沟变平，微笑时不对称) 2 = 部分(下面部完全或几乎完全瘫痪，中枢性瘫) 3 = 完全(单或双侧瘫痪，上下面部缺乏运动，周围性瘫)

(续表)

检查	评分
5. 上肢运动(5a 左上肢;5b 右上肢) 上肢伸展:要求坚持 10 秒;对失语的患者用语言或动作鼓励,不用有害刺激	0＝上肢于要求位置坚持 10 秒,无下落 1＝上肢能抬起,但不能维持 10 秒,下落时不撞击床或其他支持物 2＝能对抗一些重力,但上肢不能到达或维持坐 90°;或卧位 45°,较快下落到床 3＝不能抗重力,上肢快速下落 4＝无运动
6. 下肢运动(6a 左上肢;6b 右上肢) 下肢卧位抬高 30° 5 秒;对失语的患者用语言或动作鼓励,不用有害刺激。评定者可以抬起病人的上肢到要求的位置,鼓励病人坚持	0＝于要求位置坚持 5 秒,不下落 1＝在 5 秒末下落,不撞击床 2＝5 秒内较快下落到床上,但可抗重力 3＝快速落下,不能抗重力 4＝无运动
7. 共济失调 双侧指鼻、跟膝胫试验,共济失调与无力明显不呈比例时记分。如患者不能理解或肢体瘫痪不记分	0＝没有共济失调 1＝一侧肢体有 2＝两侧肢体均有
8. 感觉 用针检查。只对与卒中有关的感觉缺失评分。偏身感觉丧失者需要精确检查,应测试身体多处部位:上肢(不包括手)、下肢、躯干、面部。严重或完全的感觉缺失,记 2 分。昏迷或失语者可记 1 分或 0 分。脑干卒中双侧感觉缺失记 2 分。无反应及四肢瘫痪者记 2 分。昏迷患者(1a＝3)记 2 分	0＝正常,没有感觉缺失 1＝轻到中度,患侧针刺感不明显或为钝性或仅有触觉 2＝严重到完全感觉缺失,面、上肢、下肢无触觉
9. 语言 命名、阅读测试。要求患者叫出物品名称、读所列的句子。气管插管者手写回答。昏迷患者(1a＝3)3 分,给恍惚或不合作者选择一个记分,但 3 分仅给聋哑人或一点都不执行指令的人	0＝正常,无失语 1＝轻到中度:流利程度和理解能力有一些缺损,但表达无明显受限 2＝严重失语,交流是通过患者破碎的语言表达,听者须推理、询问、猜测,能交换的信息范围有限,检查者感到交流困难 3＝哑或完全失语,不能讲或不能理解
10. 构音障碍 不要告诉患者为什么做测试。读或重复附表上的单词。若患者有严重的失语,评估自发语言时发音的清晰度	0＝正常 1＝轻到中度,至少有一些发音不清,虽有困难,但能被理解 2＝言语不清,不能被理解

(续表)

检查	评分
11. 忽视症 若患者严重视觉缺失影响双侧视觉的同时检查，皮肤刺激正常，则记分为正常。若患者失语，但确实表现为关注双侧，记分正常	0＝没有忽视症 1＝视、触、听、空间觉或个人的忽视；或对任何一种感觉的双侧同时刺激消失 2＝严重的偏身忽视；超过一种形式的偏身忽视；不认识自己的手，只对一侧空间定位

附2：Glasgow 评分量表

睁眼反应	计分	言语反应	计分	运动反应	计分
正常睁眼	4	回答正确	5	遵命动作	6
呼唤睁眼	3	回答错误	4	定位动作	5
刺痛睁眼	2	含混不清	3	肢体回缩	4
无反应	1	唯有声叹	2	肢体屈曲	3
		无反应	1	肢体过伸	2
				无反应	1

注：该方法用于评定患者的神经功能状态，包括睁眼、语言及运动反应，三者相加表示意识障碍程度，最高15分，表示意识清醒，8分以下为昏迷，最低3分，分数越低表明意识障碍越严重、脑死亡或预后极差。

附3：生命体征＆NIHSS 评分表

	血压	呼吸	脉搏	NIHSS	8 h		血压	呼吸	脉搏	NIHSS
入急诊室	—	—	—	—	（rt - PA 治疗后）					
基线					9 h	—				
（rt - PA 治疗后）					10 h	—				
16 min	—				11 h	—				
50 min	—				12 h	—				
45 min	—				15 h	—				
60 min	—				14 h	—				
75 min	—				15 h	—				
90 min	—				16 h	—				
105 min	—				17 h	—				
120 min	—				18 h	—				

(续表)

			19 h	—
2.5 h	—		20 h	—
5 h	—	—	31 h	—
5.5 h	—	—	33 h	—
4 h	—	—	25 h	—
4.5 h	—	—	34 h	—
5 h	—	—		
5.5 h	—	—		
6 h	—	—		
7 h	—	—		

附4：卒中患者管理

卒中患者管理工具（卒中小组）

患者姓名_____ 性别 □男 □女 年龄_____ 体重_____
电话：宅电_____ 手机_____
到达医院的方式　□救护车　□出租车/私家车　□不详
就诊时间：_____年_____月_____日_____点_____分（24小时计时制）

溶栓接诊医师部分

患者发病时间（以最后看起来正常的时间为准）
_____年_____月_____日_____时_____分（24小时制）　□不详
卒中后首次就诊（非溶栓治疗医院）的日期时间（若有，请填写）
_____年_____月_____日_____时_____分（24小时制）　□不详

既往史：
□房颤/房扑　□妊娠（或产后6周）　□血脂异常　□激素替代治疗　□肥胖
□人工瓣膜　□阿司匹林服用史　□消化道溃疡或出血史　□慢性贫血史
□冠心病/既往心梗　□糖尿病　□卒中家族史　□高血压　□既往脑卒中
□周围血管病变　□吸烟　□颈动脉狭窄　□药物/酒精滥用　□心衰
□既往TIA　□慢性肾功能不全　□不详

患者NIHSS评分：
___+___+___+___+___+___+___+___+___+___+___+___=___
　1　 2 　3 　4 　5a 　5b 　6a 　6b 　7 　8 　9 　10 　11
　常识　凝视　视野　面瘫　肢体（左上/右上/左下/右下）　共济　感觉　失调　构音　忽视

(续表)

明确患者符合溶栓通道初筛标准,完成以下信息。
入选标准:
(1) 年龄 18~80 周岁; ☐是 ☐否
(2) 明确缺血性卒中发生时间应<3 小时; ☐是 ☐否
(3) 脑功能损害的体征持续存在超过 30 分钟,治疗前无明显改善; ☐是 ☐否
(4) 症状体征比较严重(NIHSS≥5); ☐是 ☐否
排除标准:
(1) 目前或过去 6 个月中有显著的出血疾病 ☐是 ☐否
(2) 已知出血体质 ☐是 ☐否
(3) 口服抗凝血药,如华法林 ☐是 ☐否
(4) 显著的或是近期有严重的或危险的出血 ☐是 ☐否
(5) 已知有颅内出血史或疑有颅内出血 ☐是 ☐否
(6) 疑有蛛网膜下腔出血或处于因动脉瘤而导致蛛网膜下腔出血状态 ☐是 ☐否
(7) 有中枢神经系统病变史或创伤史(如肿瘤、动脉瘤及颅内或椎管内手术)
☐是 ☐否

附5:患者时间跟踪表

患者姓名:＿＿＿＿＿＿ 住院号:＿＿＿＿＿＿

急性缺血性脑卒中治疗目标:在到院后-溶栓前 60 分钟内进行治疗

最后获知健康的时间 日期＿＿＿＿ 时间＿＿＿＿

体重＿＿(kg) 总剂量＿＿(mg) 推注剂量＿＿(mg)

		日期 (MM/DD/YY)	钟表时刻 (24 小时制)	时间间隔 (分钟)
到院前通知				
到达急诊				
通知急性卒中团队				
急性卒中团队到达				
实验室血样送出时间				
影像学检查(CT/MRI)	出发时间			
	进入检查室时间			
	检查结束时间			

(续表)

实验室检查结果报告时间			
静脉 rt-PA 医嘱下达			
静脉 rt-PA 给予			

到院后至给予 TPA 的时间(目标值≤60 分钟):_____分钟
到院后至 CT/MRI 扫描时间(目标值≤25 分钟):_____分钟
到院后至通知急性卒中团队(目标值≤15 分钟):_____分钟

* 如果未给予静脉 rt-PA,请列出原因:

(编者:范 薇 马 昱;评审专家:丁素菊 苗 玲)

图书在版编目(CIP)数据

精准医疗示范体系全流程质量控制与评价手册/顾建英主编. —上海：复旦大学出版社，2021.8
ISBN 978-7-309-15576-1

Ⅰ.①精… Ⅱ.①顾… Ⅲ.①常见病-实验室诊断-质量控制-评价-手册 Ⅳ.①R441-62

中国版本图书馆 CIP 数据核字(2021)第 061801 号

精准医疗示范体系全流程质量控制与评价手册
顾建英　主编
责任编辑/江黎涵

复旦大学出版社有限公司出版发行
上海市国权路 579 号　邮编：200433
网址：fupnet@ fudanpress.com　　http://www.fudanpress.com
门市零售：86-21-65102580　　团体订购：86-21-65104505
出版部电话：86-21-65642845
常熟市华顺印刷有限公司

开本 787×1092　1/16　印张 19.25　字数 296 千
2021 年 8 月第 1 版第 1 次印刷

ISBN 978-7-309-15576-1/R·1860
定价：78.00 元

如有印装质量问题，请向复旦大学出版社有限公司出版部调换。
版权所有　　侵权必究